AF545380

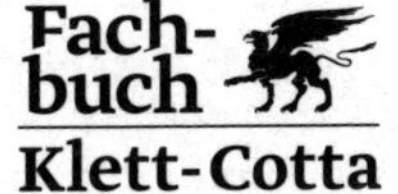
Fach-
buch
Klett-Cotta

TRAUMAFOLGESTÖRUNGEN – VORBEUGEN, BEHANDELN UND REHABILITIEREN

Herausgegeben von Robert Bering und Christiane Eichenberg

Hochwasser, Corona, häusliche Gewalt, Amokläufe – psychische Beeinträchtigungen als Folge von Gewalt, Unfällen oder Naturkatastrophen finden in der Öffentlichkeit und in Fachkreisen zunehmend Aufmerksamkeit und stellen Psychotherapeutinnen und sozialpädagogische Helfer vor besondere Herausforderungen. Die psychosoziale Versorgung nach potenziell traumatisierenden Erfahrungen reicht von der Psychosozialen Akuthilfe über eine Psychotherapie bis zur Rehabilitation am Ende einer Versorgungskette.

Die einzelnen Bände der Reihe informieren über die Methoden der psychosozialen Versorgung für einzelne Risikogruppen, die Möglichkeiten der Prävention von Belastungsstörungen und innovative Wege der Beratung und Behandlung bei unterschiedlichen Traumata und Verlaufstypen.

Die HerausgeberInnen:
Robert Bering, Prof. Dr., war Mitgründer und zuletzt Chefarzt des Zentrums für Psychotraumatologie/Klinik für psychosomatische Medizin der Alexianer Krefeld GmbH. Heute lehrt er an der Universität zu Köln und ist Chefarzt in der Regionspsychiatrie Gødstrup in Dänemark.

Christiane Eichenberg, Prof. Dr., ist Leiterin des Instituts für Psychosomatik der Sigmund Freud PrivatUniversität Wien, Fakultät für Medizin.

Die Einzelbände behandeln folgende Themen:

1. Band: Trauma und moralische Konflikte
2. Band: Kompendium Traumafolgen – Verlauf, Behandlung und Rehabilitation der komplexen PTBS
3. Band: Trauma und digitale Medien – Therapiemöglichkeiten und Risiken (Frühjahr 2023)
4. Band: Trauma und Gegenübertragung (Herbst 2023)
5. Band: Krisenintervention und Akuttherapie (Frühjahr 2024)

Weitere Bände in Vorbereitung

Robert Bering und Sonja Thüm

Kompendium Traumafolgen

Verlauf, Behandlung und Rehabilitation der komplexen PTBS

Mit Abbildungen von Damir del Monte

Klett-Cotta

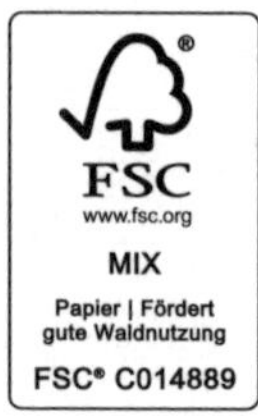

Klett-Cotta
www.klett-cotta.de

Cover: Bettina Herrmann, Stuttgart
unter Verwendung einer Abbildung von imagesetc/Adobe Stock
Die folgenden Abbildungen stammen von Damir del Monte:
Abb. 1-2, 1-3, 1-4, 1-5, 1-6, 2-1, 3-1, 3-2, 4-1.
Die Abbildungen 2-2 und 2-3 wurden von bergerdesign, Solingen erstellt.
Gesetzt von eberl & Koesel Studio, Altusried-Krugzell
Gedruckt und gebunden von Friedrich Pustet GmbH & Co. KG, Regensburg
Lektorat: Dipl.-Psych. Mihrican Özdem, Landau
ISBN 978-3-608-98406-4
E-Book ISBN 978-3-608-11954-1
PDF-E-Book ISBN 978-3-608-20589-3

Bibliografische Information der Deutschen Nationalbibliothek
Die Deutsche Nationalbibliothek verzeichnet diese Publikation in der Deutschen Nationalbibliografie; detaillierte bibliografische Daten sind im Internet über http://dnb.d-nb.de abrufbar.

Vorwort zur 1. Auflage

Die Einführung der komplexen Posttraumatischen Belastungsstörung (komplexe PTBS) in die ICD-11 ist ein Meilenstein für die Weiterentwicklung der Psychotraumatologie. Warum hat die Aufnahme der Diagnose so lange gedauert? Die komplexe PTBS hatte im »Klinikjargon« bereits vor ihrer Einführung in die ICD-11 viele Namen. Diese Fülle der Varianten bezeugt die Notwendigkeit, ein gemeinsames Verständnis zu entwickeln.

Der 2. Band der Reihe »Traumafolgestörungen – vorbeugen, behandeln und rehabilitieren« beantwortet folgende Fragen:

- Wie unterscheidet sich die komplexe PTBS von der klassischen Verlaufsform?
- Wie ist sie zu diagnostizieren und zu behandeln?
- Zu welchen Beeinträchtigungen führt die komplexe PTBS in der Lebensgestaltung und wie können diese rehabilitiert werden?

Eingangs rekapitulieren wir aus historischer Sicht, dass auch politische Einflüsse die erstmalige Einführung der PTBS in das DSM-III gelenkt haben. Ursprünglich ging es darum, eine Diagnose zu definieren, die eine gesellschaftliche Anerkennung für das erlittene Leid der Vietnamveteranen schafft. Spätestens mit der Definition der komplexen PTBS durch Judith Herman haben Untersuchungen auf breiter Ebene zeigen können, dass (sexualisierte) Gewalt sowie langjährige Vernachlässigungen breit gefächerte Symptombilder begründen können. Ein Zeitzeuge ist Mardi Horowitz, der auf seinem Vortrag am 24.09.2011 in Berlin deutlich machte, dass die Forschung mit amerikanischen Regierungsgeldern vor der Einführung der PTBS 1980 in das DSM-III nach einem strikten Design erfolgte:

> »Wir schlossen suizidale Personen und solche mit Essstörungen oder Substanzmissbrauch aus. Wir selektierten die ›guten‹ Fälle, die vermutlich vor dem einmaligen traumatischen Ereignis unbeschwert waren.«

Jetzt, wo die Diagnose der komplexen PTBS in das ICD-11 eingeführt ist, brauchen wir uns nicht mehr nur auf die »guten Fälle« berufen.

Die Ausarbeitung unseres schnittstellenübergreifenden Ansatzes ist historisch eng mit der Konzeption des Zentrums für Psychotraumatologie in Krefeld (ZfP) verbunden. In der Gründungszeit des ZfP war die Psychotraumatologie noch stark von Paradigmen aus der somatischen Notfallmedizin geprägt. Die Maximalversorgung für Schwerstfälle sollten so akut wie möglich beginnen, um größtmögliche Effekte zu erzielen. Im Zuge der Evaluationsstudien konnten wir über die Jahre feststellen, dass in ca. 60 % der Behandlungsfälle einer PTBS/komplexen PTBS das ausschlaggebende Ereigniskriterium anhaltende (sexualisierte) Gewalt vorzugsweise in der Kindheit und Jugend waren. Zudem haben Evaluationsergebnisse zeigen können, dass unsere Patientinnen und Patienten unter einem breiten Komorbiditätsspektrum psychischer Störungen leiden. Nach ersten Forschungsergebnissen haben wir geschlussfolgert, dass wir auf gute Effekte der Symptomlinderung durch die stationäre Akutbehandlung verweisen konnten. Allerdings waren die Symptome weder ganz abgeklungen noch die Krankheitsfolgen annähernd behoben. Aus diesem Grunde wurde eine medizinische Rehabilitation an die Akutbehandlung des ZfP angegliedert. Hierdurch hat sich ein Feld der Medizin geöffnet, das für den Ansatz des Buches entscheidend ist: Eine nachhaltige Behandlung ist an psychosoziale Lösungen gebunden, die Leistungen der medizinischen, beruflichen und sozialen Rehabilitation erfordern. Das stellt dieses Buch vor große Anforderungen. Neben der »neuen« Sprache der ICD-11 ist die Leserschaft in die Sprache der Internationalen Klassifikation der Funktionsfähigkeit, Behinderung und Gesundheit (ICF) einzuführen. Die WHO hat seit Verabschiedung der ICF im Jahre 2001 beide Klassifikationssysteme komplementär nebeneinandergestellt; in der Versorgungsrealität stehen die Behandlung und Rehabilitation jedoch oft polarisiert gegenüber. Ähnlich ist der »Schulenstreit« zu beurteilen, der zwischen der psychodynamischen und verhaltenstherapeutischen Schule unterscheidet. Integrativ stellen wir einen modularen Ansatz vor, der in Abhängigkeit der Patient-Therapeut-Passung einen flexibilisierten Zugang zulässt. Für die komplexe PTBS ist die psychodynamische Fallkonzeption mit den zentralen Begrifflichkeiten der Übertragung, des Unbewussten sowie der entwicklungspsychologischen Ansätze tragend. Die Fallkonzeption bietet das Standbein, während die verschiedenen methodischen Möglichkeiten der Exposition das Spielbein der Therapiegestaltung sind. Modularität gilt auch für das Zusammenspiel von Krankenbehandlung und Rehabilitation. Somit möchten wir mit unserem Behandlungsansatz dazu beitragen, dass die Polarisierungen von komplexer und einfacher PTBS, Krankheit und Krankheitsfolgen sowie lineare und zyklische Modelle der Psychotherapie in unserer Vorstellung zu einem Sowohl-als-auch verschmelzen. Unsere Fallsteuerung berücksichtigt sowohl die Krankenbehandlung in der Richtlinienpsychotherapie als auch die Rehabilitation in medizinischen, sozialen und beruflichen Zusammenhängen.

Unser Dank gilt Kolleginnen und Kollegen der Kölner Schule um Gottfried Fischer. Maßgeblich an der Entwicklung des Konzeptes in Krefeld haben die beiden leitenden Oberärztinnen Dr. Claudia Bredenbeck und Nina Bertrams mitgewirkt. Gleichermaßen sind wir allen Mitarbeiterinnen und Mitarbeitern des Zentrums zu großem Dank verpflichtet. Den rehabilitativen Ansatz haben wir insbesondere den Anregungen des Ausschusses für psychische Beeinträchtigungen der Deutschen Vereinigung für Rehabilitation (DVfR) zu verdanken. Für die persönlichen Gespräche danken wir Robert Jay Lifton und Judith Herman. Für die Bahnung des Projektes sind wir dem Lektorat des Klett-Cotta-Verlages, Herrn Dr. Beyer, Frau Colagrossi und Frau Özdem verbunden. Jürgen Armbruster, Matthias C. Schmidt und Robert Lehrenfeld danken wir für wichtige Anregungen der Manuskriptgestaltung. Nicht zuletzt hat die Arbeitsgruppe des Schwerpunktes »psychische Beeinträchtigungen« des Departments für Heilpädagogik und Rehabilitation der Universität zu Köln wesentlich an Korrekturen und Zitationen mitgewirkt. Aus unserer Sicht waren unsere Patientinnen und Patienten immer dabei – entweder als klinischer Erfahrungsschatz, als modifizierte Fallvignette oder als das »Warum« wir dieses Buch geschrieben haben.

Dieses Kompendium bietet allen Therapeutinnen und Therapeuten, die schnittstellenübergreifend arbeiten möchten, wertvolle Hilfestellungen zur Diagnostik, Behandlung und Rehabilitation der komplexen PTBS nach der ICD-11 und der ICF. Die abgestimmte Behandlung und Rehabilitation sind der Türöffner für die Lösung medizinischer, beruflicher und sozialer Problemstellungen.

Im August 2022
Robert Bering, Sonja Thüm

Inhalt

Wegweiser 13

1 Die komplexe PTBS: Störungsbild und Krankheitsfolgen 21

1.1 Die Politik des Traumas 21
1.2 Die klassische PTBS nach ICD-11 36
1.3 Die komplexe PTBS nach ICD-11 39
1.4 Belastungsbezogene Störungsbilder nach ICD-11 44
1.5 Die Epidemiologie der komplexen PTBS 46
1.6 Die komplexe PTBS und Krankheitsfolgen: Einführung in die ICF 56
1.7 Betrachtung des Traumas in seinem Verlauf 65
1.7.1 Verlaufsmodell des Psychotraumas 66
1.7.2 Die komplexe PTBS im Verlaufsmodell 71
1.8 Verlaufstypen von Psychotraumafolgen 74
1.8.1 ICD-11 und Traumafolgen 75
1.8.2 Traumafolgestörung und Verlaufstyp 78
1.8.3 Persönlichkeitsstörungen 81
1.8.4 Dissoziative Störungen – der dissoziative Verlaufstyp 89
1.8.5 Affektive Störungen – der depressive Verlaufstyp 96
1.8.6 Störungen durch Substanzgebrauch, Verhaltenssüchte – der abhängige Verlaufstyp 99
1.8.7 Schizophrenie, andere primäre psychotische Störungen – der psychotische Verlaufstyp 102
1.8.8 Angststörung – der ängstliche Verlaufstyp 107
1.8.9 Zwangsstörungen – der zwanghafte Verlaufstyp 109
1.8.10 Essstörungen – der essgestörte Verlaufstyp 111
1.8.11 Neurokognitive Störungen – der demenzielle Verlaufstyp 113
1.8.12 Schlafstörungen – der schlafgestörte Verlaufstyp 115
1.8.13 Sexuelle Störungen – Verlaufstyp sexuelle Störungen ... 116

1.9 Die Neurobiologie der komplexen PTBS 118
1.9.1 Neurobiologische Grundlagen 119
1.9.2 Neurobiologie der komplexen PTBS im Verlaufsmodell 128
1.9.3 Zur klinischen Perspektive 137
1.9.4 Zusammenfassung 144

2 Diagnostik der komplexen PTBS 147
2.1 Einführung 147
2.2 Traumainventare 150
2.3 Messung psychotraumatologischer Symptome 152
2.4 Diagnostik der komplexen PTBS nach ICD-11 153
2.5 Verlaufsmessung allgemeinpsychopathologischer Symptome 157
2.6 Persönlichkeitskontrollstile/Persönlichkeitsstörungen 159
2.7 Körperliche Symptome/Körperschema 161
2.8 Zur Sozialisation 164
2.9 Zur Risikobestimmung von Verläufen 166
2.10 Rehabilitationsdiagnostik der komplexen PTBS nach der ICF 168
2.11 Diagnostik der Traumafolgestörung 172
2.12 Anwendungsübersicht der Testothek 174
2.13 Wodurch zeichnet sich die komplexe PTBS psychometrisch aus? 177

3 Therapie der komplexen PTBS 182
3.1 Einführung 182
3.2 Psychodynamische Therapieverfahren 186
3.2.1 Von der »Brief Psychodynamic Therapy« zur Konfigurationsanalyse 187
3.2.2 Die Mehrdimensionale Psychodynamische Traumatherapie 191
3.2.3 Psychodynamisch Imaginative Traumatherapie 197
3.2.4 Psychodynamische Therapie der komplexen PTBS 198

3.3 Kognitiv-behaviorale Ansätze 198
3.3.1 Kognitive Therapie 198
3.3.2 Prolongierte Expositionstherapie (PE) 200
3.3.3 Narrative Expositionstherapie (NET) 202
3.3.4 Brief Eclectic Psychotherapy (BEPP) 203
3.4 Eye Movement Desensitization and Reprocessing (EMDR) 204
3.5 Pharmakotherapie der komplexen PTBS 210
3.5.1 Pharmakotherapie allgemein 210
3.5.2 Psychopharmakotherapie nach Verlaufstyp der komplexen PTBS 217
3.6 Komplementäre Therapieverfahren 221
3.7 Psychotherapie nach Verlaufstypen der komplexen PTBS 224

4 Behandlungsverlauf 229
4.1 Übersicht Psychotherapieverlauf am Fallbeispiel 230
4.2 Therapieverlauf 239
4.2.1 Eröffnungsphase: Erstkontakt und Stabilisierung 239
4.2.2 Psychodynamische Fallkonzeption 247
4.2.3 Traumabiografie 251
4.2.4 Traumaexposition 251
4.2.5 Reflexion und Integration 257

5 Behandlung und Rehabilitation im integrativen Verlaufsmodell 262
5.1 Einführung 262
5.2 Bedarfsfeststellung in der Sprache der ICF 267
5.3 Leistungen der Rehabilitation 274
5.4 Rehabilitations- und Teilhaberecht 288
5.5 Rehabilitations- und Teilhaberecht in Österreich und der Schweiz 292
5.6 Module der Behandlung und Rehabilitation 295
5.6.1 Ambulante Versorgung 297
5.6.2 Stationäre Krankenhausbehandlung 300
5.6.3 Medizinische Rehabilitation 301

5.6.4 Berufliche Rehabilitation ... 303
5.6.5 Eingliederungshilfe ... 304
5.7 Behandlungs- und Teilhabeplanung in Fallbeispielen ... 307
5.7.1 Fallbeispiel 1: Zeuge eines Unfalls ... 307
5.7.2 Fallbeispiel 2: Missbrauchserkenntnis ... 312
5.7.3 Fallbeispiel 3: Täterintrojekte ... 316
5.7.4 Fallbeispiel 4: Sexueller Missbrauch ... 322
5.7.5 Fallbeispiel 5: Tod des Vaters ... 324
5.7.6 Fallbeispiel 6: Gasexplosion ... 326
5.7.7 Fallbeispiel 7: Heilserwartung ... 328
5.8 Resümee ... 329

Literatur ... 333

Wegweiser

Mit der Verabschiedung der ICD-11 durch die WHO im Jahre 2019 wurde die komplexe posttraumatische Belastungsstörung (komplexe PTBS) definiert. Klinisch zeichnet sich die komplexe PTBS zusätzlich zur klassischen PTBS durch Affektregulationsstörungen, negative Selbstwahrnehmung und Beziehungsstörungen aus. Nach den neuen Kriterien war die betroffene Person einem Ereignis oder einer Serie von Ereignissen von außergewöhnlicher Bedrohung oder mit katastrophalem Ausmaß ausgesetzt. Sexueller Missbrauch in der Kindheit und lang anhaltende häusliche Gewalt werden explizit benannt. Die ICD-11 öffnet somit das diagnostische Spektrum der Kumulation von Traumatisierungen über die Lebenszeit. Die in der ICD-11 definierte Unterscheidung von komplexer PTBS und PTBS steigert die fachliche Herausforderung an Berufsgruppen der Heilkunde.

Um auf diese klinische Implementierung der komplexen PTBS vorbereitet zu sein, stellen wir uns folgende Fragen:

- Wie ist die komplexe PTBS zu diagnostizieren?
- Wie unterscheidet sich die komplexe PTBS von anderen psychischen Störungen der neu definierten Gruppe der »Störungen, die spezifisch Stress-assoziiert sind« (ICD-11: 6B4*)?
- Wie ist die komplexe PTBS zu behandeln?
- Welche Verlaufsformen der komplexen PTBS gibt es?
- Zu welchen Beeinträchtigungen der Teilhabe führt die komplexe PTBS?
- Wie können die Krankheitsfolgen rehabilitiert werden?

Wir legen ein Kompendium vor, das sowohl die Behandlung der Störung als auch die Rehabilitation der Krankheitsfolgen berücksichtigt. Dem Leser wird geboten, was der Gesetzgeber Leistungserbringern abverlangt: eine koordinierte Kranken- und Rehabilitationsplanung, die an der Bedarfslage der Betroffenen ansetzt und das Leistungsspektrum von allen beteiligten Leistungserbringern berücksichtigt. Hierbei bieten wir einen Ausblick auf die Einführung der ICD-11 und blicken auf die Historie der Vorläuferrevisionen, um den Übergang von der ICD-10 zur ICD-11 einzuordnen.

Beginnen wir mit der Vorgeschichte: Zu der Einführung der Diagnose PTBS im DSM-III in den Vereinigten Staaten 1980 hatte insbesondere die Veteranennachsorge nach dem Vietnamkrieg geführt. In den 1990er-Jahren wurde die gesellschaftliche Offenlegung der psychischen Folgen sexueller und häuslicher Gewalt in den Vereinigten Staaten deutlich. Judith Herman, eine Wegbereiterin der amerikanischen Psychotraumatologie, hat schon Anfang der 1990er-Jahre verdeutlicht, dass die Betroffenen meistens von Verkettungen psychotraumatischer Belastungen betroffen waren. Mit der Einführung des Störungsbildes PTBS als abgrenzbare Diagnose wurden die Behandler mit der Schwierigkeit konfrontiert, dass diese Patienten weitere Symptome aufwiesen, die sich durch die Diagnose einer PTBS nicht abbilden ließen. Missbrauch, Vernachlässigung und Gewalterfahrungen in Kindheit und Jugend sind wesentlich häufiger behandlungsbedürftig als umschriebene Ereignisse katastrophalen Ausmaßes. Komplexe Störungsbilder wurden im DSM-III aus dem Kriterienkatalog der PTBS ausgeschlossen. Mit der Einführung der komplexen PTBS in der ICD-11 wird diese Lücke nun offiziell geschlossen.

Die komplexe PTBS ist durch eine Vielzahl von traumatischen Situationen gekennzeichnet, aus der im traumatischen Prozess ein komplexes Störungsbild mit verschiedenartigen psychischen und körperlichen Symptomen resultiert. Wir fassen die Psychotraumatisierungen als eigenständige Ursache im Spektrum psychiatrischer und allgemeinmedizinischer Problemstellungen auf. Das Störungsbild verursacht weitreichende Beeinträchtigungen in der Lebensgestaltung, die sich auf die Gestaltung von Beziehungen, Berufsentwicklung und Familie auswirken. Aus diesem Grunde ist es aus Sicht von Therapeuten sinnvoll, parallel zur Diagnostik und Behandlung der komplexen PTBS die Verbesserung der Aktivität und Teilhabe einschließlich der Optimierung von Umwelt- und Persönlichkeitsfaktoren einzubeziehen. Somit ist es unser Anliegen, den gesamten Behandlungs- und Rehabilitationsprozesses in diesem Kompendium gebündelt darzustellen.

Vor diesem Hintergrund gliedert sich das Kompendium wie folgt: Einführung in das Störungsbild der komplexen PTBS, Diagnostik aus Sicht der ICD-11 und der Internationalen Klassifikation der Funktionsfähigkeit, Behinderung und Gesundheit (ICF). Die ICF wurde 2001 der ICD von der Weltgesundheitsorganisation (WHO) zur Seite gestellt, um die Beeinträchtigung der Aktivität und Teilhabe unter Berücksichtigung der verschiedenen Umwelt- und Persönlichkeitsfaktoren darstellen zu können. Wir möchten parallel zur Einführung der komplexen PTBS die biopsychosozialen Auswirkungen beschreiben, damit die Behandlung und Rehabilitation »aus einem Guss« formuliert und umgesetzt werden. Hierbei denken wir insbesondere an die medizinische, berufliche und soziale Rehabilitation als Bestandteil eines umfassenden Gesundheitsmanagements bei der komplexen PTBS und ihren Varianten.

Definition: Sektoren- und rechtskreisübergreifender Ansatz

Betroffene einer komplexen PTBS profitieren von einem sektoren- und rechtskreisübergreifenden Ansatz. Hierunter verstehen wir die Koordination der Akutbehandlung im ambulanten, teilstationären und stationären Sektor sowie die Koordination rehabilitativer Leistungen unter Berücksichtigung der Leistungsträger von medizinischer, beruflicher und sozialer Rehabilitation.

Im Folgenden beschreiben wir die Gründe, wieso der Ansatz auch auf dem Gebiet der Psychotraumatologie an Aktualität gewonnen hat.

- Niedergelassene ärztliche und psychologische Psychotherapeutinnen sehen sich mit der Erwartungshaltung der Patienten konfrontiert, dass sie eine qualifizierte Traumatherapie durchführen.

- Wir plädieren dafür, dass die Akteure der Krankenbehandlung (ärztliche und psychologische Psychotherapeuten) in Kooperation mit Akteuren des Teilhabemanagements (z. B. Sozialarbeiterinnen) eine komplexe Behandlungs- und Rehabilitationsplanung durchführen. Die Leistungsträger und -erbringer sind aufgefordert, entsprechende Netzwerke der Behandlung und Rehabilitation zu schaffen.
- Das Entlassmanagement ist fester Bestandteil der Krankenbehandlung in der Akutpsychiatrie geworden. Je komplexer sich Störungsbilder darstellen, umso mehr ist die Erfolgsnachhaltigkeit davon abhängig, dass eine mittel- und langfristige Teilhabeplanung erfolgt. Ein sektoren- und rechtskreisübergreifendes Fallmanagement ist hierbei zielführend.
- Aus Sicht der Rehabilitationsmedizin gilt es, immer höhere Anforderungen zu bewältigen. Kürzere Behandlungszeiten im Akutbereich führen dazu, dass Traumatherapien einschließlich einer sorgfältig vorbereitenden Exposition im stationären Kontext nicht oder unzureichend durchgeführt werden können.
- Mit der letzten Novellierung des Leistungsrechts in Deutschland wurde psychologischen Psychotherapeutinnen und -therapeuten das Recht eingeräumt, medizinische Rehabilitationen zu Lasten der gesetzlichen Krankenversicherung (GKV), Soziotherapie, Ergotherapie und Krankenhausbehandlungen zu verordnen (Kassenärztliche Bundesvereinigung 2022). Hierdurch übernehmen auch die psychologischen Psychotherapeutinnen Steuerungsfunktion in der Behandlung.
- Rehabilitation ist ein wirksames Mittel, Opfern und Überlebenden Teilhabe und ein Stück Würde zurückzugeben. Rehabilitation fördert die Selbstwirksamkeit und wird hierdurch zu einem wichtigen Instrument, mögliche Fixierungen in Opferrollen zu lösen.
- Österreich, Deutschland und die Schweiz haben als deutschsprachige Länder die UN-Behindertenrechtskonvention (BRK) ratifiziert. Hierdurch haben sich diese Länder selbst zur Aufgabe gemacht, die Grundsätze der BRK in das Rehabilitations- und Teilhaberecht zu integrieren.

Fünf zentrale Fragen

- Wie diagnostiziere ich die komplexe PTBS nach ICD-11?
- Wie beschreibe ich die komplexe PTBS aus Sicht eines biopsychosozialen Modells?
- Wie behandele ich die komplexe PTBS?
- Wie beschreibe ich den Teilhabebedarf?
- Wie kann ich die soziale, berufliche und/oder medizinische Rehabilitation planen und durchführen?

Zur Beantwortung dieser fünf Fragen werden wir uns auf das Verlaufsmodell der Psychotraumatisierung stützen. Das Verlaufsmodell umfasst die Momente der traumatischen Situation, der (post)expositorischen Reaktion und des traumatischen Prozesses und definiert sich über den Situationskreis von Ereignis und Erlebnis (Fischer & Riedesser 2020). Somit sind wir gehalten, das Verlaufsmodell der Psychotraumatisierung auf die komplexe PTBS zu adaptieren.

Phänomenologisch finden sich verschiedene Varianten von Traumfolgestörungen. Hierzu gehören Gruppierungen der dissoziativen Störung, der Borderline-Persönlichkeitsstörung, Varianten von Suchterkrankungen sowie einige somatoforme und affektive Störungen. Es geht also um eine Sondierung, welche Bedeutung die Traumatisierungen für ein ganzes Spektrum an psychiatrischen Störungen hat. Auf dieses Konzept gestützt gehen wir auf unterschiedliche Verlaufstypen ein. Hierbei können wir uns insbesondere auf empirische Daten berufen, die z. B. die enge Beziehung zwischen der komplexen PTBS und der Borderline-Störung beschreiben.

Definition: Traumafolgestörungen

Wir unterscheiden die klassische und die komplexe PTBS nach der ICD-11. Traumafolgestörungen definieren sich als komplexe psychische Störungen mit unterschiedlichen Komorbiditätsprofilen, die psychotraumatologisch ableitbar sind.

Zunächst orientieren wir uns an der ICD-11. Zur Diagnostik der komplexen PTBS in der ICD-11 machen wir die Unterschiede zwischen der PTBS, der komplexen PTBS, der prolongierten Trauerreaktion, der akuten Belastungsreaktion, der Persönlichkeitsänderung nach Extrembelastung sowie der Anpassungsstörung deutlich. Hinzu kommt die Abgrenzung von Störungsbildern von Kindern und Jugendlichen, was sich in der ICD-11 an der Altersgrenze von 6 Jahren definiert. Hierbei handelt es sich um die reaktive Bindungsstörung und die Bindungsstörung des Kindesalters mit Enthemmung. Wir stellen die neurobiologischen Grundlagen der komplexen PTBS dar, die die Einwirkungen von anhaltenden Gewalterfahrungen auf neuroanatomischer, endokrinologischer sowie neurophysiologischer Ebene verdeutlichen. Zur Beschreibung der komplexen PTBS stützen wir uns auf diagnostische Interviews sowie auf Verlaufsmessungen von Symptomen, Funktionen sowie Risiko- und Schutzfaktoren.

In Ergänzung zum biomedizinisch geprägtem Modell der ICD-11 geben wir eine Einführung in die ICF, die als Klassifikationsgrundlage für die Beschreibung von Teilhabestörungen gilt. Somit schaffen wir die Grundlage für ein zentrales Anliegen: Über die Behandlung hinaus ist eine Rehabilitationsplanung und Umsetzung erforderlich, um den psychosozialen Folgen der komplexen PTBS gerecht zu werden. Die ICD-11 und ICF werden zu diagnostischen Zwecken komplementär gegenübergestellt. Wir differenzieren zwischen Krankheit (= Störung im Sinne der ICD-11) und Krankheitsfolgen (= Störungsfolgen im Sinne der ICF). Hierdurch gewinnen wir eine optimale Anpassung an den Aufbau des deutschen Sozialrechts, das streng zwischen der Krankenbehandlung im Sinne des SGB V und der Rehabilitation der Krankheitsfolgen im Sinne des SGB IX einschließlich der Eingliederungshilfe unterscheidet.

Zur Behandlung der komplexen PTBS differenzieren wir die kognitiven Verfahren vom EMDR sowie psychopharmakologische und psychodynamische Verfahren. Die Darstellung erfolgt auf aktuellem Wissenstand der nationalen, europäischen und amerikanischen Leitlinien. Hierbei verfolgen wir einen modularen Ansatz, der eine psychodynamische Fallkonzeption mit Varianten der Expositionsverfahren aus unterschiedlichen Schulen kombiniert. Für alle aufgeführten therapeutischen Schulen dienen Fallbeispiele zur Illustration.

Empfehlungen zur Rehabilitation der komplexen PTBS werden auf der Grundlage des biopsychosozialen Modells der ICF formuliert. Zu Beginn steht die Bedarfsfeststellung. Die Rehabilitationsplanung erstreckt sich über die medizinische zur beruflichen und sozialen Rehabilitation. Hierbei gehen wir auch auf die Neuerungen des deutschen Bundesteilhabegesetzes (BTHG) ein, das im Dezember 2016 beschlossen wurde. Das Gesetz hat zum Ziel, die Lebenssituation von Menschen mit Behinderung zu verbessern und die geltende UN-Behindertenrechtskonvention (BRK) verbindlich in der Bundesrepublik schrittweise umsetzen. Parallelprozesse finden auch in Österreich und in der Schweiz statt, da beide Länder die BRK ratifiziert haben.

Somit zeichnet sich das Kompendium durch eine systematische schulenübergreifende Darstellung der Behandlung und Rehabilitation der komplexen PTBS aus. Zur Aufarbeitung haben wir über den Fließtext hinaus folgende Textfelder definiert: Definition, Tipp für die Praxis, Fallbeispiel und Statement.

Für eine gendergerechte Schreibung verwenden wir die weibliche und männliche Form in unsystematischer Reihenfolge: die Psychologin, der Arzt, die Patienten. Sind Frauen oder Männer gemeint, schreiben wir dies explizit. Menschen, die sich weder dem einen noch dem anderen Geschlecht zugehörig fühlen, sind stets mitgemeint.

KAPITEL 1

Die komplexe PTBS: Störungsbild und Krankheitsfolgen

1.1 Die Politik des Traumas

Zum Einstand setzen wir uns mit der These auseinander, dass die Festlegung der Kodierrichtlinien für die posttraumatische Belastungsstörung im DSM-III (American Psychiatric Association 1980) auch politisch motiviert war. Diese These hat zwei Aspekte: Erstens stellt sich die Frage, warum die Diagnose der »Posttraumatic stress disorder« 1980 erstmalig in das DSM-III aufgenommen wurde; zweitens stellt sich die Frage, warum die Diagnose der komplexen Verlaufsformen erst 40 Jahre später mit der Veröffentlichung der 11. Fassung der »International Classification of Disease« Einzug gefunden hat. Es geht um den Traumadiskurs. Um die These der politischen Motive zu untermauern, ziehen wir verschiedene Quellen heran. Es handelt sich um die von José Brunner (2014) gesammelten Adorno-Vorlesungen »Die Politik des Traumas« aus dem Jahre 2009, die dargestellt hat, wie der Traumadiskurs sozialpsychologisch Wirksamkeit entfaltet hat. Eine zweite Quelle ist ein Videovortrag von Mardi Horowitz, den dieser 2011 in Berlin auf einer Tagung des Alexianer Instituts für Psychotraumatologie gehalten hat. Schließlich haben wir die Zeitzeugen Robert Jay Lifton und Judith Herman zur Einführung der PTBS in das DSM-III bzw. die laufende Diskussion um die Definition der komplexen PTBS in einem Interview konkret befragt, das am 06.12.2021 durchgeführt wurde.

Wir beginnen mit den Vorläufermodellen: Robert Jay Lifton hat z.B. vor der Einführung der PTBS im DSM-III über die Überlebenden der chinesischen Gefängnisse sowie über die Opfer von Hiroshima geforscht. Der Abwurf der Atombombe auf Hiroshima ist ein gutes Beispiel. Die Überlebenden sind um die Welt gereist, um auch politisch motiviert zu berichten, was sie erlebt haben. Hierdurch wurden sie zur Symbolfigur der antinuklearen Bewegung. Dies kann man als »Mission der Überlebenden« verstehen. Mit folgenden Worten beschreibt Robert Jay Lifton die damalige Diskussion in den Gremien um die Einführung der PTBS in das DSM-III:

> »My work on ›survivors‹ of Chinese thought reform, and the Hiroshima atomic bombing was offered to the committee. We formed to advise the writers of DSM-III to include along with work on Vietnam Veterans. We came before the authorities. Hiroshima is an excellent example. The survivors traveled around the world to tell, what they have experienced.« (06.12.2021, persönliche Mitteilung)

Ein weiteres Beispiel ist Viktor Frankl (2018), der als Holocaustüberlebender gleichzeitig Überlebender, Sprachrohr der Opfer und Wissenschaftler war. Die Stimmen der Betroffenen erhoben sich, bevor die Behörden Initiativen ergriffen hatten.

Die Einführung der PTBS in die diagnostischen Manuale ist auch eine Geschichte von Krieg und Frieden. So stellen wir fest, dass nach jedem Krieg Neudefinitionen von Diagnosen geschaffen wurden, die mit Trauma und Traumabewältigung zu tun hatten. Auf die jahrelange Vernachlässigung des Traumamodells folgte die Einführung neuer Begriffe in Kriegszeiten. Andere Bezeichnungen für die PTBS wurden schon vorher verwendet (z.B. Shell Shock, Combat stress reaction, Vietnam-Syndrom – auf Deutsch: Kriegszittern, Schüttelneurotiker, Physioneurose). Die ersten Filme von traumatisierten Soldaten nach dem Ersten Weltkrieg zeigten Krampfanfälle, Erblindung, Mutismen, also Störungsbilder, die aus heutiger Sicht stark mit dissoziativen Störungen verbunden sind.

Heute diskutieren wir die Differenzierung zwischen der PTBS, der komplexen PTBS, der Borderline-Persönlichkeitsstörung und den dissoziativen Störungen. Die Einführung der PTBS im DSM-III der American Psychiatric Association (APA) im Jahre 1980 war ein wichtiger Meilenstein, einen gemeinsamen klinischen Begriff zu schaffen, der Überlebende von Extrembelastungen (z.B. der Holocaust oder der Abwurf der Atombombe auf Hiroshima) und Kriegsveteranen subsumierte.

Ein weiterer Zeitzeuge war Mardi Horowitz, der mit seiner Veröffentlichung »Stress Response Syndrom« (1976) ein Pionier der Psychotraumatologie war und ist. Die Forschung mit Regierungsgeldern – so in seinem Vortrag in Berlin – erfolgte vor der Einführung der PTBS in das DSM-III einem strikten Design: *»Wir schlossen suizidale Personen und solche mit Essstörungen oder Substanzmissbrauch aus. Wir selektierten die ›guten‹ Fälle, die vermutlich vor dem einmaligen traumatischen Ereignis unbeschwert waren« (Horowitz, 2011).*

Somit ging es darum, eine Diagnose zu definieren, die eine gesellschaftliche Anerkennung für Vietnamveteranen schafft, ohne einräumen zu müssen, dass die Verletzung gleichermaßen vor der eigenen Haustür zu suchen war. Die Diagnose einer PTBS wurde nach Vietnam projiziert. Die Studien der Folgejahre haben immer deutlicher zeigen können, dass (sexualisierte) Gewalt, Inzest und Vernachlässigung in der eigenen Gesellschaft verankert waren.

Die Einführung der PTSD (posttraumatic stress disorder) im DSM-III bezog sich auf Traumatisierungen von Erwachsenen, die ihr Trauma im Erwachsenenalter erlebt haben. Die Einführung des Begriffs PTSD nahm den Überlebenden das Stigma, weil hiermit deutlich gemacht wurde, dass dies jeden Menschen treffen kann. Die Opfer bekamen etwas Würde zurück.

Auf die Frage, warum »complex PTSD« 1980 im DSM-III ausgeschlossen wurde, blickt Robert Jay Lifton zurück und sagt:

> »PTSD in DSM-III gave great emphasis to the significance of adult trauma. I came to see Vietnam veterans as survivors. They found meaning in the meaninglessness of their war« (06.12.2021, persönliche Mitteilung).

Definition: PTBS im DSM-III

PTBS im DSM-III war ein Überbegriff für Traumata bei Erwachsenen und umfasste das, was das »Post-Vietnam-Syndrom« genannt wurde.

Nachdem wir die Einführung der PTBS aus einer Zeitzeugenperspektive betrachtet haben, gehen wir jetzt auf eine retrospektive sozialpsychologische Perspektive ein, die wir z. B. José Brunner durch seine Frankfurter Adorno-Vorlesungen zu verdanken haben. In seinem Vorwort ist zu lesen:

> »Wo von seelischen Wunden und Verwundbarkeit die Rede ist, kommen immer auch Gewalt, Ungerechtigkeit und Hilflosigkeit zur Sprache, ebenso wie gesellschaftliche und staatliche Verantwortlichkeit thematisiert werden.« (Brunner 2014, S. 7)

In seiner Darstellung zur »Politik des Traumas« verweist er auf zwei Gesellschaftsverträge, die für die aktuelle Diskussion grundlegend sind. Der erste Gesellschaftsvertrag ist römischer Bauart:

> »Im Prinzip begründen die westlichen Industrienationen bis heute ihre demokratischen Grundrechte auf der Basis dieser Vorstellung von einem Gesellschaftsvertrag, der ihren Bürgern politische Rechte und Pflichten ebenso wie Schutz vor Willkür und Gewalt verspricht.« (Brunner 2014, S. 17)

Der Traumadiskurs wird allerdings von einem zweiten *»ungeschriebenen«* Gesellschaftsvertrag geprägt:

> »In diesem zweiten Gesellschaftsvertrag [...] verhießen die modernen westlichen Staaten ihren Bürgern nicht nur Rechte, sondern auch die Aussicht auf Minderung des allgemeinen sozialen, psychischen und körperlichen Leidens.« (Brunner 2014, S. 17 f.)

Das psychische Leid des Einzelnen rückt somit ungeschrieben in die Verantwortung der Allgemeinheit. Während der erste Gesellschaftsvertrag fest verankert ist, lässt der zweite Gesellschaftsvertrag Spielräume zu, da Erwartungshaltungen der Bürgerinnen und Bürger eine Rolle spielen. Der Traumadiskurs hat eine enge Beziehung zu beiden Gesellschaftsverträgen. Die Linderung des allgemeinen sozialen, psychischen und körperlichen Leidens als Folge von Willkür und Gewalt wird somit zur gesellschaftlichen Aufgabe. Nach Brunner (2014) geht es sogar noch weiter: Der Staat tritt in die Verantwortung für die Minderung ihres psychischen und körperlichen Leidens. Der Traumadiskurs wird somit zur politischen Frage, wie weit aus Sicht von Gutachtern, politischen Parteien, Gerichten und des Gesundheitswesens der Staat diese Aufgabe übernehmen soll. Bei denjenigen, die aufgrund einer Gewalttat eine Psychotraumatisierung erleiden, ist über den psychischen Schmerz hinaus auch ein moralisches Unrecht zugefügt worden. Hierdurch gelten sie nicht nur als krank, sondern auch als »Opfer«. Unter welchen Bedingungen tritt der Staat für die Entschädigung ihrer Opfer ein? Wir suchen nach der Balance zwischen folgenden Polen: fehlende Anerkennung und Hilfe für die Überlebenden auf der einen Seite und mögliche Opferrollenfixierung, Falschbeschuldigungen und »Verbitterungssyndrome« auf der anderen Seite.

Zurück zu Vietnam: Damals hat das amerikanische Volk um gesellschaftliche Glaubwürdigkeit in doppelter Hinsicht gerungen. Wie sollte den Amerikanern erklärt werden, dass der Krieg trotz Übermacht verloren war? Wie sollte den Amerikanern erklärt werden, dass sich diese Niederlage in den psychischen Folgeschäden äußern wird? Alles läuft auf die entscheidende Frage hinaus: Es geht um die Festlegung einer psychiatrischen Diagnose, die den Zugang zu medizinischen und sozialen Leistungen definiert. Nach José Brunner wurde spätestens seit dem Vietnamkrieg die Diskussion um die Folgen von psychischer Verletzung zugunsten der Opfer ausgelegt.

In Deutschland hat erstmalig der Balkankrieg und die Stationierung deutscher Truppen im Kosovo Kriegshandlungen wieder in die gesellschaftliche Gegenwart geführt. Während sich der Balkankrieg als Friedensmission begründete und im Auftrag der UNO durchgeführt wurde, hatten der Einsatz in Afghanistan und in Mali eine neue Qualität. Die interne Auseinandersetzung mit der psychologischen Nachsorge von Soldaten nach Auslandseinsätzen beim psychologischen Dienst der Bundeswehr sowie des Sanitätsdienstes der Bundeswehr war bereits in den 1990er-Jahren eng mit dem Balkankrieg verbunden (Bering et al. 2003). Soldaten oder Einsatzkräfte tragen im Rahmen ihrer Tätigkeit häufig auch eine moralische Verletzung davon mit daraus resultierenden Gefühlen von Schuld, Scham und Wut, da eigene Werteorientierungen mit den Gegebenheiten im Einsatz kollidieren (Zimmermann 2022). Auch kann es zu sozialer Entfremdung, sozialem Rückzug und Anhedonie kommen. Diese Symptomatik lässt sich von der Kernsymptomatik einer PTBS abgrenzen (Bryan et al. 2018).

Statement

Der sozialpsychologische Ansatz von J. Brunner ist für das Verständnis der Einführung der posttraumatischen Belastungsstörung in das DSM-III im Jahre 1980 von großer Bedeutung. Staat und Bürger sollten sich nach Vietnam versöhnen.

Die Geburtsstunde der diagnostischen Kriterien im DSM-III der PTBS als klinische Diagnose markiert den Aufbruch der modernisierten Psychotraumatologie. Psychische Traumen waren nicht mehr ausschließlich an die Schule Freuds gebunden. In seinen Vorlesungen »Über Psychoanalyse« schreibt er (1909, S. 11): »Unsere hysterisch Kranken leiden an Reminiszenzen. Ihre Symptome sind Reste und Erinnerungssymbole für gewisse (traumatische) Erlebnisse.«

Der Aufbruch der Psychotraumatologie hat sich nicht als Wiedergeburt der Psychoanalyse, sondern als moderne Wissenschaft verstanden, die schulenübergreifend auf der Grundlage des neurobiologischen Verständnisses die Entstehung von Psychotraumafolgestörungen erklärt und gleichzeitig Methoden der Therapie bereitgestellt. Durch diesen Neuanfang stand die Psychotraumatologie beiden Psychotherapieschulen offen. Auch wenn viele Vertretende der ersten Generation ursprünglich aus der Schule der Psychoanalyse stammen (z. B. Mardi Horowitz, Judith Herman, Bessel van der Kolk, Lars

Weisæth), so hat sich die Verhaltenstherapie insbesondere um die Methoden der Traumaexposition verdient gemacht. Die Einführung der PTBS in das DSM-III war gleichzeitig die Grundvoraussetzung für eine systematische Evaluation der Therapiemethoden. Die Diskussionen um die Einführung der komplexen PTBS als Diagnose im Rahmen der vierten Revision des DSM wurden kontrovers geführt.

Judith Herman hat das Konzept der komplexen Traumatisierung 1992 erstmalig mit ihrem berühmten Buch »Trauma and Recovery« vorgestellt. Das Ereigniskriterium fokussiert Beziehungstraumatisierungen, die sich durch Unterwerfung und Kontrolle durch Täterschaften über einen langen Zeitraum von Monaten bis Jahre auszeichnen. So wurden die Symptome von Herman weniger – wie im DSM-III – kategorial beschrieben, sondern mit einer stärkeren Gewichtung auf die Strukturebenen der Persönlichkeit ausgerichtet. Hierzu gehören folgende Kernsymptome:

- die Affektregulation (z. B. Dysphorie, chronische suizidale Gedanken/Handlungen, Affektdurchbrüche,
- das Bewusstsein (bzw. Varianten dissoziativer Symptome),
- die Selbstwahrnehmung (insbesondere Schuld und Schamgefühle),
- die Täterwahrnehmung (z. B. Idealisierung, Rationalisierung),
- Veränderungen der Beziehungen zu anderen (insbesondere Rückzug) und
- das Gefühl, dass das Leben keinen Sinn hat.

Die Studien der 1990er-Jahre zeigten eine Öffnung zur Komplexität der Störung und Komplexität der Symptomatik (z. B. Herman 1992).

Definition: komplexe PTBS nach Judith Herman

Kardinalsymptome der komplexen PTBS nach Judith Herman sind auch Somatisierung, Dissoziation und affektive Dysregulation. Diese Symptome sind durch lang anhaltende Beziehungstraumata in der Kindheit oder Jugend verursacht und weniger durch ein monotraumatisches Ereignis.

> »Bessel van der Kolk and I were on the PTSD committee, which voted for inclusion. We were over-ruled at a higher level. PTSD was understood to be an anxious disorder. There was an interest to keep PTSD definition very narrow. They were afraid to overlap to other categories. They wanted to keep it distinct.« (06.12.2021, persönliche Mitteilung)

Die Epidemiologie der Gewalt gegenüber Frauen und Kinder begann, erkannt zu werden. Kriegstraumatisierte und Überlebende von Extremereignissen dienten als Referenzmodell für das zivile Trauma. Dieser Schritt symbolisiert den Übergang vom Kriegstrauma zum Trauma in das Zuhause von allen.

Judith Herman war Mitglied der Arbeitsgruppe zur PTBS für das DSM-IV, die die Einführung der komplexen PTBS als eigenständige Diagnose empfahl. Allerdings wurde diese Empfehlung von höheren Instanzen mit dem Argument zurückgewiesen, dass die damalige Konzeption der komplexen PTBS nicht zur Kategorie der Angststörung passend sei und sich stark mit anderen psychischen Störungsbildern überlappe. Aus heutiger Sicht beschreibt Judith Herman die Diskussion um die Einführung der komplexen PTBS so:

Allerdings fanden sich Teilaspekte des Störungsbildes im DSM-IV in der Diagnose der »disorder of extreme stress not otherwise specified« (DESNOS) sowie in der ICD-10 in der Diagnose »andauernde Persönlichkeitsänderung nach Extrembelastung« (F62.0) wieder.

Als weiteren Meilenstein zur empirischen Evidenz der Folgen von Kindheitstraumatisierungen kann beispielsweise die Studie von Felitti und Kollegen (1998), die als ACE-Studie bekannt geworden ist, dienen. ACE steht für Adverse Childhood Experience – also nachteilige Erfahrungen in der Kindheit, Belastungsfaktoren, die auch eine komplexe PTBS auslösen können. Ein hoher ACE-Score korreliert mit Risikoverhalten, hohen Inzidenzen für lebensverkürzende Volkskrankheiten (z.B. koronare Herzkrankheit, Diabetes, Übergewicht) sowie psychiatrischen Erkrakungen. Die US-Bundesbehörde »Centers for Disease Control and Prevention« führte in allen 50 Bundesstaaten eine jährliche Umfrage für das System zur Überwachung von verhaltensbedingten Risikofaktoren durch, die auf der

ACE-Studie aufbauen. Die Ergebnisse fallen nahezu gleich aus wie in der ursprünglichen ACE-Studie von Felitti et al. (1998). Diese Studie machte deutlich, dass Psychotraumatisierung nicht nur psychische Symptome begründet, sondern auch eine enge korrelative Beziehung zur Entwicklung von Gesundheitsverhalten, Volkskrankheiten und Verkürzung der Lebensdauer hat.

Es wurden zahlreiche Studien und Argumente vorgetragen, die für die Einführung der komplexen PTBS in die diagnostischen Manuale sprachen (z.B. van der Kolk et al. 1996). Umso mehr stellt sich die Frage: Wie wurde die Diskussion in Verbindung mit der 5. Revision des DSM fortgeführt? Es wurden erneut dieselben Argumente vorgetragen, die auch bei der Einführung des DSM-IV zum Ausschluss der komplexen PTBS geführt haben (Resick et al. 2012). Erneut wurde das bekannte Argument vorgetragen, dass trennscharfe klinische Kriterien für die Diagnosestellung einer komplexen PTBS schwer zu definieren seien. Die Diskussionen um die Einführung der komplexen PTBS in die diagnostischen Manuale war immer schon mit der Frage verbunden: Wie soll eine Diagnose, die ätiologisch definiert ist, widerspruchslos in das kategorial und symptomorientierte DSM-5 integriert werden?

Die von Resick et al. (2012) vorgetragene Kritik blieb nicht unwidersprochen (Herman 2012). Die komplexe PTBS sei epidemiologisch gesichert, klinisch differenzierbar und für die Weiterentwicklung von speziellen Therapien relevant. Andere Autorinnen und Autoren argumentierten zustimmend: Wenn keine Diagnose im Sinne einer komplexen PTBS in die gültigen Diagnostikmanuale aufgenommen wird, kann dies zur Folge haben, dass eine Vielzahl anderer Störungsbilder diagnostiziert werden. Hierdurch werden unterschiedliche Behandlungspfade angestoßen, die unpassend sind und von Polypharmazie begleitet werden.

Judith Herman erinnert sich in unserem gemeinsamen Gespräch an diese Diskussion und antwortet auf die Frage, warum die komplexe PTBS nicht in das DSM-5 aufgenommen wurde:

> »Patty Resick wrote a position paper arguing that it should not be included in DSM-5. I was not on the committee, but I was

invited to contribute a position paper in favor. Julian Ford and Marylene Cloitre wrote it with me. The arguments were later published in the Journal of Traumatic Stress in 2012. The basic arguments against introducing cPTSD were about the same as in DSM-IV.« (06.12.2021, persönliche Mitteilung)

Im Ergebnis wurden im DSM-5 die Diagnose der PTBS durch Subtypen erweitert, sodass viele Symptome der komplexen PTBS unter der PTBS Einzug hielten (American Psychiatric Association 2013). Darüber hinaus wurde die PTBS aus der Gruppe der Angststörungen gelöst und nach dem Muster in der ICD-10 eine eigene Gruppe belastungsreaktiver Störungen definiert. Dies ist ein wesentlicher Entwicklungsschritt, der durch neurobiologische Erkenntnisse gestützt wird. Die Neurobiologie versteht die PTBS als eine Gedächtnisstörung (Brewin et al. 1996) bzw. als eine Entwicklungsanpassung des Gehirns, um traumatische Situationen zu überleben; es ist also ein »survival brain« (Ford 2020).

Kliniker und Forscherinnen blieben mit dem Dilemma konfrontiert, dass der klinische Alltag von den komplexen Störungen geprägt ist. Kliniker haben den PTBS-Begriff unterschiedlich verwendet; so haben sich die einen trennscharf auf die Kriterien berufen, während andere die Diagnose in erster Linie ätiologisch – also im Sinne der Entstehungsgeschichte der Störung – verstanden haben.

Spätestens seit der Veröffentlichung von Judith Hermans Standardwerk mussten Klinikerinnen mit der Herausforderung umgehen, dass sie im klinischen Alltag Patienten gesehen haben, die diagnostisch einer komplexen PTBS zuzuordnen war, für die es aber in der ICD-10 und DSM-IV keine Entsprechung gab. Aus diesem Grunde entwickelte sich ein »Klinikslang« als ein beschreibendes Hilfskonstrukt in der täglichen Arbeit mit den Patienten. Ein Beispiel ist die Unterscheidung zwischen Typ-I- und Typ-II-Traumata. Terr (1991) meint hiermit den Unterschied zwischen Mono- und Polytraumatisierung.

Statement

Die Zurückhaltung, eine Diagnose einzuführen, die die komplexen Verläufe einer PTBS berücksichtigt, hat dazu geführt, dass sich klinische Bezeichnungen in Eigeninitiative entwickelt haben. Hierzu gehören z.B. Typ-II-Traumatisierungen, komplexe PTBS oder Traumafolgestörung.

Die Vermischung der Begrifflichkeiten von PTBS und Psychotraumatologie als Ätiologie zur Entstehung von psychischen Störungen hat auch dazu geführt, dass sich von Anfang an auch Kritiker zu Wort gemeldet haben. Hierzu gehört z.B. Klaus Dörner (2005), der in einem Artikel im Spiegel die These vertreten hat, dass die PTBS eine Modediagnose sei und Hilfsbedürftige von psychotherapeutischen Interessensvertretungen gezüchtet würden. Wir vertreten den Standpunkt, dass die Diskussion um die Inflationierung der Diagnose einer PTBS, um die Opferidentifikation bzw. um das Entschädigungsbegehren geführt werden muss – es handelt sich um eine wichtige Perspektive im Traumadiskurs. Aus heutiger Sicht hat sich die Psychotraumatologie als klinische Spezialisierung fest etabliert.

Nun stehen wir vor der Auflösung des Problems, dass die ICD-10 mit den diagnostischen Kriterien für die PTBS einfache und komplexe Traumatisierungen nicht differenziert hat. Im Prozess der Neugestaltung der ICD-11 erschien der WHO wichtig, dass die Diagnosen vor allem klinisch nutzbar sind. Dies wurde hauptsächlich dadurch erreicht, dass ein Störungsbild in der geringstmöglichen Anzahl von Kernsymptomen beschrieben werden kann. Das Ziel soll sein, dass Ärztinnen in der ganzen Welt die Diagnosen so einfach wie möglich nutzen können. Neue Diagnosen sollten in die ICD-11 nur einfügt werden, wenn es hierfür ausreichend klinisches Wissen über spezifische Therapien gebe.

Andreas Maerker hat von 2011 bis 2018 die Arbeitsgruppe der WHO für »Stress- und belastungsbezogene Störungen« geleitet und mit Experten von allen Kontinenten sowie NGOs die Ratifizierung der Diagnose einer komplexen PTBS entscheidend geprägt (Maercker 2021).

Die komplexe PTBS hingegen ist in der ICD-11 definiert als eine

PTBS mit einem schwereren, länger andauernden Trauma, das Kernsymptome (wie bei der PTBS) und zusätzlich komplexe Symptome (Affektregulierung, Selbstregulierung und Beziehung) aufweist. Die zusätzlichen Symptome gehen auf Judith Hermans Definition zurück; sie wurden von sechs auf drei in der ICD-11 reduziert. Die bestehenden Zusatzkriterien sind symptomorientiert formuliert, allerdings haben sie in ihrem Ursprung Bezüge zur Strukturdiagnostik der psychodynamischen Schule, wie sie in Deutschland z. B. mit der Operativen Psychodynamischen Diagnostik (OPD) realisiert werden (Arbeitskreis OPD 2014). So haben die geforderte Affektregulationsstörung, negative Selbstwahrnehmung und Beziehungsstörungen einen Bezug zum Strukturniveau und zur Beziehungsregulation in der OPD.

Je mehr wir uns der Diagnose der komplexen PTBS öffnen und uns der Strukturmerkmale bewusst sind, umso mehr stellt sich die Frage, wie die komplexe PTBS, die Borderline-Persönlichkeitsstörung und dissoziative Störungen zu differenzieren sind, worauf insbesondere die Kritiker des Konzeptes der komplexen PTBS zurecht hinweisen. Wir stellen die These auf, dass die PTBS und die komplexe PTBS immer besser differenzierbar werden, wenn die Axiome einer strukturorientierten psychodynamischen Diagnostik hinzugezogen werden. Hierauf ist z. B. die Beschreibung der Störung der Beziehungsfähigkeit (OPD-Achse II) und die Beschreibung der Affektregulation im Rahmen des Strukturniveaus (OPD-Achse IV) hinzuzuziehen. Um die komplexe PTBS von den vielen komorbiden Störungen abgrenzen zu können, plädieren wir für die Ergänzung der Diagnose einer komplexen PTBS mit einer Diagnose der ICD-11, die wir als Verlaufstypen bezeichnen. Dieser Zugang bietet breite Überlappungen mit dem Konzept der Traumafolgestörungen (Kap. 1.8). Gesetzt den Fall, es liegt eine komplexe PTBS vor, die gleichzeitig die diagnostischen Kriterien einer depressiven Episode erfüllt, so sind beide Diagnosen (Komorbiditätsprinzip der ICD-11) zu berücksichtigen. Häufig kommt es noch zu sogenannten »Fehldiagnosen«, da sich das Störungsbild der komplexen PTBS mit anderen Störungsbildern überschneidet. Passender als die Bezeichnung Fehldiagnose ist aus unserer Sicht ein traumasensibler Zugang. In

Verbindung mit einer entwicklungspsychologischen Perspektive gewinnen wir Einsichten, welchen Beitrag die Psychotraumatologie für das Verständnis zur Entstehung und Aufrechterhaltung psychischer Störungen liefert.

Mit der Gründung des Zentrums für Psychotraumatologie in Krefeld im Jahre 2001 hat sich die vorher skizzierte Diskussion in den Verhandlungen mit den gesetzlichen Krankenversicherungen gespiegelt. Als Erweiterung des sogenannten Kölner Opferhilfemodells wurden damals überregionale stationäre Betten eingerichtet. Allerdings drängten die gesetzlichen Krankenversicherungen zu Beginn darauf, diese Plätze akuten Fällen der Extrembelastung vorzuhalten. Es wurden Fälle eingeschlossen, deren Traumatisierung nicht länger als ein halbes Jahr zurückliegen sollte. Die Sorge war gegeben, dass eine Erweiterung des Verständnisses einer PTBS die Aufnahmekriterien für die Behandlung in einem spezialisierten Zentrum aufweichen und hierdurch die Abgrenzung zu anderen psychiatrischen Entitäten verloren gehen würde. Über die Jahre stellte sich heraus, dass die Krankenhausbehandlungsbedürftigkeit insbesondere für komplexe Psychotraumatisierungen in Kindheit und Jugend galt, die überwiegend auf sexuellen Missbrauch zurückzuführen war (Köhler et al. 2011). Über die Jahre konnten wir uns mit den Vertretern des Medizinischen Dienstes der Krankenversicherung verständigen, dass die Reaktualisierung einer PTBS durchaus kompatibel mit dem Verständnis der diagnostischen Kriterien der PTBS in der ICD-10 war. Die periodische Rekapitulation der Argumente für und gegen die Diagnose einer komplexen PTBS hat auch diese Diskussion geprägt. Vor diesem Hintergrund können wir die Zeitspanne von der Einführung der ICD-10 bis zur Revision als Übergangsphase verstehen, in der im klinischen Kontext das Konzept der komplexen PTBS von Judith Herman eingeführt wurde, aber Unschärfen zur Definition in der ICD-10 bestanden haben. So erklärt sich auch, dass die wissenschaftliche Auseinandersetzung mit der Domäne der komplexen PTBS Vorschläge hervorgebracht hat, um für den klinischen Alltag treffendere Instrumente zu haben. So hat die Arbeitsgruppe der Deutschsprachigen Gesellschaft für Psychotraumatologie (DeGPT) in den Jahren 2009 bis 2011 eine erweiterte Klassifikation von Traumafolgestörungen erarbeitet. Schellong (2022, S.72) hat folgende Typisierung vorgeschlagen:

- Einfache PTBS (Grad I)
- »Add on«-PTBS (Grad-II-PTBS), hierbei handelt es sich um eine Angst- oder depressive Störungen als Komorbidität
- PTBS-Varianten, die in enger Beziehung zu Persönlichkeitsstörungen stehen (Grad III)
- Traumafolgestörungen mit dissoziativem Charakter (Grad IV)

Mardi Horowitz (2013) hat im Vorlauf zur Neudefinition der PTBS im DSM-5 primäre, sekundäre sowie tertiäre Symptome einer PTBS unterschieden und spricht von »compound PTSD«, wenn Komorbiditäten zum Ausdruck kommen sollen.

Die Kölner Schule hat die Lösung vorgeschlagen, das Konzept der Verlaufstypen einzuführen (Bering 2005, 2011). Für den Fall, dass die Komorbidität ätiologisch stark von Psychotraumatisierung geprägt ist, sprechen wir über Verlaufstypen. Das Konzept des Kontrollstils beruht auf der Überlegung, dass im Zuge des Zyklus der Traumaverarbeitung nach Mardi Horowitz Erlebniszustände ausgebildet werden, die Symptomen der Erregung bzw. Symptomen der Vermeidung zuzuordnen sind. Sie dienen sowohl der Abwehr als auch der Verarbeitung unerträglicher psychotraumatischer Erlebniszustände.

Auch aus der sozialrechtlichen Perspektive haben Entwicklungen stattgefunden. Während José Brunner den zweiten Gesellschaftsvertrag (oben in diesem Unterkapitel) als »ungeschrieben« charakterisiert, sehen wir die Entwicklung, dass die sozialrechtlichen Instrumente des Opferentschädigungsgesetzes, die Kriegsopferentschädigung sowie die Entschädigung bei Arbeits-, Wege und Schulunfällen durchaus eine festgelegte Verankerung des zweiten Gesellschaftsvertrages erkennen lassen. Die Aussicht auf Minderung des allgemeinen sozialen, psychischen und körperlichen Leidens bekommt durch das Sozialgesetzbuch, Vierzehntes Buch (Abk.: SGB XIV), zum 1. Januar 2024 ein neues Gesicht; es wird schrittweise das Recht der sozialen Entschädigung neu regeln. Das Bundesversorgungsgesetz (BVG) und das Opferentschädigungsgesetz (OEG) werden in das SGB XIV eingeordnet. Durch diesen Schritt bekommt der Anspruch auf Leistungen durch den Staat für Opfer von Gewalt, Terror und Naturkatastrophen eine Neuplatzierung in einem eigenen Sozialgesetzbuch.

Wir haben uns die Frage gestellt, wo aus deutscher Perspektive die Weichenstellungen für den zweiten Gesellschaftsvertrag nach J. Brunner zu finden ist. Wir erinnern uns: Es geht um die Aussicht auf Minderung des allgemeinen sozialen, psychischen und körperlichen Leidens als Leistung des Staates. In der deutschen Geschichte hat Lothar Machtan recherchiert und zutage gebracht, dass im Anschluss an die Unfallgesetzgebung von 1884 und an einen Entscheid des Reichsversicherungsamts von 1889 auch nervliche Gesundheitsschäden, die Arbeiter bei einem Betriebsunfall erlitten hatten, von der Versicherung anzuerkennen seien (Brunner 2014). Über 100 Jahre danach ist hieraus das sogenannte Psychotherapeutenverfahren der deutschen gesetzlichen Unfallversicherung (DGUV) entstanden, das seine Verfahrensweise aus dem Kölner Opferhilfemodell entlehnt hat.

Unsere Sichtweise auf die Psychotraumatologie ist ursprünglich stark von der Kölner Schule geprägt, die in den 1990er-Jahren um Gottfried Fischer entstanden ist. Zentrale Momente dieser Schule sind z.B. das Kölner Opferhilfemodell, die Mehrdimensionale Psychodynamische Traumatherapie, die Zielgruppenorientierte Intervention, das Zentrum für Psychotraumatologie am Alexianer Krankenhaus Krefeld (z.B. Bering 2011) sowie die Ausläuferentwicklungen des Gutachtenwesens. Als die Ergebnisse aus dem Kölner Opferhilfemodell vorlagen, wurde 1998 im Landtag NRW ein Beschluss gefasst, die Opferschutzambulanzen landesweit zu implementieren.

Parallelentwicklungen in der kognitiv behavioralen Therapie (KBT) und die Entdeckung des Eye Movement Desensitation Reprocessing (EMDR) haben dazu geführt, dass die Psychotraumatologie sowohl von der psychodynamisch orientierten als auch von der verhaltenstherapeutisch orientierten Schule besetzt wurde. Die Exposition als Bestandteil von verschiedenen verhaltenstherapeutischen Verfahren hat die Ausbreitung der Exposition im Rahmen der Psychotraumatologie gefördert und schließlich zur Dominanz der verhaltenstherapeutischen Schule beigetragen. Jetzt erwarten wir mit Spannung, ob die Einführung der komplexen PTBS zu einer Öffnung führt, psychodynamische Modelle wieder stärker in den klinischen Alltag einzubeziehen. Die typische Entwicklungsstörung der Patientinnen und Patienten mit der Diagnose einer komplexen PTBS wirft ein neues Licht auf psychodynamische Verfahren, die auf strukturelle Störungen der Persönlichkeit ausgerichtet sind. So haben Wöller et al. (2021) kürzlich ein Manual zur psychodynamischen Behandlung der komplexen PTBS aus Sicht der psychodynamischen Schule veröffentlicht.

Gehen wir zur Ausgangsthese zurück, so sehen wir bestätigt, dass sowohl die Einführung der PTBS im Jahre 1980 als auch die Einführung der komplexen PTBS über 40 Jahre später gesellschaftlichen Strömungen unterliegt. Die Sprecher der Opfer finden Gehör, wenn gesellschaftliche Entwicklungen und die klinische Datenlage erlauben, ein psychisches Störungsbild zu definieren. Im folgenden Kapitel stellen wir die Störungskriterien vor, die den aktuellen Stand mit Einführung des ICD-11 abbilden.

1.2 Die klassische PTBS nach ICD-11

Die komplexe PTBS wurde nach der ICD-11 additiv zur »klassischen« PTBS konzipiert. Aus diesem Grunde stellen wir die Beschreibung der klassischen PTBS der komplexen PTBS voraus, um der Logik eines modularen Baukastenprinzips zu folgen.

Aus Sicht der Klassifikationssysteme ICD-10, ICD-11 und DSM-5 ist die PTBS ein »Ausreißer« aus der Klassifikationslogik. Der Grund und Auslöser für die Symptomatik – das sogenannte Traumaereignis – ist die Bedingung für die Symptomtrias:

1. Intrusionen/Wiedererleben,
2. Vermeidung und
3. Hyperarousal.

Die Ätiologie der Störung (= Traumaereignis) ist somit Bedingung für die Diagnose selbst. Das entspricht nicht der überwiegend sonstigen Logik der ICD-10/ICD-11 und des DSM-5, die bekanntermaßen punktdiagnostisch kriterienorientiert ausgerichtet ist. Allerdings lohnt es sich, die genaue Formulierung in der ICD-11 für die PTBS zu studieren, die wie folgt lautet: »Posttraumatic stress disorder (PTSD) may develop following exposure to an extremely threatening or horrific event or series of events« (World Health Organisation 2022, o. S.).

Eine weitere Hauptbedingung für die Diagnose der PTBS ist, dass die Symptomatik über einen längeren Zeitraum anhält und dass die Störung bedeutsame Funktionseinschränkungen verursacht. In diesem Vierklang von

1. Traumaereignis als Auslöser der
2. Symptomatik,
3. die anhält und
4. Funktionseinschränkungen begründet,

sind die ICD-10, die ICD-11 und das DSM-V analog konzipiert. Wir fokussieren auf die Unterschiede zwischen der ICD-10 und ICD-11 zur Diagnose der »klassischen« PTBS und liefern das Grundverständnis für die Unterscheidung zur komplexen PTBS auf der Grundlage eines modifizierten Fallbeispiels aus (Bering 2011, S. 23).

Fallbeispiel 1: Zeuge eines Unfalls

Herr K. wurde Zeuge eines schweren Busunglückes. Er beschreibt die Situation mit den Worten: »Ich kann mich an alles, wie in Zeitlupe, genau erinnern«. Er sei sofort zur Stelle gewesen und habe mit einem Kumpel versucht, ein Mädchen aus dem verunfallten Bus zu heben. Andere Helfer seien vollkommen erstarrt gewesen. Bei dem Rettungsversuch sei der Kopf des Mädchens umgeschlagen. Er habe in die Luftröhre schauen können. Nachdem ihm klar geworden sei, dass er nicht helfen könne, habe er seinen LKW wieder in Bewegung gesetzt. Ohne Pause sei er ca. 800 km nach Hause gefahren. Für die gesamte Fahrzeit habe er keine Erinnerung. Zunächst habe er sich »normal« gefühlt. Doch einige Wochen danach habe er begonnen, unter seinen Erinnerungen zu leiden. In der Nacht habe er Albträume. Er höre die Schreie der Kinder. Er habe schon Angst, zu Bett zu gehen. LKW fahre er nicht mehr. Er müsse sich zwingen, aus dem Haus zu gehen.

Nach der ICD-11 kann sich eine PTBS entwickeln, wenn man einem bedrohlichen oder entsetzlichen Ereignis oder einer Reihe von Ereignissen ausgesetzt war. Im Beispielfall erfolgt dies als Helfer in einem Verkehrsunfall. Die Symptomatik ist durch alle der folgenden Punkte gekennzeichnet:

1. Wiedererleben des traumatischen Ereignisses oder der traumatischen Ereignisse in der Gegenwart in Form von lebhaften aufdringlichen Erinnerungen, Rückblenden oder Albträumen. Das Wiedererleben kann über eine oder mehrere Sinnesmodalitäten erfolgen und wird typischerweise von starken oder überwältigenden Emotionen, insbesondere Angst oder Entsetzen, und starken körperlichen Empfindungen begleitet. In diesem Beispiel handelt es sich um Albträume, in denen er die Schreie der Kinder hört.
2. Vermeidung von Gedanken und Erinnerungen an das Ereignis bzw. die Ereignisse oder Vermeidung von Aktivitäten, Situationen oder Personen, die an das Ereignis bzw. die Ereignisse erinnern. So fährt Herr K. beispielsweise nicht mehr LKW.
3. Anhaltende Wahrnehmung einer erhöhten aktuellen Bedrohung, die sich z. B. durch Hypervigilanz oder eine verstärkte Schreckreaktion auf Reize wie unerwartete Geräusche zeigt. So habe Herr K. in diesem Beispiel Angst, zu Bett zu gehen.

In dem beschriebenen Beispiel halten die Symptome für mehrere Wochen an und führen zu einer erheblichen Beeinträchtigung in persönlichen, familiären, sozialen, schulischen, beruflichen oder anderen wichtigen Funktionsbereichen.

Eine ausführliche Auseinandersetzung mit den Unterschieden

zwischen dem DSM-5 und der ICD-11 findet sich bei Maercker und Augsburger (2019):

> »Im Gegensatz dazu genügt bei der ICD-11 das Vorhandensein von Symptomen aus jeder der drei Hauptgruppen. Sämtliche unspezifische und mit anderen Störungsbildern überlappende Symptome werden nicht in die Diagnosestellung mit einbezogen. Diese Reduktion auf die wesentlichen Symptome stellt ein Aspekt der Grunderneuerungen der diagnostischen Kriterien in der ICD-11 dar.« (S. 22 f.)

Ein zweiter wesentlicher Unterschied in der ICD-11 zur ICD-10 besteht darin, dass einige Formulierungen, die das Zeitkriterium betreffen, nicht mehr zu finden sind, z. B.: »Der Beginn folgt dem Trauma mit einer Latenz, die wenige Wochen bis Monate dauern kann« oder »die Symptomatik tritt innerhalb der ersten sechs Monate nach dem Ereignis ein« (Dilling et al. 2000, S. 170).

Bereits in der Diagnose der PTBS in der ICD ist definiert, dass die funktionale Gesundheit beeinträchtigt ist. Allerdings legt die ICD-11 keine Kriterien fest, wie genau diese funktionalen Beeinträchtigungen zu definieren sind. Mit dem vorgelegten Kompendium möchten wir den Lesenden vermitteln, dass die WHO hierfür die ICF konzipiert hat, die ausschlaggebend für den rehabilitativen Ansatz ist (▸ Kap. 1.4).

1.3 Die komplexe PTBS nach ICD-11

Worin besteht aus Sicht der Logik eines Baukastenprinzips der Unterschied zwischen einer PTBS zu der komplexen PTBS? Menschen, die von einer komplexen PTBS betroffen sind, haben meist sich wiederholende, langandauernde Gewalterfahrungen im relationalen Raum während ihrer Kindheit oder Jugend erlitten. So kann – nach Auffassung einiger Autoren – eine entwicklungsbezogene Traumafolgestörung entstehen (van der Kolk 2015).

Diese Menschen haben möglicherweise Eltern, Stiefeltern oder andere Bezugspersonen erlebt, die unberechenbar und beängstigend aufgetreten sind. Opfer können mannigfaltige Varianten physischer und psychischer Misshandlung erlebt haben. Hierzu gehört auch der sexuelle Missbrauch. Die Gewalt kann ritualisiert mit religiösen Inhalten sowie im Rahmen organisierter Kriminalität ausgeübt worden sein. Möglich ist auch, dass die Eltern oder die unmittelbaren Bezugspersonen selbst an einer schwerwiegenden unbehandelten psychischen Erkrankung gelitten haben. Hierzu gehören insbesondere Suchterkrankungen. Es kann auch zur Gewalterfahrung im soziokulturellen Kontext gekommen sein. Besonders für junge Erwachsene ist erlebte Gewalt durch Peergruppen in der Schule oder am Arbeitsplatz relevant. Für die Opfer sind die Bezugspersonen, von denen sie Schutz erwartet hätten, täteridentifiziert. Gleichermaßen kann ein Auslöser für eine komplexe PTBS Flucht sein (Ford & Courtois 2020; World Health Organisation 2019). Vor dem Hintergrund des aktuellen Krieges in der Ukraine hat das Thema Flucht in Zusammenhang mit der komplexen PTBS eine besondere Bedeutung bekommen.

Die Entwicklung einer komplexen PTBS im Erwachsenenalter durch die Reaktualisierung von Kindheitstraumen ist nicht selten, sondern häufig. Diese kann z. B. durch das Erleben von Verletzungen der sexuellen Selbstbestimmung und Übergriffen im Rahmen häuslicher Gewalt ausgelöst sein.

Die Perspektive der Entwicklung einer komplexen PTBS im Erwachsenenalter muss gleichrangig mit in Betracht gezogen werden. Diese kann durch das Erleben andauernder Verletzung der sexuellen Selbstbestimmung und Übergriffen im Rahmen häuslicher Gewalt zustande kommen. Des Weiteren auch durch Gewalt- und Unterdrückungserfahrungen in Bezug auf die Geschlechtsidentität, sexuelle Orientierung, ethnischer sowie kultureller Zugehörigkeit sowie einer religiösen Gemeinschaft anzugehören. Vertreibungserfahrungen, Entführungen, Erleben von Krieg, Folter, Genozid, Sklaverei und Menschenhandel können die Entstehung einer komplexen PTBS im Individuum ätiologisch begründen.

Aus Sicht der ICD-11 (Betaversion) ergibt sich folgendes Bild: Die komplexe PTBS wird zukünftig unter dem Code 6B41 systematisiert. Die Störungsgruppe wird »Disorders specifically associated with stress« bzw. im Deutschen »Störungen, die spezifisch Stress-assoziiert sind« sein. Wörtlich heißt es in der aktuellen Version der ICD-11 der WHO (BfArM 2022) zum Ereigniskriterium:

> »Die komplexe posttraumatische Belastungsstörung (Komplexe PTSD) ist eine Störung, die sich entwickeln kann, nachdem man einem Ereignis oder einer Reihe von Ereignissen extrem bedrohlicher oder schrecklicher Natur ausgesetzt war, meist langanhaltende oder sich wiederholende Ereignisse, denen man nur schwer oder gar nicht entkommen kann (z. B. Folter, Sklaverei, Völkermordkampagnen, lang anhaltende häusliche Gewalt, wiederholter sexueller oder körperlicher Missbrauch in der Kindheit).« (o. S.)

Hierbei ist es wichtig, den Unterschied zur Definition der PTBS (▸ Kap. 1.2) herauszustellen. Die Betonung liegt auf »anhaltend« oder »wiederholend«, aus dem ein Entkommen schwierig bzw. unmöglich ist.

Jetzt stellt sich die Frage, wie die ICD-11 die Kriterien für die symptomatischen Folgen des Ereigniskriteriums beschreibt. Wir erinnern uns, dass die Grundsymptome einer PTBS nach der ICD-11 gegeben sein müssen. Über die drei Kriterien Intrusionen/Wiedererleben, Vermeidung und Hyperarousal hinaus heißt es in der ICD-11:

> »Darüber hinaus ist die komplexe PTBS gekennzeichnet durch schwere und anhaltende 1) Probleme bei der Affektregulierung; 2) Überzeugungen über die eigene Person als vermindert, besiegt oder wertlos, begleitet von Scham-, Schuld- oder Versagensgefühlen im Zusammenhang mit dem traumatischen Ereignis; und 3) Schwierigkeiten, Beziehungen aufrechtzuerhalten und sich anderen nahe zu fühlen.« (BfArM 2022, o. S.).

Wir bezeichnen diesen Baustein der Diagnose als Störungen der Selbstorganisation.

Nachfolgend stellen wir die diagnostischen Kriterien tabellarisch dar (▸ Tab. 1-1). Hierbei unterlegen wir die Kriterien, die sich von der klassischen PTBS unterscheiden, grau. Um die Kriterien differenzieren zu können, unterscheiden wir das A-Traumakriterium und das klassische Symptomcluster von Wiedererleben, Vermeidung, Hyperarousal (B-, C- und D-Kriterium). Unter S führen wir die Störung der Selbstorganisation: Probleme der Affektregulation (S1), negatives Selbstkonzept (S2) sowie Beziehungsstörungen (S3) auf. Unter E

Tab. 1-1 Kriterien der komplexen PTBS nach ICD-11 (BfArM 2022). Kriterien, die bei der klassischen und komplexen PTBS unterschiedlich definiert werden, sind grau unterlegt.

A Traumakriterium: Die komplexe posttraumatische Belastungsstörung (komplexe PTBS) ist eine Störung, die sich entwickeln kann, nachdem man einem Ereignis oder einer Reihe von Ereignissen extrem bedrohlicher oder schrecklicher Natur ausgesetzt war, meist lang anhaltende oder sich wiederholende Ereignisse, denen man nur schwer oder gar nicht entkommen kann (z. B. Folter, Sklaverei, Völkermordkampagnen, lang anhaltende häusliche Gewalt, wiederholter sexueller oder körperlicher Missbrauch in der Kindheit). Um in den Fallbeispielen die traumatischen Ereignisse aufzuzählen, verwenden wir aus didaktischen Gründen die Abkürzungen A1, A2 usw.
Alle diagnostischen Kriterien einer posttraumatischen Belastungsstörung werden erfüllt. ICD-11 6B40: Hierzu gehören **Wiedererleben (B), Vermeidung (C)** und **Hyperarousal (D).**
Zusätzlich treten bei der komplexen PTBS schwere anhaltende Störungen in der Selbstregulation auf:
▪ **S1 Probleme der Affektregulation** mit heftigen Gefühlsäußerungen, selbstgefährdendem oder selbstverletzendem Verhalten und einer Neigung zu dissoziativen Zuständen in Belastungssituationen (Maercker & Augsburger 2019). ▪ **S2 Negatives Selbstkonzept:** Überzeugung der eigenen Minderwertigkeit, Gefühle von Wertlosigkeit und abgelehnt zu werden, begleitet von Scham-, Schuld- oder Versagensgefühlen in Bezug auf die traumatischen Erfahrungen. ▪ **S3 Beziehungsstörung**: Schwierigkeiten Beziehung aufrechtzuerhalten und sich anderen nahe zu fühlen.
E Beeinträchtigung des Funktionsniveaus im persönlichen, familiären, sozialen, Bildungs- und Arbeitsbereich und in anderen wichtigen Bereichen.
F Das Störungsbild kann über die ganze Lebensspanne auftreten. Typischerweise tritt das Störungsbild nach chronischen, sich wiederholenden traumatischen Ereignissen auf, die sich Monate bis jahrelang wiederholen.

führen wir die Beurteilung des Funktionsniveaus und abschließend unter F das Zeitkriterium auf, die nach der ICD-11 wie folgt beschrieben werden: »Diese Symptome führen zu erheblichen Beeinträchtigungen in persönlichen, familiären, sozialen, schulischen, beruflichen oder anderen wichtigen Funktionsbereichen« (BfArM 2022, o. S.).

Im Folgenden veranschaulichen wir die tabellarische Ausführung an einem Fallbeispiel. Dieses Fallbeispiel haben wir aus Bering (2011) modifiziert entnommen. Zur Hilfestellung sind die Abkürzungen für die unterschiedlichen Symptome im Text integriert. Das Fallbeispiel illustriert, wie die traumatischen Erlebnisse sequenziell aufgereiht sind. Aus Sicht der ICD-11 wird der Wegfall von wichtigen Bezugspersonen, z. B. Tod der Großeltern (Ressourcen), nicht benannt. Die Traumatisierungen in Kindheit und Jugend waren dadurch charakterisiert, dass ein Entrinnen unmöglich war. Die Symptomtrias der klassischen PTBS entfaltet sich durch Symptome des Wiedererlebens, der Vermeidung und des Hyperarousals. Suizidale Impulse, das negative Selbstbild und die beschriebenen Beziehungsstörungen lassen entscheidende Merkmale für die Diagnose einer komplexen PTBS erkennen. Entscheidende Lebensbereiche der Patientin sind eingeschränkt und die Symptomatik von Dauerhaftigkeit.

Fallbeispiel 2: Missbrauchserkenntnis

(ICD-11: 6B41 komplexe PTBS; 6A71.3 rezidivierende depressive Störung)

Anamnestisch hat die 65-jährige Patientin folgende Angaben gemacht: In der Kindheit und Jugend habe sie stark unter dem Gefühl der Einsamkeit gelitten. Ihre Oma sei ihre wichtigste Bezugsperson gewesen und ein gewisser Schutz gegenüber der Gewaltkulisse ihrer Primärfamilie. Der Vater sei gewalttätig gegenüber den Kindern gewesen und sie habe häufig Gewalt gegen die Mutter bezeugt (A1 in ▸ Tab. 1-1). Die Großmutter der Patientin verstarb in ihrer Jugend, was sie sehr belastet habe. In ihrer eigenen Ehe hätten sich die Gewalterfahrungen aus ihrer Herkunftsfamilie wiederholt. Der Ehemann habe getrunken, habe sie zu Sexualität gezwungen und die Kinder geschlagen (A2). Ihr ältester Sohn habe unter einem Klumpfuß gelitten, was ihn stigmatisiert und sie stark gefordert habe. Sie musste ihn vor Übergriffen des Vaters schützen. Obwohl die Ehe die Hölle gewesen sei, habe sie gegenüber dem Ehemann Schuldgefühle. Die Schuldgefühle seien das Schlimmste (S2). Nach einer langen psychotherapeutischen Behandlung konnte die Patientin zulassen, von einer Vergewaltigung (A3) durch den Hausarzt der Familie in ihrem 12. Lebensjahr zu berichten. Seitdem sei sie nicht mehr zum Hausarzt gegangen (C). In geschlossenen Räumen habe sie starke Ängste. Sie habe immer noch Albträume über den Vorfall (D). Durch die Schilderung der Vergewaltigung geriet sie in schwere depressive Zustände mit suizidalen Impulsen (S1). Sie traue sich nichts zu und habe eine schlechte Meinung von sich (S2). In der therapeutischen Gemeinschaft der Tagesklinik fühle sie sich oft mit den anderen Mitpatienten nicht wohl; Freundinnen habe sie keine (S3).

1.4 Belastungsbezogene Störungsbilder nach ICD-11

In der ICD-11 werden spezifisch stressassoziierte Störungen unter 6B4 klassifiziert. Hierzu gehören die Anpassungsstörungen (6B43) und die posttraumatische Belastungsstörung (6B40), die uns aus der ICD-10 bekannt sind. Neu hinzugekommen ist die »komplexe posttraumatische Belastungsstörung« (6B41), »verlängerte Trauerstörung (6B42)« sowie die beiden Störungsbilder »reaktive Bindungsstörung« (6B44) und »Störung der sozialen Bindung mit enthemmtem Verhalten«« (6B45). Diese sollen im Folgenden erläutert werden, die PTBS (6B40) haben wir bereits in einem eigenen Kapitel beschrieben.

Verlängerte Trauerstörung (6B42). Die verlängerte Trauerstörung findet sich als Diagnose erstmals in der ICD-11. Die emotionale Reaktion auf den Verlust eines nahen Angehörigen ist nachvollziehbar und normal. Jeder Trauernde hat einen anderen Ausdruck für seine Trauer und auch die Trauerphasen sind individuell. Im Rahmen unserer kulturellen Einbindung gibt es im Hinblick auf den jeweiligen kulturellen und religiösen Hintergrund Trauerzeiten. Kinder und Adoleszente können bei Verlust der primären Bindungsfiguren wie beispielsweise der Eltern mit einer intensiven oder lang anhaltenden Trauerreaktion reagieren. Die Trauer kann sich an verschiedenen Punkten in der Individualentwicklung reaktualisieren, beispielsweise am Beginn von neuen Entwicklungsschritten. Diese Reaktionen sollten als normal betrachtet werden und nicht einer anhaltenden Trauerstörung zugeordnet werden.

Die Diagnose einer verlängerten Trauerstörung sollte dann gestellt werden, wenn es eine verlängerte Trauerreaktion (mehr als 6 Monate) in Bezug auf den Partner, Kind, Elternteil oder andere nahestehende Person gibt. Die allgegenwärtige Trauerreaktion geht mit einer intensiven Sehnsucht oder der persistierenden gedanklichen Beschäftigung mit der verstorbenen Person sowie intensivem emotionalem Schmerz einher.

Differenzialdiagnostisch abzugrenzen ist die posttraumatische Belastungsstörung. Ähnlichkeit kann gegeben sein, wenn der Tod des nahen Angehörigen unter traumatischen Umständen geschah. Zu differenzieren ist hier, dass die Personen eher Erinnerungen an die Todesumstände wahrnehmen und diese nicht wie bei der PTBS im Hier und Jetzt wiedererleben. Die Abgrenzung zur depressiven Episode kennzeichnet sich vor allem dadurch, dass die dazugehörende Symptomatik in Bezug auf den Tod des nahen Angehörigen zu verstehen ist und sich nicht auf andere Lebensbereiche ausweitet. Symptome der verlängerten Trauerstörung sind beispielsweise Schwierigkeiten, den Verlust zu akzeptieren, sowie Wutgefühle. Dennoch können beide Störungsbilder komorbid bestehen. Für eine ausführliche Darstellung verweisen wir z. B. auf Killikelly und Maercker (2020, S. 61 f.).

Anpassungsstörungen (6B43). Die Symptome der Anpassungsstörung in der ICD-11 umfassen als Auslösekriterium psychosoziale Belastungsfaktoren wie Scheidung, Arbeitsplatzkonflikte und Krankheit und müssen innerhalb eines Monats nach dem auslösenden Ereignis auftreten. Das Konzept hat sich somit im Vergleich zum ICD-10 nicht wesentlich geändert. Das Auftreten der Störung beginnt normalerweise innerhalb eines Monats nach dem Stressor. Die Symptome klingen in der Regel innerhalb von 6 Monaten ab, es sei denn, der Stressor hält länger an. Ähnlich wie in der ICD-10 unterscheidet das ICD-11 Subtypen.

Akute Belastungsreaktion (QE84). Die akute Belastungsreaktion findet sich in der ICD-10 noch unter den belastungsbezogenen Störungsbildern (ICD-10: F43.0). Diese Einteilung wurde in der ICD-11 aufgegeben. Die akute Belastungsreaktion findet sich in der ICD-11 in einem neuen Kapitel 24 mit der Bezeichnung »Faktoren, die den Gesundheitsstatus beeinflussen oder Health Services«. Dort ist die akute Belastungsreaktion als »Problematik in Verbindung mit schädlichen oder traumatischen Ereignissen« bezeichnet.

Die Störungsbilder auf einen Blick. Nachfolgend findet sich eine Tabelle, um die Differenzierung der einzelnen Störungsbilder auf einen Blick sichtbar zu machen. Diese können durch das Anlasskriterium sowie das Zeitkriterium deutlich voneinander differenziert werden.

1.5 Die Epidemiologie der komplexen PTBS

Cloitre et al. (2019) wiesen in ihrer populationsbasierten Studie bei amerikanischen Erwachsenen eine Prävalenzrate von 3,8% für die komplexe PTBS nach. Kumulative Kindheitstraumata waren stärker assoziiert mit der Ausbildung einer komplexen PTBS. Für den asiatischen Raum führten Ho et al. (2020) eine Validierungsstudie mit jungen Erwachsenen in China, Hongkong, Japan und Taiwan durch. Im Rahmen der Konfirmatorenanalyse zeigte sich in allen Gruppen das Konstrukt der komplexen PTBS als valide. Ungünstige Ereignisse in der Kindheit waren signifikant assoziiert mit dem Vorhandensein von Symptomen einer komplexen PTBS und einem Auftreten von depressiven Symptomen. Gefordert werden weitere

Tabelle 1-2 Diagnostische Abgrenzungen der PTBS, komplexen PTBS, verlängerte Trauerstörung und Anpassungsstörung nach dem Trauma- und Zeitkriterium nach ICD-11

Diagnosen	Posttraumatische Belastungsstörung	Komplexe posttraumatische Belastungsstörung	Verlängerte Trauerstörung	Anpassungsstörungen
Kodierung	6B40	6B41	6B42	6B43
Ereigniskriterium	Eine posttraumatische Belastungsstörung (PTBS) kann sich entwickeln, wenn man einem extrem bedrohlichen oder entsetzlichen Ereignis oder einer Reihe von Ereignissen ausgesetzt war.	Eine komplexe posttraumatische Belastungsstörung (kPTBS) kann sich entwickeln, nachdem man einem Ereignis oder eine Reihe von Ereignissen extrem bedrohlicher und schrecklicher Natur ausgesetzt war, meist lang anhaltende oder sich wiederholende Ereignisse, denen man nur schwer oder gar nicht entkommen kann.	Verlängerte Trauerreaktion nach dem Tod eines nahestehenden Menschen, die durch Sehnsucht nach dem Verstorbenen oder anhaltende Beschäftigung mit dem Verstorbenen gekennzeichnet ist.	Eine Anpassungsstörung ist eine maladaptive Reaktion auf einen identifizierbaren psychosozialen Stressor oder mehrere Stressoren (z. B. Scheidung, Krankheit oder Behinderung, sozioökonomische Probleme, Konflikte zu Hause oder am Arbeitsplatz).
Zeitkriterium	Die Symptome halten mindestens mehrere Wochen lang an. Typischerweise treten die Symptome innerhalb von 3 Monaten nach erlittener Traumatisierung auf. Das Störungsbild kann aber auch zu jedem Zeitpunkt über die Lebensspanne nach erlittenem Trauma auftreten.	Das Störungsbild kann über die ganze Lebensspanne auftreten. Typischerweise tritt das Störungsbild nach chronischen, sich wiederholenden traumatischen Ereignissen auf, die sich monate- bis jahrelang wiederholen.	Die Trauerreaktion hat über einen atypisch langen Zeitraum nach dem Verlust angehalten (mindestens 6 Monate) und übersteigt eindeutig die erwarteten sozialen, kulturellen oder religiösen Normen für die Kultur und den Kontext der Person.	[…], die normalerweise innerhalb eines Monats nach dem Stressor auftritt. Die Symptome […] klingen in der Regel innerhalb von 6 Monaten ab, es sei denn, der Stressor hält länger an.

Forschungen mit der Fragestellung, ob Risikofaktoren für die Ausbildung einer komplexen PTBS abhängig von geografischen Gegebenheiten oder soziokulturellen Normen sein können. Ben-Ezra et al. (2018) befragten eine repräsentative Population in Israel mit dem »ITQ – international trauma questionnaire« von Cloitre et al. (2018). Es fand sich eine Prävalenzrate von 2,6 % in der Allgemeinbevölkerung. Die Autoren wiesen auf die Wichtigkeit weiterer weltweiter Untersuchungen an Stichproben aus der Allgemeinbevölkerung hin.

Die zeitliche Stabilität des Konstruktes komplexe PTBS über ein Jahr wurde von Hyland et al. (2020a) an einer Population der israelischen Bevölkerung belegt: 4,9 % bei der ersten Befragung, 3,7 % nach erneuter Befragung nach einem Jahr. Möglicherweise kann ein beeinflussender Faktor in dieser Studie der andauernde Kontext des Nahostkonfliktes sein. Im deutschsprachigen Raum wurde durch Knefel und Lueger-Schuster (2013) eine Prävalenzstudie zur komplexen PTBS durchgeführt. Hierbei wurden 229 Erwachsene befragt, die im Jugendalter institutionellen Missbrauch erlitten hatten. Die Prävalenz des Störungsbildes war hier mit 21,4 % vertreten, wobei Frauen eine signifikant höhere Rate an komplexer PTBS mit 40,4 % versus 15,8 % bei Männern aufgewiesen haben. Außerdem waren diejenigen, die mit komplexer PTBS diagnostiziert wurden, über einen längeren Zeitraum den traumatischen Ereignissen ausgesetzt.

Durch eine Befragung von 136 österreichischen Pflegekindern mittels des »ITQ-CA – international trauma questionnaire – adapted for children and adolescents« konnte die faktorielle und Konstruktvalidität der kPTBS im Sinne des ICD-11 in einer Population von Kindern nachgewiesen werden (Haselgruber et al. 2020). 22,8 % dieser Population waren der Gruppe der komplexen PTBS zuzuordnen. In dieser Gruppe gab es die höchsten Raten von Kindheitstraumata, komorbid bestehender Psychopathologie und Verminderung des Funktionsniveaus.

Die Beziehung zwischen komplexer PTBS und höherem Level von dissoziativen Symptomen stellen Hyland et al. (2020b) dar. Drei Symptomcluster der komplexen PTBS waren assoziiert mit Dissoziation: affektive Dysregulation, Wiedererleben im Hier und Jetzt sowie dysfunktionale Beziehungen. Dies zeigt die Relevanz des dissoziativen Erlebens für Personen mit einer komplexen PTBS. In einer Arbeit von 2018 stellten Hyland et al. dar, dass Betroffene einer komplexen PTBS nach ICD-11-Kriterien höhere Level von Dissoziation, Depression und emotional-instabiler Persönlichkeitsstörung zeigten. Wichtig erscheint dies in Bezug auf die differenzialdiagnostische Abwägung und der Behandlungsstrategien der komplexen PTBS.

Statement

Wir haben die Schwierigkeit, dass die komplexe PTBS als Diagnose eingeführt ist, aber empirische Daten auf der Grundlage der ICD-11-Kriterien aktuell kaum zugänglich sind. Dem steht entgegen, dass in der Vergangenheit Studien durchgeführt wurden, die das Konstrukt der komplexen PTBS auf der Grundlage von Vorläuferdefinitionen verwendet haben. Wie genau die Autoren die komplexe PTBS definiert haben, kann oft nur aus dem Horizont der damals angelegten Studie erschlossen werden.

In einer Studie von Barbieri et al. (2019) wurden 120 afrikanische Flüchtlinge, die psychologische Behandlung traumabezogener psychischer Störungen erhielten, auf das Vorliegen einer komplexen PTBS nach ICD-11 untersucht. Die Flüchtlinge hatten in ihrem Heimatland oder auf der Fluchtroute mehrfach andauernde interpersonelle Traumatisierungen erlitten. 30 % der Population erfüllten die Kriterien einer komplexen PTBS. Schieß-Jokanovic et al. (2021) untersuchten in ihrer Studie 93 afghanische Flüchtlinge oder Asylbewerber in Österreich, die eine psychologische Behandlung suchten aufgrund von erhöhter psychischer Belastung. 49,5 % der Studienpopulation erfüllten die Kriterien einer komplexen PTBS. Diese Subgruppe war assoziiert mit traumatischen Erlebnissen in der Kindheit und dem aktuellen Vorliegen einer Sprachbarriere. Bei australischen Armeeangehörigen und Veteranen, die aufgrund von Traumatisierungen Behandlung suchten, wurde zu 78,2 % die Diagnose komplexe PTBS nach ICD-11 in der Studie diagnostiziert (n = 408). Betroffene von komplexer PTBS berichteten über eine höhere Symptomschwere und psychologischem Disstress zum Eintrittszeitpunkt in die Studie sowie weniger Lebensqualität in Beziehungen und im Bereich seelische Gesundheit, die auch nach der Behandlung persistierten (Howard et al. 2021).

Aktuell können Daten zum Verlauf und der Prognose einer komplexen PTBS nach den ICD-11-Kriterien noch nicht in gesicherter Form vorliegen, da das Diagnostikmanual zu diesem Zeitpunkt noch nicht offiziell eingeführt war. Aus unserer klinischen Erfahrung beobachten wir aber, dass es in Bezug auf die komplexe PTBS nicht zu erwarten ist, dass es hier zu Remissionen ohne adäquate Behandlung und Rehabilitation kommt. Im Rahmen einer leitliniengerechten Traumabehandlung kann es zur Verbesserung der Symptomatik und des Funktionsniveaus kommen. Diese therapeutischen Angebote müssen langfristig in allen Sektoren und Rechtskreisen der Krankenbehandlung und Rehabilitation angelegt sein.

Situationsbezogene Merkmale der komplexen PTBS

Unter der Situationstypologie verstehen wir die Einteilung der Traumatisierung nach der Art der Traumatisierung, die für die Entwicklung der spezifischen Symptome einer PTBS/komplexen PTBS ausschlaggebend ist (Bering et al. 2019). Wir unterscheiden erlebte und bezeugte (sexualisierte) Gewalt, Arbeits- und andere Unfälle, Naturkatastrophen, Traumatisierungen von Einsatzkräften, Traumatisierungen im Rahmen der medizinischen Versorgung.

(Sexualisierte) Gewalt. Für die komplexe PTBS dominieren erlebte (sexualisierte) Gewalt in verschiedenen Lebensabschnitten beider Geschlechter. Sexualisierte Gewalt ist besonders schambesetzt und zeichnet sich häufig durch die Erfahrung negativer Intimität und einer persönlichen Beziehung zum Täter aus. (Sexualisierte) Gewalterfahrungen haben eine besondere Bedeutung für die Entwicklung einer komplexen PTBS, da das anhaltende oder sequenzielle Erleben der Gewalterfahrung zu einer Entwicklungstraumatisierung führt. Hiermit sind auch Auswirkungen früher Traumatisierungen auf die Hirnentwicklung gemeint. Die Entwicklung von strukturellen Störungen in Verbindung mit der Entwicklung von Beziehungsstörungen, Affektregulationsstörungen, eines negativen Selbstbildes und die Ausweglosigkeit der Situation schafft eine hohe Affinität zur Diagnose einer komplexen PTBS. Da sexueller Missbrauch bei Frauen häufiger als bei Männern vorkommt (FRA, Agentur der Europäischen Union für Grundrechte 2014), haben Frauen ein größeres Risiko, eine komplexe PTBS zu erleiden als Männer. Nicht zu unterschätzen ist jedoch trotzdem, dass Männer sexualisierte Gewalt in verschiedenen Kontexten erleiden und dies im öffentlichen Diskurs weniger wahrgenommen wird (Schlingmann 2021). Auch Erfahrungen von sexualisierter Gewalt von Personen, sie sich als trans* und inter* definieren und die als vulnerable Personengruppe gelten, rücken in den Fokus in der Arbeit in Beratungsstellen und Therapiepraxen.

Arbeitsunfälle. Besonderheiten im Umgang mit psychosozialen und allgemeinmedizinischen Folgen von Arbeitsunfällen resultieren aus unserem gegliederten Sozialsystem. Die Prävention und Rehabilitation von psychischen Störungen nach Arbeitsunfällen ist nach dem SGB VII eine Aufgabe der gesetzlichen Unfallversicherung (GUV). Hierbei müssen wir zwei Fallgruppen unterscheiden: So kann das Schadensereignis eine vorsätzliche Straftat sein: Ein Banküberfall ist wie ein Arbeitsunfall zu behandeln und fällt in den zu versichernden Bereich der Berufsgenossenschaften. Für diesen Fall haben wir z. B. Bankangestellte, Beschäftigte im Einzelhandel, Tankwarte oder Aufsichtspersonal von Spielhallen zu berücksichtigen. Diese Fallgruppe hat Gemeinsamkeiten mit der Gruppe von Schadensfällen im Opferschutz. Bei der zweiten Fallgruppe handelt es sich um Arbeitsunfälle ohne Vorsatz. Hierbei haben wir es z. B. mit den psychischen Folgen von unfallchirurgischen Polytraumen oder Zeugenschaften von schweren Arbeitsunfällen zu tun.

Traumatisierungen von Einsatzkräften. Einsatzkräfte verdienen eine besondere Betrachtung. Es handelt sich um Berufsgruppen, die ein besonderes Risiko tragen, einer Psychotraumatisierung ausgesetzt zu sein. Hierin besteht ein prinzipieller Unterschied zu anderen Situationstypologien. Erkennbare Schwäche im Umgang mit Schadenslagen wird besonders im Berufskollektiv kritisch beurteilt. Externe psychologische Hilfestellungen werden mit besonderer Skepsis betrachtet, da sie in der Regel – bezogen auf die interne Arbeitsorganisation – als Fremdkörper gelten. Wir möchten die Situationstypen Einsatz von Feuerwehr, Polizei, Rettungsdiensten und Militär gesondert berücksichtigen.

50 % der Bundeswehrsoldaten in Afghanistan erleben mindestens ein potenzielles Ereignis, aus dem eine PTBS resultieren kann (Dunker 2009). Mindestens 10 % der Soldaten nach den Einsätzen im Kosovo (Bering et al. 2003) und ca. 25 % der Soldaten nach Einsätzen in Afghanistan gehören nach den Ergebnissen des prognostischen Screenings mit dem Kölner Risikoindex zur Wechsler- oder Risikogruppe für die Entwicklung einer PTBS.

Der Situationstyp *Großschadenslage* zeichnet sich durch ein großes Aufgebot an Rettungskräften aus, da die örtlichen Kapazitäten nicht ausreichend zur Bewältigung der Schadenslage sind. Psychosoziale Akuthelfer werden in der Regel entsprechend den verfügbaren Ressourcen alarmiert und sind in Deutschland im Rahmen der Psychosozialen Notfallversorgung (PSNV) organisiert. Die psychosoziale Akuthilfe gewährleistet konkrete Handlungsstrategien, Interventionen und Hilfen für Überlebende, Zeugen, Angehörige, Hinterbliebene und Vermissende sowie für die Einsatzkräfte (Helmerichs 2011).

Der Situationstyp *Terroranschlag* zeichnet sich dadurch aus, dass durch Anschläge das kollektive Sicherheitsgefühl gezielt geschwächt werden soll. Das nationale, kulturelle und religiöse Gemeinschaftsgefühl soll an der »affektiven Sollbruchstelle« getroffen werden. Im Unterschied zur speziellen Situationsdynamik der Gewaltkriminalität geht es den Attentätern darum, eine kollektive Schädigung einer Gesellschaft zu erreichen (Bering et al. 2006).

In der allgemeinmedizinischen Versorgung sind Medizinerinnen in der Praxis und im Krankenhaus mit vielfältigen Belastungssituationen der Patienten konfrontiert. Eine wesentliche Belastungssituation entsteht durch psychische Reaktionen der Patienten auf erlittene Todesnähe, die sich objektiv durch Lebensbedrohlichkeit und subjektiv in erlebter Todesangst äußert. In der akuten Belastungssituation kommt es darauf an, dass das involvierte medizinische Personal im Umgang mit solchen Situationen geschult ist und adäquat mit diesen umgehen kann (Bering & Reddemann 2007).

Grundsätzlich kann aus allen voran aufgeführten Situationstypen auch eine komplexe PTBS entstehen. Aus klinischer Sicht sind Verkehrsunfälle, einsatzbezogene Traumatisierungen, Großschadenslagen oder Traumatisierungen in medizinischen Zusammenhängen dann psychotraumatisierend, wenn sie mit Belastungsmomenten in Kindheit und Jugend verknüpft sind.

Statement

Grundsätzlich können alle Situationstypen eine komplexe PTBS begründen. Allerdings sind Traumatisierungen in Verbindung mit sexualisierter Gewalt und Vernachlässigung typisch. Sie sind häufig mit Erlebnissen in der Kindheit und Jugend verknüpft.

Aus diesem Grunde gehen wir spezifischer auf unterschiedliche Altersgruppen ein und setzen die komplexe PTBS auch in einen kulturellen Kontext.

Die komplexe PTBS aus Sicht der Altersstufen

Die Diagnose der komplexen PTBS kann in allen Altersstufen gestellt werden, sofern das 6. Lebensjahr erreicht worden ist. Tritt eine wesentliche erlebnisreaktive Störung bei Kindern unter 6 Jahren auf, dann ist eine reaktive Bindungsstörung des Kindesalters zu diagnostizieren.

Kinder und Jugendliche erscheinen deutlich vulnerabler in Bezug auf die Entstehung einer komplexen PTBS, wenn sie sich wiederholenden, lang andauernden und schweren Traumatisierungen ausgeliefert sind, wie beispielsweise bei chronischer Kindesmisshandlung oder im Fall von Kindersoldaten in Kriegsgebieten. Diese Kinder und Jugendlichen haben ein höheres Risiko, im Verlauf eine komplexe PTBS zu entwickeln (BfArM 2022).

Besonders eingeschränkt können bei Kindern und Jugendlichen mit komplexer PTBS die kognitiven Funktionen sein mit Fokussierung von Aufmerksamkeit, konzentrativer Belastbarkeit, exekutiven Funktionen wie Vorausplanung, Strukturieren von Handlungen oder auch die Organisation. Dies wirkt vor allem beeinträchtigend auf die schulische Entwicklung und nachfolgend auf die Ausbildung oder das Studium (BfArM 2022).

Die klinische Symptomatik im Bereich der Affektregulation sowie im Bereich des Beziehungsaufbaus und -erhalts kann sich in leichtsinnigem, risikosuchendem Verhalten äußern, ebenso in aggressivem Verhalten sich selbst und anderen Menschen gegenüber. Die Beziehungsaufnahme zu Gleichaltrigen kann sich schwierig gestalten. Probleme mit der Affektregulation können sich als Dissoziation, Unterdrückung der emotionalen Wahrnehmung und dem Ausdruck dieser zeigen, sowie als Vermeidung von Situationen oder Erfahrungen, in denen Emotionen ausgelöst werden können, auch wenn es positive Emotionen wären (BfArM 2022).

In der Adoleszenz können Substanzgebrauch, Risikoverhalten wie beispielsweise ungeschützter Sex, riskantes Fahren, nonsuizidales selbstverletzendes Verhalten auftreten, ebenso aggressive Verhaltensweisen als Expression der problematischen Affektregulation oder interpersonellen Schwierigkeiten (BfArM 2022).

Falls die Eltern oder die Bezugspersonen die Quelle der traumatischen Ereignisse sind, entwickeln Kinder und Adoleszente häufig einen desorganisierten Bindungsstil, der sich in unvorhersehbaren Verhaltensweisen gegenüber den Eltern oder Bezugspersonen äußern kann. Beispielsweise kann es zu alternierenden Verhaltensweisen zwischen Anhänglichkeit, Zurückweisung und Aggression kommen. Bei unter 5-jährigen Kindern kann es zu Bindungsschwierigkeiten aufgrund der Misshandlungen kommen, die sich auch als reaktive Bindungsstörung des Kindesalters oder enthemmte soziale Interaktionsstörung des Kindesalters äußern kann. Beide Störungsbilder können komorbid zur komplexen PTBS auftreten (BfArM 2022).

Bei Kindern und Adoleszenten, die von einer komplexen PTBS betroffen sind, können Symptome auftreten, die folgenden Störungsbildern zuzuordnen sind: depressive Erkrankungen, Ess- und Fütterungsstörungen, Schlaf-Wach-Erkrankungen, ADHS, Oppositional Defiant Disorder (oppositionelles Trotzverhalten), Conduct-Dissocial Disorder (Störung des Sozialverhaltens mit dissozialem Verhalten) und Trennungsangst. Die zeitliche Beziehung zwischen den traumatischen Ereignissen und dem Einsetzen der Symptome kann im Hinblick auf eine mögliche Differenzialdiagnose hilfreich sein. Zeitgleich können sich aber trotzdem andere psychische Erkrankungen entwickeln nach stressvollen oder traumatischen Ereignissen (BfArM 2022).

Bei älteren Erwachsenen kann die komplexe PTBS möglicherweise als dominierendes Symptom die Emotionsvermeidung und gedankliche Vermeidung haben sowie andauernde physiologische Angstsymptome. Die Betroffenen können auch intensives Bedauern in Bezug auf die Auswirkung der traumatischen Ereignisse auf ihr Leben verspüren (BfArM 2022).

Kulturbezogene Differenzierungen in der komplexen PTBS-Diagnose

Kulturelle Variationen existieren im Symptomausdruck der komplexen PTBS. Beispielsweise können in manchen Gruppen somatische oder dissoziative Symptome im Vordergrund stehen. Dies kann auf die kulturelle Interpretation der psychologischen, physiologischen und spirituellen Ätiologie dieser Symptome zurückgeführt werden und sich auch durch ein hohes Arousalniveau kennzeichnen. In migrantischen Gemeinschaften, insbesondere bei Geflüchteten und Asylsuchenden, kann die komplexe PTBS durch Stressoren innerhalb der Akkulturation beispielsweise bei Marginalisierungserfahrungen und innerhalb der sozialen Umgebung des Gastlandes exazerbieren (BfArM 2022).

1.6 Die komplexe PTBS und Krankheitsfolgen: Einführung in die ICF

Psychische Störungen werden mithilfe der ICD klassifiziert. Aktuell befinden wir uns im Übergang von der ICD-10 zur ICD-11. Beide Revisionen der ICD haben gemeinsam, dass die Kriterien additiv erfüllt sein müssen, um eine Diagnosestellung zu begründen.

Interaktionen zwischen den einzelnen Kriterien werden in der ICD nicht berücksichtigt. Für die ICD-10 gilt, dass die psychosozialen Auswirkungen entweder als grob definiertes Kriterium einfließen oder durch sogenannte Z-Diagnosen klassifiziert werden – das sind »Faktoren, die den Gesundheitszustand beeinflussen und zur Inanspruchnahme des Gesundheitswesens führen« (DIMDI 1999, o.S.), wie z.B. Arbeitslosigkeit. In der ICD-11 wurde ein eigenes Kapitel, das Kapitel 24 geschaffen. Wir betrachten psychiatrische Fragestellungen aus dem Blickwinkel des biopsychosozialen Modells. Besonders bei psychischen Störungen haben wir somit bei alleiniger Nutzung der ICD die Schwierigkeit, dass psychosoziale Aspekte, Interaktionen der Komponenten untereinander und Umweltfaktoren in die Diagnostik nicht einfließen. Beispielsweise ist die Wechselwirkung zwischen Beeinträchtigungen der Aktivität und Teilhabe und dem Kontextfaktor »Täterkontakt« sehr relevant. Aus diesem Grunde hat sich die WHO mit der ICD allein nicht zufriedengegeben. Es wurde die Internationale Klassifikation der Funktionsfähigkeit, Behinderung und Gesundheit (ICF) als Klassifikationssystem der funktionalen Gesundheit der ICD beigeordnet. Um die Behandlung und Rehabilitation von Traumafolgestörungen aus »einem Guss« zu gestalten, müssen wir in der Terminologie der ICF und ICD-11 auf sicheren Füßen stehen. Somit gilt es, die Sprache der ICD und die Sprache der ICF einzuführen und mithilfe dieser Sprachen Traumafolgestörungen zu beschreiben.

Die ICF wurde 2001 durch die Weltgesundheitsorganisation (WHO) verabschiedet. Die ICF ist in Verbindung mit der ICD ein wichtiges Instrument, um das komplexe Zusammenspiel von biopsychosozialen Faktoren darzustellen. Die Umsetzung der ICF ist ein wichtiger Beitrag, zukünftig ein Verständnis für die Ursachen einer steigenden Anzahl von Arbeitsunfähigkeitstagen, Erwerbsminderung und zunehmender Zahl von Frühberentung aufgrund von psychischen Störungen zu entwickeln.

Die ICF gliedert sich in zwei Teile (▸ Abb. 1-1):

- Funktionsfähigkeit und Behinderung (mittlere Zeile in Abb. 1-1) und
- Kontextfaktoren (untere Zeile in Abb. 1-1).

In Teil 1 liegt der Fokus des Behinderungsaspektes auf (körperlichen und/oder gesellschaftlichen) Schwierigkeiten, die sich infolge eines Gesundheitsproblems ergeben. Demgegenüber konzentriert sich die Komponente der Funktionsfähigkeit vielmehr auf positive Aspekte, die mit dem Gesundheitsproblem in Verbindung stehen (z. B. trotz einer Unterschenkel-Amputation noch laufen können wie eine Person ohne Amputation).

Funktionsfähigkeit und Behinderung umfassen verschiedene Komponenten. Hierzu zählen

1. Körperfunktionen und Körperstrukturen,
2. Aktivitäten und Teilhabe (Anmerkung: In der Abbildung 1-1 sind Aktivität und Teilhabe getrennt dargestellt).

Auch die Kontextfaktoren setzen sich aus zwei Komponenten zusammen. Hierzu zählen

3. Umweltfaktoren und
4. personenbezogene Faktoren, wobei letztere derzeit (noch) nicht kategorisiert sind.

Bei einer Aktivität handelt es sich um die Durchführung einer Aufgabe bzw. Handlung durch einen Menschen in einer spezifischen Situation. Eine Person ist in Bezug auf eine Aktivität beeinträchtigt, wenn sie bei ihrer Durchführung Probleme hat. Beispielsweise kann sie nicht Einkaufen gehen, lernen, kochen oder gehen. Mit Teilhabe/Partizipation ist das Einbezogensein in eine Lebenssituation, wie

Familienleben, Berufswelt oder Sportverein, gemeint. Eine Beeinträchtigung kann die Teilhabe/Partizipation am gesellschaftlichen Leben massiv einschränken oder die betreffende Person gänzlich von der Gesellschaft ausschließen.

Das *Gesundheitsproblem* (z.B. eine komplexe PTBS) schränkt im Wechselwirkungsmodell die einzelnen Komponenten der funktionalen Gesundheit ein, die im Folgenden definiert werden. Das DIMDI (2005) definiert die Komponenten folgendermaßen: *Körperfunktionen* sind die physiologischen Funktionen eines Körpersystems (DIMDI 2005, S.9) – die psychischen Funktionen sind darin eingeschlossen –, wohingegen *Körperstrukturen* definiert sind als anatomische Bestandteile des Körpers, wie z.B. Organe, Gelenke und ihre Bestandteile.

Aktivität ist zu verstehen als Ausführung einer Aufgabe oder Handlung durch ein Individuum (z.B. Brot schneiden). *Partizipation* ist hingegen das Einbezogen sein eines Individuums in eine Lebenssituation, womit die Teilhabe am Leben in der Gesellschaft abgebildet werden kann.

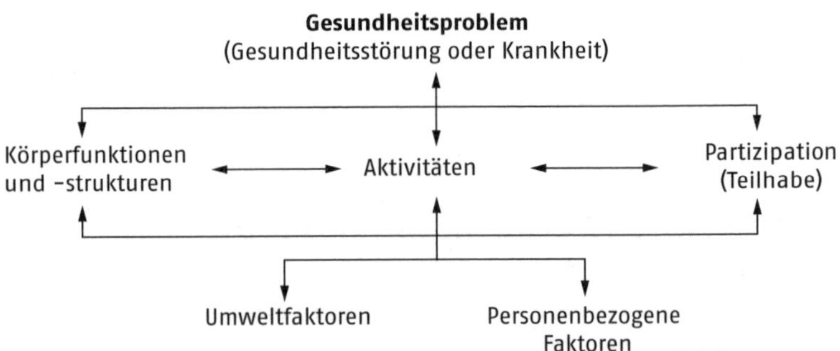

Abb. 1-1 Internationale Klassifikation der Funktionsfähigkeit, Behinderung und Gesundheit (ICF). Wechselwirkung zwischen den Komponenten der ICF (DIMDI, 2005)

Umweltfaktoren bilden die materielle, soziale und einstellungsbezogene Umwelt, in der Menschen leben und ihr Leben gestalten. »*Personenbezogene Faktoren* sind der spezielle Hintergrund des Lebens und der Lebensführung eines Menschen und umfassen Gegebenheiten des Menschen, die nicht Teil ihres Gesundheitsproblems oder -zustands sind.« (DIMDI, 2005 S.22).

Jede Komponente besteht aus verschiedenen Domänen (z.B. Globale mentale Funktionen) und innerhalb jeder Domäne aus Kategorien (z.B. Funktionen der psychischen Energie und des Antriebs), die die Einheiten bilden. Der Gesundheitszustand eines Menschen kann durch die Auswahl der geeigneten Kategorie durch einen oder mehrere Codes dokumentiert werden. Die Autoren der ICF haben darauf Wert gelegt, dass die Psychopathologie unter der Komponente der Körperfunktion kategorisiert werden kann.

Definition: ICF

Die ICF beschreibt die funktionale Gesundheit, die Behinderung, die soziale Beeinträchtigung sowie die relevanten Umweltfaktoren von Menschen.

Die Kodierung aus Sicht der ICF gemäß der WHO ist jeweils nur dann vollständig, wenn sie mit einem sogenannten *Beurteilungsmerkmal* versehen wird, das anzeigt, wie ausgeprägt eine Schädigung oder Beeinträchtigung ist. Das Beurteilungsmerkmal reicht von 0 bis 4. 0 steht für volle Funktionsfähigkeit und 4 für eine vollständige Beeinträchtigung oder Schädigung, wobei sich die Ziffern 0 bis 4 jeweils mit Prozentbereichen hinterlegen lassen. Das Beurteilungsmerkmal wird hinter dem Punkt am Ende eines Codes gesetzt. Ein Beispiel: Der Code b130.3 für die Funktion der psychischen Energie und des Antriebes bedeutet, dass das Problem »erheblich ausgeprägt« (DIMDI 2005, S. 27) ist und es besteht nach der Terminologie der ICF eine Schädigung (DIMDI 2005, S. 17) der psychischen Energie und des Antriebes zwischen 50 und 95%.

Bei den *Umweltfaktoren* kann das Beurteilungsmerkmal sowohl zum Ausdruck bringen, dass sich ein Umweltfaktor als Barriere auswirkt, als auch dass der Umweltfaktor eine positive Wirkung auf das Individuum hat. In diesem Fall wird er als Förderfaktor bezeichnet. Um diesen Unterschied deutlich zu machen, werden Förderfaktoren durch ein Pluszeichen vor dem Beurteilungsmerkmal gekennzeichnet. Die Beurteilung erfolgt somit in Richtung der Förderung bzw. in Richtung der Barriere.

Die *Kontextfaktoren* in Teil 2 fungieren als Einflussgrößen, die sich auf Krankheitsfolgen bzw. die funktionale Gesundheit positiv oder negativ auswirken können. Daher können sie je nach Umstand als Barriere- oder Förderfaktor zum Tragen kommen. Umweltfaktoren sind finanzielle, soziale sowie einstellungsbezogene äußere Umstände, die die Umwelt einer Person ausmachen. Barrierefreie Zugänge zu den ÖPVN oder Gebäuden, Angebote an Sozialleistungen sowie die Bereitstellung von Medikamenten sind nur einige Beispiele für Förderfaktoren. Im Gegensatz dazu stellen komplizierte Verfahren bei Leistungsträgern oder das Fehlen von materiellen und sozialen Hilfsmitteln Barrierefaktoren dar. Personenbezogene Faktoren sind aufgrund ihrer subjektiven Unterschiedlichkeit nicht systematisch kategorisiert.

Fallbeispiel ICF

Zur Anwendung der ICF verweisen wir auf die Fallbeispiele im Kapitel 4.

Für unser Kompendium der Behandlung und Rehabilitation der komplexen PTBS ist die Bedarfsfeststellung rehabilitativer Leistungen von besonderer Wichtigkeit. Aufgrund der festen Verankerung einer ICF-orientierten Bedarfsfeststellung (§ 118 SGB IX), die auch auf der Verankerung des biopsychosozialen Ansatzes in der UN-Behindertenrechtskonvention (Der Beauftragte der Bundesregierung für die Belange von Menschen mit Behinderungen 2014) beruht, müssen wir uns mit der Anwendung der ICF in Verbindung mit der komplexen PTBS und Traumafolgestörungen auseinandersetzen. Es geht um die biopsychosozialen Folgen von Krankheit, die wir Teilhabeorientierung nennen. Die bisherigen Instrumente der Bedarfsermittlung müssen daher neu betrachtet und gegebenenfalls verändert oder neu entwickelt werden.

Für die Umsetzung der im SGB IX geforderten Teilhabeorientierung ist es allerdings entscheidend, diese Folgen einer psychischen Störung zu erfassen. Hier sind die Komponenten der ICF »Aktivität und Teilhabe« besonders relevant. Die Domänen lauten:

- Lernen und Wissensanwendung,
- allgemeine Aufgaben und Anforderungen,
- Kommunikation,
- Mobilität,
- Selbstversorgung,
- häusliches Leben,
- interpersonelle Interaktionen und Beziehungen,
- bedeutende Lebensbereiche und
- Gemeinschafts-, soziales und staatsbürgerliches Leben.

Die Auswirkungen z. B. einer Depression auf z. B. die interpersonellen Interaktionen und Beziehungen kann unter der gleichnamigen Domäne quantifiziert werden. Mit der Komponente der Kontextfaktoren kann die Beeinträchtigung der interpersonellen Interaktion und Beziehungsgestaltung unterschiedlichen Umweltfaktoren ausgesetzt sein (z. B. Arbeitslosigkeit, Corona-Pandemie). Spätestens an dieser Stelle wird der fundamentale Unterschied zwischen der ICF und der ICD deutlich. Der biomedizinischen geprägte Konzeption der ICD sind hier Grenzen gesetzt. Für die ICF ist entscheidend, welche Auswirkungen die komplexe PTBS einschließlich Komorbiditäten auf die funktionale Gesundheit hat. Hierzu zählt eben auch ein Verständnis für die Ursachen von wachsenden Arbeitsunfähigkeitstagen, Erwerbsminderung und zunehmender Zahl von Frühberentungen aufgrund von Traumafolgestörungen.

Die im neunten Sozialgesetzbuch (SGB IX) festgelegte Teilhabeorientierung ist an der ICF orientiert. So ist die Feststellung des individuellen funktionsbezogenen Leistungsbedarfs auch bei psychischen Störungen gesetzlich vorgeschrieben, da Teilhabeleistungen nur gewährt werden dürfen, wenn damit voraussichtlich die angestrebten Teilhabeziele erreicht werden können. Der Gesetzgeber hat auch die Qualitätssicherung auf die Umsetzung der Teilhabeziele ausgerichtet.

Im Folgenden stellen wir dar, welche Möglichkeiten und Schwierigkeiten bei der Implementierung der ICF bei psychischen Störungen gegeben sind. Warum ist die Konzeption der ICF einerseits so überzeugend und warum stößt sie andererseits auf so viel Kritik?

Nach einer Stellungnahme der Deutschen Vereinigung für Rehabilitation (DVfR 2013) zur Anwendung der ICF kann bei psychischen Störungen helfen,

- die medizinische Diagnose durch die kategoriale Beschreibung biopsychosozialer Faktoren sinnvoll zu ergänzen,
- die umweltbezogenen Förderfaktoren und Barrieren zu beurteilen,
- den Behandlungs- und Rehabilitationsbedarf unter Berücksichtigung des individuellen Teilhabebedarfs berufsgruppenübergreifend darzustellen,
- eine trägerübergreifende Leistungssteuerung für die Betroffenen in zielgerechte Interventionen einmünden zu lassen,
- als Basis für die Outcome-Messung der Behandlung bzw. Rehabilitation sowie für die Entwicklung von Anwendungshilfen und (Mess-)Instrumenten dienen (z. B. Core-Sets).

Die ICF wird aufgrund folgender Einschränkungen kritisiert:

- fehlende Praktikabilität der Kodierung gemäß den Vorgaben der WHO,
- fehlende Kategorisierung der personenbezogenen Kontextfaktoren,
- Unklarheiten bei der Operationalisierung der Komponente »Partizipation«,
- Schwierigkeiten beim Anwendungstransfer in das deutsche Sozialrecht und
- Grenzen bei der Validierung von Outcome-Messungen sowie für die Entwicklung von Anwendungshilfen (z. B. Core-Sets).

Statement

Die ICF bietet die Möglichkeit, berufsgruppenübergreifend und auf der Grundlage des biopsychosozialen Modells die Folgen von Krankheit zu beschreiben. Die ICF ist auf der Grundlage eines Wechselwirkungsmodells konzipiert, das auch Förderfaktoren und Barrieren berücksichtigt. Die ICF wird insbesondere aufgrund begrenzter Praktikabilität kritisiert.

Um die Vorteile der ICF einerseits nutzbar zu machen und gleichzeitig eine Praktikabilität herzustellen, verfolgen wir einen flexibilisierten Ansatz der ICF-Anwendung. Wir unterscheiden Anwendung der ICF als heuristisches Modell, Anwendung der ICF unter Verweis auf Core Sets und Anwendung der ICF unter Anwendung der Kodierungen.

- Anwendung als heuristisches Modell: Unter einem heuristischen Modell verstehen wir, dass im klinischen Alltag neben der Diagnose nach der ICD-10 oder ICD-11 die Krankheitsfolgen im biopsychosozialen Modell beschrieben werden, ohne dass wir eine konkrete Kodierung durchführen. Wir nennen Fallbeschreibungen in der Nomenklatur der ICF als Beschreibungen im ICF-Modus.

Fallbeispiel: Missbrauchserkenntnis im Modus der ICF

Greifen wir auf das Fallbeispiel Missbrauchserkenntnis zurück (▸ Kap. 1.3), so bestehen psychomentale Schädigungen im Sinne der Symptomatik einer komplexen PTBS mit schweren depressiven Symptomen. Diese führen zu Beeinträchtigungen der Aktivität und Teilhabe in allen Lebensbereichen. Als Barrierefaktor wirkt sich die Wohnsituation aus. Die Schwurhand ist im Sinne der ICF als Schädigung der Struktur des Nervus medianus zu beschreiben, die eine funktionelle Schädigung im Sinne einer Schwurhand verursacht. Die Beeinträchtigungen der Aktivität und Teilhabe lässt sich im häuslichen Leben kompensieren; in sozialen Bezügen spielen Scham und Schuld eine große Rolle, die die interpersonelle Interaktion und Beziehungsgestaltung wesentlich beeinträchtigt. Der Haushalt ist mit Hilfsmitteln ausgestattet, die helfen, die Behinderung zu überwinden.

Zwischenzeitlich hat sich z. B. in der medizinischen Rehabilitation oder bei Kurzgutachten für die Arbeitsagentur etabliert, das biopsychosoziale Modell der ICF zu nutzen, indem die Wechselwirkung zwischen den Komponenten in einem Fließtext zum Ausdruck gebracht wird. Hierbei achten wir insbesondere auf die Nomenklatur der ICF. In diesem Ansatz sehen wir eine gute Lösung, die Vorzüge des ICF-Modells zu nutzen, ohne uns in Kodierungen zu verlieren.

- Anwendung unter Verweis auf Core-Sets: Die Anwendung von ICF-Cores verfolgt einen anderen Ansatz. ICF-Core-Sets sind Listen von ICF-Kategorien. Diese Listen bilden Auszüge aus der kompletten ICF-Klassifikation, um die Anwendung der ICF zu erleichtern. Ziel von ICF-Core-Sets ist, möglichst viele relevante Aspekte der Funktionsfähigkeit von Menschen mit einer spezifischen Gesundheitsstörung mit möglichst wenigen ICF-Kategorien zu beschreiben. Es gibt bereits Core-Sets für einige Erkrankungen, wie beispielsweise Osteoporose, Rheumatoide Arthritis, Ischämische Herzkrankheiten, COPD und Asthma bronchiale, Diabetes mellitus, Brustkrebs, Adipositas, depressive Störungen und Schlaganfall. Es gibt aber auch themenspezifische Core-Sets, wie das zum Thema »berufliche Rehabilitation«. Beispiele bieten Bickenbach et al. (2012). Auf dem Fachgebiet der Psychotraumatologie ist der Q-FIS-SR (Questionnaire of Functioning, Disability and Contextual Factors/Stress Response) nach dem Konzept der ICF-Core-Sets konzeptualisiert.
- Anwendung der Kodierungen: Ein Beispiel für eine Kodierung nach der ICF bieten wir im Fallbeispiel 8 Frau E..

Ziehen wir Bilanz, so ist der wichtigste Beitrag der ICF, ein interaktionelles Modell zu bieten für die Funktionsfähigkeit des Individuums in der Gesellschaft. Mit der Verabschiedung der ICF durch die WHO erfolgte die weltweit offizielle Anerkennung. Seit dem 1. Juli 2001 hat Deutschland als erster Staat das nationale Teilhaberecht (SGB IX) an der ICF orientiert. Mit dem biopsychosozialen Modell der ICF wird das Wechselspiel von Kontextfaktoren und Beeinträchtigungen der Aktivität und Teilhabe deutlich, das in der Konzeption der ICD-10 nicht vorgesehen ist.

Statement

Die ICD-10 und ICD-11 klassifizieren Erkrankungen, die ICF Krankheitsfolgen im biopsychosozialen Modell. Die ICF ist ein geeignetes Instrument, die im SGB IX geforderte Teilhabeorientierung zweckmäßig und zielorientiert abzubilden. Die Anwendung der ICF kann mit Rücksicht auf zeitliche Ressourcen als Heuristik, Core-Set oder Kodiersystem erfolgen.

1.7 Betrachtung des Traumas in seinem Verlauf

Jetzt haben wir das Konzept der komplexen PTBS aus Sicht der ICD-11 dargestellt und eine Einführung in das Modell der ICF gegeben. Wir sind einen wesentlichen Schritt weiter, weil die Charakterisierung von Psychotraumafolgen durch die ICF Beeinträchtigungen der Aktivität und Teilhabe unter Berücksichtigung unterschiedlicher Kontextfaktoren einschließt. Hierbei stützen wir uns auf die WHO und das Bundesteilhabegesetz.

Allerdings verleiten die Kriterienkataloge der ICF und ICD zu einer punktdiagnostischen Krankheitsauffassung. Die medizinische Diagnose und die funktionale Gesundheit von Traumafolgestörungen werden auf den Moment bezogen beschrieben. Wie in anderen Bereichen der Medizin sollte die Momentaufnahme ergänzt werden um eine Verlaufsperspektive. Die Verlaufsperspektive gibt uns für die Entstehungsgeschichte entscheidende Hinweise für die Fallkonzeption. Mit diesem Schritt erweitern wir die Sichtweise der Klassifikationssysteme der ICD und ICF. Wir beziehen uns auf einen Ansatz, der auf Fischer und Riedesser (2003, 2020) zurückgeht und von Bering (2011) als Verlauf der PTBS beschrieben wurde. Zunächst rekapitulieren wir die Bestandteile des Verlaufsmodells, um in einem zweiten Schritt das Verlaufsmodell der komplexen PTBS anzupassen.

1.7.1 Verlaufsmodell des Psychotraumas

Das Verlaufsmodell dient als gemeinsamer Nenner, unterschiedliche Teilgebiete der Psychotraumatologie aus einer prozessorientierten Sicht zu interpretieren. Das Verlaufsmodell beinhaltet folgende Kernphasen:

- Lebensgeschichte
- Traumatische Situation
- Traumatische Reaktion
- Auswirkung: Chronifizierung versus posttraumatisches Wachstum

In Anlehnung an Fischer und Riedesser (2003) definieren wir die psychische Traumatisierung als:

> »vitales Diskrepanzerlebnis zwischen bedrohlichen Situationsfaktoren und den individuellen Bewältigungsmöglichkeiten, das mit den Gefühlen von Hilflosigkeit und schutzloser Preisgabe einhergeht und so eine dauerhafte Erschütterung von Selbst- und Weltverständnis bewirkt.« (S. 82)

Als Erweiterung des Ansatzes der ICD-11 zur Definition des Ereigniskriteriums der PTBS und komplexen PTBS wird die Relation von Ereignis und erlebendem Subjekt in eine Zirkulärbeziehung gebracht. Im Unterschied zu dem Modell der ICD, die den Aufprall des traumatischen Ereignisses und die Entstehung von Symptomen als Folge des »Aufpralls« der psychischen Belastung versteht, orientiert sich unser Verlaufsmodell an Kräftefeldern. Der Pol der objektiven Gegebenheiten und der Pol der subjektiven Bewertung geraten in eine Unvereinbarkeit, die zum Abbruch der Zirkulärbeziehung des sensomotorischen inneren Zusammenhalts führt. Gute Beispiele für dieses Modell bieten Aufzeichnungen von Kriegsveteranen aus dem Ersten Weltkrieg, die sich nicht mehr aus der Starre, den bizarren Bewegungsmustern oder wiederkehrenden Orientierungsreaktionen lösen konnten. Der Bewegungsfluss ist unterbrochen.

Die traumatische Situation. Mit der traumatischen Situation ist das traumatische Ereignis selbst und die Zeit unmittelbar danach (bis zu 72 Stunden, die sogenannte Schockphase) gemeint. Die traumatische Situation zeichnet sich dadurch aus, dass Handlung erforderlich ist, die traumatische Situation jedoch kein adäquates Verhalten zulässt. Der Betroffene erlebt ein scharfes Missverhältnis zwischen den *objektiven Situationsfaktoren* und seinen persönlichen Erwartungen *(subjektive Situationsfaktoren).* Schematisierte Erwartungen und objektive Gegebenheiten erzeugen ein Spannungsfeld und führen zum Anfang des psychotraumatischen Verlaufes. Da die Bewältigungsmöglichkeit im situativen Kontext fehlt, bleibt die Veränderung ohne adäquate Antwort. Die traumatische Situation kann somit als *unterbrochene Handlung* verstanden werden, die nicht zur Vollendung kommt. Dieses Konzept ist zum Verständnis des Traumaschemas grundlegend. Die Definition des Traumas als unterbrochene Handlung strukturiert auf der Zeitachse vor der Handlungsunterbrechung, während und nach der Unterbrechung. Der Eintritt in die Handlungsunterbrechung A markiert das Ende von Sicherheit, B markiert die Phase der Handlungsunterbrechung, die in der Regel dissoziativ aufgelöst wird, und C markiert den Eintritt von relativer Sicherheit. Wir werden auf diese Unterteilung zurückkommen, wenn wir uns mit der Exposition beschäftigen.

Die verhaltensbiologisch angelegte Tendenz zur Wiederaufnahme von unterbrochenen Handlungen (vgl. Zeigarnik-Effekt) oder den Wunsch, die Traumatisierung ungeschehen zu machen, ist der dynamische Motor für den traumatischen Prozess.

Auf der Seite der objektiven Situationsfaktoren spielen für den Schweregrad der traumatischen Einwirkung folgende Faktoren eine Rolle:

- Art und Schwere des traumatischen Ereignisses (z. B. Gewalttat oder Naturkatastrophe)
- Ausmaß der objektiven Lebensbedrohung
- Dauer der traumatischen Situation (Minuten bis hin zu Stunden)
- Schwere der körperlichen Verletzung

Mit subjektiven Situationsfaktoren sind das Erleben während der traumatischen Erfahrung sowie die persönliche Bewertung der traumatischen Situation gemeint. Bedrohliche Situationen versetzen Menschen immer in einen Aktivierungszustand. Hierbei handelt es sich um Bereitstellungsreaktionen (▸ Abb. 1-2), die als Triade von Kampf, Flucht oder Totstellreflex zusammengefasst werden können. Da die physiologische Aktivierung nicht in eine adäquate Reaktion umgesetzt werden kann, sucht sich der Organismus einen anderen Ausweg, und es kommt zu Veränderungen in der Wahrnehmung und im Handeln. Wir verwenden den Begriff der Dissoziation, um diese Phänomene zu beschreiben. In der dissoziativen Abwehr kann es zu Veränderungen des Zeit-, Raum- und Selbsterlebens kommen, welches bis zum völligen ›Ausklinken‹ aus der Situation reichen kann. Das Geschehen kann wie im Zeitraffer oder in Zeitlupe wahrgenommen werden. Im Gegenzug sind aber auch panikartige, ungerichtete Bewegungsstürme, Leerlauf- oder Pseudohandlungen – z. B. ziel- und sinnloses Herumlaufen – zu beobachten und es kann zu heftigen emotionalen Reaktionen (Weinen, Schreien) kommen. Diese Äquivalente von Flucht, Kampf und Totstellreflex haben ihren Bezug zur traumatischen Situation verloren. Wir verweisen auf den PDEQ (Peritraumatic Dissociative Experiences Questionnaire), der zur Abfrage peritraumatischer dissoziativer Symptome Differenzierung und Komprimierung gut vereint.

Traumatische Reaktion. Nach dem ersten Schock beginnt die Phase der traumatischen Reaktion (postexpositorische Einwirkungsphase), die ca. 4 Wochen dauert. Die objektive Situation ist beendet, aber die Einwirkung der traumatischen Erfahrung hält an. Nach Horowitz (1976, 2013) hat die traumatische Reaktion biphasischen Charakter und ist bestimmt durch den Wechsel von Intrusion und Vermeidung/Verleugnung. Charakteristisch für die Verleugnungsphase ist das Bestreben, die Erinnerungen an das Trauma so weit wie möglich abzuwehren. In der Intrusionsphase erleben die Betroffenen das traumatische Erlebnis in oft nicht kontrollierbarer Weise wieder. Es beginnt eine Schaukelbewegung zwischen den überwältigenden Erinnerungen und dem Versuch, das Wiedererleben zu vermeiden.

Gleichzeitig bleibt das traumabedingte erhöhte Erregungsniveau erhalten. Während der traumatischen Reaktion treten bei fast allen Menschen einige oder alle der Symptome auf, die zum Kernbestand der PTBS zählen. Der Wechsel von Intrusionen und Vermeidung dient insofern der Verarbeitung, als dass eine schrittweise Annäherung und Aufarbeitung der traumatischen Erfahrung möglich werden. Am Ende der Einwirkungsphase steht entweder der Übergang in die Erholung oder die Symptomatik chronifiziert und entwickelt eine eigene Verlaufsdynamik.

Chronifizierung/posttraumatisches Wachstum. Von Chronifizierung sprechen wir dann, wenn es nach einer angemessenen Verarbeitungszeit nicht gelingt, die katastrophalen Ereignisse zu bewältigen und in den eigenen Erfahrungshintergrund zu integrieren. Die Einkapselung der traumatischen Erfahrung erfordert umfassende seelische »Umbaumaßnahmen« und die Veränderung kognitiver Schemata. Um eine Chronifizierung der Symptome zu vermeiden, werden die Erlebnisinhalte in den kognitiv-affektiven Wissensstand integriert. Die Betroffenen müssen sich mit ihren persönlichen Reaktionen und Wertungen auseinandersetzen, das Ereignis und den eigenen Handlungsspielraum realistisch einschätzen und Handlungsentwürfe für die Zukunft konzipieren. Ein relativer Abschluss der Situation ist möglich, wenn die Betroffenen die Erfahrung als unwiderruflichen Bestandteil ihres Lebens integrieren und akzeptieren, dass die prätraumatische von der posttraumatischen Realität abweicht. Bei gelingender Verarbeitung können sich die Betroffenen an die traumatische Situation erinnern, ohne zwanghaft daran denken zu müssen und von unerträglichen Gefühlen überflutet zu werden. Die Rückkehr zum Alltag ist wieder möglich und neue Zukunftsaussichten können entwickelt werden. Gelingt ein relativer Abschluss in der postexpositorischen Phase nicht, geht der Verlauf in die Chronifizierung von Symptomen über.

In den meisten Fällen kommt es nach traumatischen Erfahrungen zur Erholung. Seit den 1990er-Jahren steigt das Interesse der Traumaforschung an positiven Traumafolgen, auf die bereits 1963 Viktor Frankl hingewiesen hat. Aus heutiger Sicht ist die Erholung verwandt mit dem Begriff »posttraumatisches Wachstum« (engl. posttraumatic growth). Er stammt von Richard G. Tedeschi und Lawrence G. Calhoun (1996). Westphal und Bonanno (2007) gehen davon aus, dass posttraumatisches Wachstum nicht die Ausnahme, sondern die Regel ist. Viele Menschen, die ein tiefgreifendes Trauma durchlebt haben, sind langfristig zufriedener und stärker geworden.

Definition: Posttraumatisches Wachstum

Persönliche Überwindung der traumatischen Erfahrungen mit gleichzeitigem Wachstum der Persönlichkeit.

Analog zu unterschiedlichen Verlaufstypen von Pathologien hat das posttraumatische Wachstum eine konstruktive, salutogenetische Seite sowie eine selbsttäuschend-verleugnende Seite. Posttraumatisches Wachstum ist erhöht nach therapeutischer Behandlung (Zoellner & Maercker 2006) und stärker bei Personen, die eine PTBS entwickeln (Tedeschi & Calhoun 1996). Andere Studien weisen auf einen Zusammenhang von reduzierter Symptombelastung und posttraumatisches Wachstum hin (Frazier et al. 2001; Zoellner & Maercker 2006). Weitere Studien postulieren, dass posttraumatisches Wachstum auf Erinnerungsverzerrung beruhe und kein tatsächliches Wachstum sei (Frazier et al. 2009) sowie selbsttäuschende Qualitäten aufweise (Taylor et al. 2000; Zoellner & Maercker 2006).

Definition: Verlaufsmodell

Wir konstatieren, dass sowohl die Ausheilung einer komplexen PTBS wie auch die Chronifizierung einer komplexen PTBS unterschiedlichen Verlaufstypen unterliegt. Aus diesem Grunde benötigen wir ein Modell, das diese Verläufe abbildet. Wir nennen dieses Modell Verlaufsmodell.

1.7.2 Die komplexe PTBS im Verlaufsmodell

Nun widmen wir uns der Frage, wie das Verlaufsmodell modifiziert werden muss, damit es sich den Kriterienkatalogen der ICD-11 anpasst. Hierzu verweisen wir auf ▸Abbildung 1-2. Wir erinnern uns, dass das Verlaufsmodell insbesondere dazu dient, Spannungspunkte deutlich zu machen, die wesentlich für die psychodynamische Beschreibung des Verlaufs sind. Wir rekapitulieren, dass sich das Ereigniskriterium in der ICD-11 zur PTBS etwas modifiziert definiert als »meist lang anhaltende oder sich wiederholende Ereignisse, aus denen ein Entkommen schwierig oder unmöglich ist«.

Das Verlaufsmodell ist in der ursprünglichen Form das Primärkonzept zum Verständnis der Traumadynamik. Allerdings geht es von dem Idealtyp der Monotraumatisierung aus, der – wie wir in Kapitel 1.1 gesehen haben – kontrafaktische Züge hat. Patienten, die uns im klinischen Alltag beschäftigen, leiden unter komplexen Verlaufsformen, wo die Psychodynamik in besonderer Form von der Interaktion zwischen den Traumatisierungen geprägt ist. Aus diesem Grunde möchten wir das Verlaufsmodell um die komplexen Verlaufsformen erweitern und uns im Zuge folgender Kapitel insbesondere mit der Beziehung zwischen den Traumatisierungen untereinander beschäftigen. Wir stellen die zentralen Unterschiede zwischen der klassischen PTBS und der komplexen PTBS in Beziehung zum Verlaufsmodell heraus (Abb. 1-2).

- Der Übergang zwischen Lebensgeschichte (1) und Traumatisierungen (2a/2b) ist fließend bzw. verschmilzt.
- Die komplexe PTBS betont den Wiederholungscharakter der Traumatisierung, der in der Abbildung 1-2 durch die Aufeinanderreihung von mindestens zwei Traumatisierungen angedeutet ist.
- Die Traumatisierung kann lang anhaltend sein (»dauerhafte traumatische Situation« in der Abb. 1-2).
- Die komplexe PTBS betont die Ausweglosigkeit der Traumatisierung. Hierdurch kommt es zu einem Re-entry (siehe Rückwärtspfeil bei »Traumatische Reaktion«).
- Die komplexe PTBS zeichnet sich durch die Symptome dysfunktionale Affektregulation, negatives Selbstkonzept, Beziehungsstö-

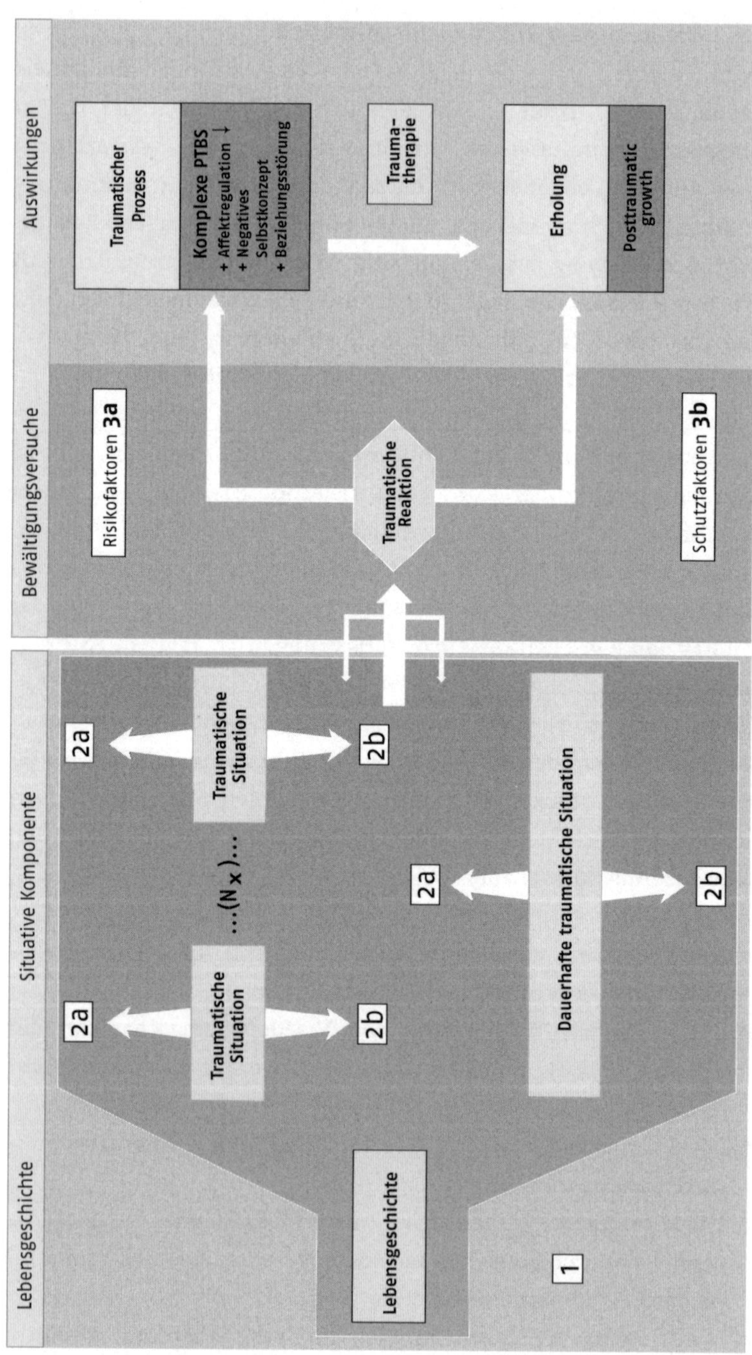

Abb. 1-2 Die komplexe PTBS im Verlaufsmodell

rung und eingeschränktes Funktionsniveau zusätzlich zu den Symptomen der PTBS aus.
- Es wird zwischen Risikofaktoren (3a) und Schutzfaktoren (3b) differenziert.

Um diese Unterschiede deutlich zu machen, haben wir die Abbildung 1-2 angefertigt. Die traumatische Situation definiert sich nicht nur über den dynamischen Spannungspunkt zwischen den objektiven Gegebenheiten und der subjektiven Wahrnehmung (2a/2b), sondern sie definiert sich auch durch Spannungspunkte zwischen den Traumatisierungen. Hierdurch gewinnen wir ein Verständnis, warum die Störung der Selbstorganisation durch dysfunktionale Affektregulation, negatives Selbstkonzept, Beziehungsstörung sowie eingeschränktes Funktionsniveau für die komplexe PTBS charakterisierend ist. Im negativen Selbstkonzept äußert sich das Strukturniveau der Patienten; die Beziehungsstörung beschreibt die interaktionelle Beeinträchtigung in der Interaktion und Beziehungsgestaltung. Die Funktionseinschränkung steht für eine differenzierte Beeinträchtigung der funktionalen Gesundheit im Sinne der ICF.

- Zur traumatischen Situation: In Abbildung 1-2 ist die traumatische Situation bei der komplexen PTBS entweder charakterisiert durch ein lang anhaltendes Ereignis oder durch verschiedene Ereignisse, die auf einem Zeitstrahl hintereinanderliegen. Die traumatische Situation ist weniger ein punktuelles Ereignis, sondern eine Serie, die mit dem zentralen traumatischen Situationsthema verschmilzt. In den Folgetraumatisierungen werden die Schemata der vorherigen aktiviert, sodass nach jeder neuen Erfahrung die angestoßenen Schemata reaktualisiert und zu einem Desillusionierungsschema modifiziert werden. Für den traumatischen Prozess ist die Ausheilung hier keine Option, sondern im Fall der komplexen PTBS definiert als Symptomtrias mit additiven Symptomen der Affektregulationsstörung, negativen Selbstwahrnehmung und dysfunktionalen Beziehungsgestaltung.
- Zur traumatischen Reaktion: Die traumatische Reaktion ist im Verlaufsmodell der komplexen PTBS dadurch gekennzeichnet,

dass ein Entkommen aus der Situation nicht möglich ist. Aus diesem Grunde haben wir in Abbildung 1-2 einen ergänzenden Reentry-Pfeil in die traumatische Situation gezeichnet.

- Zur Chronifizierung und zum posttraumatischen Wachstum: Aus einer komplexen PTBS können sich Varianten von *Traumafolgestörungen* entwickeln, wie z. B. Depressionen, Angststörungen, Zwangsstörungen, psychosomatische Erkrankungen, Persönlichkeitsstörungen oder Abhängigkeitserkrankungen, der wir ein eigenes Kapitel gewidmet haben (Kap. 1.9). Analog zum Verlauf der klassischen PTBS kann sich die komplexe PTBS auch in einem Zustand des posttraumatischen Wachstums auflösen.

1.8 Verlaufstypen von Psychotraumafolgen

Die Einführung der Diagnose der komplexen PTBS in die ICD-11 kann dazu verleiten, Traumatisierungen zum Erklärungsmodell für jegliche psychiatrische Störung zu machen. Wie ist eine kritische Auseinandersetzung mit dem Thema möglich? Wir verweisen auf folgenden Unterschied: Auf der einen Seite sprechen wir von der Diagnose der PTBS/komplexen PTBS als Operationalisierung in den gültigen diagnostischen Manualen, die zu definieren, abzuwägen und zu begrenzen ist; auf der anderen Seite sprechen wir über die Psychotraumatologie als eigenständige Ätiologie im Spektrum psychiatrischer und allgemeinmedizinischer Problemstellungen. Wir haben es also erstens mit der nosologischen (gr. nosos = Krankheit) Ordnung der ICD-11 und zweitens mit dem ätiologischen Ansatz (gr. aitia = Ursache) zu tun. Während der nosologische Ansatz die Krankheitsbilder vorwiegend nach Symptomen klassifiziert, orientiert sich der zweite Ansatz an den Ursachen. Die Einführung der PTBS und komplexen PTBS bildet in den diagnostischen Manualen eine Ausnahme, da in diesen Fällen eine Ursache (nämlich ein traumatisches Ereignis) die Diagnose mitbestimmt.

Im folgenden Kapitel gehen wir einen Schritt weiter und verwenden das Bild von Phänotyp und Genotyp aus der Genetik. Keineswegs lässt sich aus dem Phänotyp der Genotyp immer erschließen –

manchmal aber, wenn das Genogramm vorliegt, begründen. Unser Instrument zur Erfassung des Genotyps ist die Exploration des Psychotraumas in Verbindung mit der Verlaufsperspektive. Die komplexe PTBS ist dafür kritisiert worden, dass aufgrund der Polyphänomenologie Abgrenzungen zu anderen psychischen Störungsbildern verschwimmen. Dieses Argument ist anzuerkennen, wenn wir uns auf die Phänomenologie begrenzen. Sobald wir uns von einer alleinstehenden phänomenologischen Betrachtung lösen und Genetik als genetische Erkenntnistheorie verstehen (gr. Genesis: Schöpfung, Entstehung, Geburt], so gewinnt die Psychotraumatologie Bedeutung für eine Reihe von Störungsbildern.

In diesem Kapitel möchten wir einen Weg einschlagen, der sowohl die psychotraumatische Ätiologie angemessen berücksichtigt als auch den Differenzierungsgrad der psychiatrischen Krankheitslehre bewahrt. Hierbei rücken wir nicht von der ICD-11 ab, sondern wir definieren die Anknüpfungspunkte an das Klassifikationssystem der WHO. Was ist hierdurch gewonnen? Wir müssen nicht mehr auf Hilfskonstrukte des Klinikjargons zurückgreifen, um die Komplexität der PTBS zum Ausdruck zu bringen – wir haben jetzt den Kriterienkatalog der ICD-11, der den Weg weist. Hierbei können wir zwei unterschiedliche Richtungen einschlagen. Erstens haben wir die Möglichkeit, nach der Reihenfolge der ICD-11 die Störungsbilder aufzuführen, zweitens haben wir die Möglichkeit, eine Reihenfolge zu wählen, die nach aktuellem wissenschaftlichem Kenntnisstand die Psychotraumatologie für einzelne Störungsbilder repräsentiert. Hier wäre beispielhaft sicherlich die Borderline-Persönlichkeitsstörung voranzustellen, die in der ICD-11 als Borderline-Muster bezeichnet wird.

1.8.1 ICD-11 und Traumafolgen

Zunächst gehen wir auf einige grundlegende Unterschiede zwischen der ICD-11 und ICD-10 ein, die für unsere Zwecke zum Grundverständnis relevant sind. Zur Vereinfachung der digitalen Handhabe wurde im Vergleich zur ICD-10 die Syntax verändert. In der Regel sind psychische Störungen unter dem Kapitel 06 aufgeführt. Im

Kapitel 06 folgen die arabischen Buchstaben A, B, C oder D, dann wieder zwei Ziffern zur Vertiefung der Gliederung (06 [A, B, C, D] xx). Wir verweisen auf die digitalen Seiten von DIMDI und der WHO, um sich ausführlich mit den Änderungen zu beschäftigen, die die ICD-11 mit sich bringt. Für eine erste Orientierung wurde in der Tabelle 1-3 die korrespondierende Kodierung des ICD-10 in der dritten Spalte aufgeführt. Hierbei verwenden wir die deutsche Entwurfsfassung des ICD-11 (Bfarm 2022).

Wir suchen nach einer Schnittmenge, die für ein Verständnis der Verlaufstypen einer komplexen PTBS in Verbindung mit dem neuen Klassifikationssystem relevant ist. In der ersten Spalte haben wir die Bezeichnung für das Kapitel aufgeführt. In der zweiten Spalte findet sich die Kodierung. Hierbei ist zu beachten, dass sich eine Vielzahl von Störungen hinter den übergeordneten Kapiteln verbergen. In der dritten Spalte verweisen wir zur Orientierung der Leserschaft auf die Kodierung in der ICD-10.

Was fällt bei einem Blick auf die Tabelle auf Anhieb auf? Entwicklungsstörungen der Altersgruppe Kinder und Jugend werden als »Neuronale Entwicklungsstörung« bezeichnet. Die alte Bezeichnung »neurotische, belastungs- und somatoforme Störungen« (F4) wurde zugunsten einer Neubewertung der Angst-, Zwangs-, dissoziativen und Belastungsstörungen aufgegeben. Die alte F5*-Kategorie der Verhaltensauffälligkeiten mit körperlichen Störungen und Faktoren wurde ebenfalls zugunsten einer breiteren Differenzierung aufgegeben. Die Fütter- und Essstörungen sind in der ICD-11 zu einer Kategorie zusammengefasst worden.

Die alte Gruppe der organischen, einschließlich symptomatischer psychischer Störungen ist jetzt zum großen Teil unter den »neurokognitiven Störungen« aufgeführt. Damit wir uns eine erste Orientierung verschaffen, sind solche Störungsgruppen, die aus unserer Sicht eine besondere Relevanz für den Verlauf der komplexen PTBS haben, grau unterlegt.

Darüber hinaus haben die Gremien der ICD-11 entschieden, eigene Kapitel für die Schlafstörungen (07 Schlaf-Wach-Störungen) sowie für gesundheitliche Problemstellungen in Verbindung mit Sexualität (17 Zustände mit Bezug zur sexuellen Gesundheit) zu schaffen. Die

Tab. 1-3 Psychische Störungen in der ICD-11 (Kapitel 06: Psychische Störungen, Verhaltensstörungen oder neuronale Entwicklungsstörungen) mit Kodierung in der ICD-10. Störungsbilder, die häufig in Verbindung mit Traumafolgestörungen gebracht werden, sind grau unterlegt.

Krankheitsbezeichnung ICD-11	Kodierung ICD-11	Kodierung ICD-10
Neuronale Entwicklungsstörung	6A0x	F80–F90
Schizophrenie oder andere primäre psychotische Störungen	6A2x	F20–F29
Katatonie	6A4x	Zum Beispiel F06.1, F20.2
Affektive Störungen	6A6x, 6A7x, 6A80	F3x.x
Angst- oder furchtbezogene Störungen	6B0x	F40.x/F41.x
Zwangsstörung oder verwandte Störungen	6B2x	F42.x
Störungen, die spezifisch stress-assoziiert sind	6B4x	F43.x
Dissoziative Störungen	6B6x	F44.x
Fütter- und Essstörungen	6B8x	F50.x
Ausscheidungsstörungen	6C0x	F98.1, F98.2
Störungen des körperlichen Erlebens oder der körperlichen Belastung	6C2x	F45.x
Störungen durch Substanzgebrauch oder Verhaltenssüchte	6C4x, 6C5x	F1x.x
Störungen der Impulskontrolle	6C7x	F63.x
Disruptives Verhalten oder dissoziale Störungen	6C9x	F92.x, F91.3
Persönlichkeitsstörungen und zugehörige Persönlichkeitsmerkmale	6D10.x/ 6D11.x	F60.x
Paraphile Störungen	6D3x	F65.x
Artifizielle Störungen	6D5x	F68.x
Neurokognitive Störungen	6D7x/ 6D8x	F0x.x
Psychische Störungen oder Verhaltensstörungen in Zusammenhang mit Schwangerschaft, Geburt oder Wochenbett	6E2x	Zum Beispiel F53.x

Z-Diagnosen der ICD-10 korrespondieren am ehesten mit dem Kapitel 24, das in der vorläufigen deutschen Übersetzung »Faktoren, die den Gesundheitszustand beeinflussen oder zur Inanspruchnahme des Gesundheitswesens führen« bezeichnet wird.

1.8.2 Traumafolgestörung und Verlaufstyp

Nachdem wir uns mit einigen Grundzügen der ICD-11 vertraut gemacht haben, wenden wir uns dem Konzept der Verlaufstypen zu. Um das Ziel einer differenzierten Nosologie zur Beschreibung von Traumafolgestörungen zu gewinnen, differenzieren wir zwischen Komorbiditäten und Verlaufstypen:

- Unter Komorbidität verstehen wir die Koexistenz von unterschiedlichen Diagnosen im Sinne der ICD-11. Gesetzt den Fall, es liegt eine PTBS/komplexe PTBS vor, die gleichzeitig die diagnostischen Kriterien einer depressiven Episode erfüllt, so sind beide Diagnosen zu berücksichtigen. Dieser Fall tritt häufig ein. Studien, die sich mit psychiatrischen Störungsbildern und Komorbidität der PTBS/komplexen PTBS beschäftigen, kommen zum Ergebnis, dass eine hohe Prozentzahl der Patienten in der psychiatrischen Regelversorgung die Kriterien einer PTBS erfüllen (Brady et al. 2000; Kessler et al. 1995; Mueser et al. 1998).
- Für den Fall, dass die Komorbidität ätiologisch – also von ihrer Entstehungsgeschichte – eng mit der Psychotraumatisierung verbunden ist, sprechen wir von Verlaufstypen (Bering 2011; Fischer & Nathan 2002). Hierbei ist es durchaus möglich, dass sich ein depressiver Verlaufstyp mit einem dissoziativen Verlaufstyp kombiniert.

Das Verlaufsmodell dient uns als Heuristik, um darzustellen, dass es im Prozessverlauf zu einer Umgruppierung der Symptome kommen kann. Depressive, ängstliche, zwanghafte oder dissoziative Symptome können phänomenologisch zeitgleich oder sogar in den Vordergrund getreten und die Kernsymptome einer PTBS können in den Hintergrund getreten sein. Entscheidend für die Verlaufstypen ist, dass das Psychotrauma einen großen Anteil an der Entwicklung des Störungsbildes hat. Durch die Definition des Verlaufstyps gewinnen wir zusätzliche Informationen. Ist z. B. ein depressiver Verlaufstyp einer komplexen PTBS eingetreten, dann meinen wir, dass beide Diagnosen ätiologisch über die Zeitachse verbunden sind. Die Depression kann z. B. Ausdruck eines übersteuerten Vermeidungsverhaltens sein.

Definition: Verlaufstypen

Verlaufstypen sind Sonderfälle von Komorbiditäten. Ätiologisch gehen sie aus der Psychotraumatisierung bzw. aus einer ausgereiften PTBS oder komplexen PTBS hervor. Verlaufstypen entstehen nach dem Verlaufsmodell im Zuge der Auswirkungen einer Psychotraumatisierung. Bei der komplexen PTBS können sie Bestandteil eines chronifizierten »Überlebenszustands« sein. Verlaufstypen können kombiniert sein – sie heißen dann z. B. »depressiver und dissoziativer Verlaufstyp«.

Mit diesem Schritt haben wir die punktdiagnostische Betrachtung im Sinne der ICD-11 um eine Verlaufsperspektive ergänzt. In der Summe verstehen wir unter Komorbidität psychiatrische Diagnosen, die den Vorgaben der ICD-11 entspricht; mit der Definition des Verlaufstyps meinen wir, dass die »komorbide Störung« im Sinne der ICD-11 ätiologisch auf die Psychotraumatisierung zurückzuführen ist. Die Phänomenologie ist eine Emergenz des Ätiotyps und umgekehrt. Auf ein geschultes Sensorium gestützt, können wir Rückschlüsse aus der Phänomenologie auf die Ätiologie ziehen und umgekehrt. Es handelt sich um eine Zirkulärbeziehung. Die ICD-11 orientiert sich überwiegend an der Phänomenologie und blendet diese Zirkulärbeziehung aus. Schließlich werden wir in der Fallkonzeption darauf zurückkommen, wie wir aus der Phänomenologie sowie aus der psychodynamischen Diagnostik auf die Ätiologie der Störung schließen.

Wir möchten insbesondere auf die Beziehung zwischen der psychotraumatologischen Ätiologie und der phänomenologischen Ebene

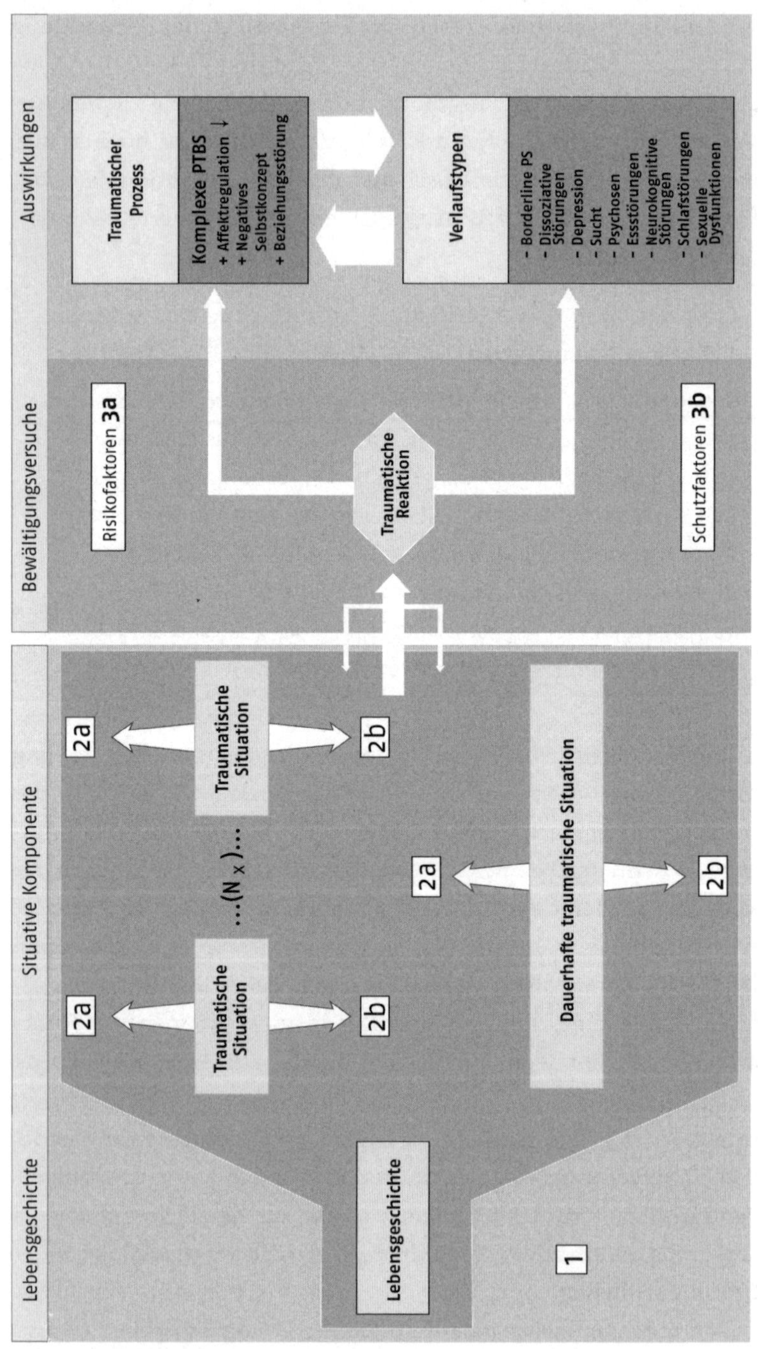

Abb. 1-3 Komorbidität und Verlaufstypen

achten und haben hierzu Abbildung 1-3 angefertigt. Sie beruht auf dem Verlaufsmodell der komplexen PTBS und zeigt nun in der Erweiterung mögliche Verlaufstypen. Die Erholung (posttraumatisches Wachstum) ist gescheitert und der traumatische Prozess ist eingetreten. Jetzt haben wir über die komplexe PTBS hinaus einschlägige psychische Störungsbilder aufgetragen, die unter dem Begriff Traumafolgestörung im Zuge des Verlaufes einen Verlaufstyp ausgebildet haben. Wir unternehmen einen Versuch, eine Beziehung zwischen Phänomenologie, Ätiologie und den Verlaufstypen herzustellen und verknüpfen das Konzept mit der Systematik der ICD-11. Über die komplexe PTBS hinaus hat sich ein Verlaufsprozess zugetragen, der beispielhaft zur Ausreifung einer Borderline-Persönlichkeitsstörung, einer dissoziativen Störung, einer Depression oder einer anderen psychische Störung geführt hat. Bei diesen komplexen psychiatrischen Syndromen berufen wir uns auch auf das neurobiologische Konzept des »survival brains«. Damit meinen wir, dass die Entwicklung einer Borderline-Persönlichkeitsstörung, dissoziativen Störung oder z.B. depressiven Störung nicht unikausal aus funktionalen Defiziten und neurobiologischen Verletzungen des Gehirns zu verstehen ist, sondern dass wir z.B. die Fähigkeit zur Dissoziation als Fähigkeit verstehen, Überlebensstrategien zu festigen.

Im Zuge des Verarbeitungsprozesses können Störungsbilder entstehen, die mit den Grundsymptomen der PTBS assoziiert sind. Es handelt sich um Verlaufstypen, die primär von der Ätiologie traumatischer Erlebnisse geprägt sind. Auf diesen Ansatz gestützt, wenden wir uns jetzt den einzelnen Störungsgruppen zu.

1.8.3 Persönlichkeitsstörungen

Persönlichkeitsstörungen haben für komplexe Traumafolgestörungen eine besondere Bedeutung. Sie können Ausdruck der Komplexität der Traumatisierung in der Kindheit und Jugend sein. Deshalb werden wir uns zunächst mit Neuerungen in der ICD-11 befassen, dann mit der empirischen Fundierung von psychotraumatologischen Ereigniskriterien bei Persönlichkeitsstörungen, um abschließend speziell auf die Borderline-Persönlichkeitsstörung einzugehen.

Persönlichkeitsstörung in der ICD-11

Was verstehen wir unter Persönlichkeit und welche Implikationen lassen sich daraus ableiten? Für die Persönlichkeit gibt es keine einheitliche Definition. Unter Persönlichkeitsstörungen versteht man Verhaltensmuster, die sich vom Bevölkerungsdurchschnitt unterscheiden. Persönlichkeitsstörungen haben die Eigenschaft, dass sie für den Betroffenen und/oder das soziale Umfeld Leidensdruck erzeugen. Die Diagnose der Persönlichkeits- und Verhaltensstörung selbst definiert sich nach der Eigen- und Fremdwahrnehmung von Verhaltensweisen, die für das Störungsbild charakterisierend sind. Da die Vereinheitlichung und Differenzierung der diagnostischen Kriterien für die unterschiedlichen Persönlichkeiten Diskussionen eröffnet hat, haben sich die Gremien der ICD-11 für die Vereinfachung entschieden.

Eine Persönlichkeitsstörung im Sinne des ICD-11 liegt dann vor, wenn »frühzeitig, bereits in der Adoleszenz in Erscheinung tretende unflexible maladaptive Muster von Kognition, emotionaler Erfahrung, emotionalem Ausdruck und Verhalten« vorliegen (Gysi 2021, S. 44). Die Unterscheidung in die verschiedenen Ausprägungen einer Persönlichkeitsstörung differenziert sich in den Grad der Beeinträchtigung in den Lebensbereichen und zwischenmenschlichen Beziehungen sowie potenziellen Selbst- und Fremdgefährdungsmerkmalen. Es wird nachfolgend in sechs verschiedene Muster differenziert: negative Affektivität, Distanziertheit, Dissozialität, Enthemmung, Zwanghaftigkeit und das Borderline-Muster. Zunächst wird im ersten Schritt differenziert, ob eine Persönlichkeitsstörung (6D10) vorliegt oder Persönlichkeitsmerkmale (QE50.7). Nachfolgend wird der Schweregrad der Persönlichkeitsstörung kodiert. Hier unterscheidet die ICD-11 zwischen leichter, mittelgradiger und schwerer Ausprägung. In einer zweiten Subkategorie 6D11 werden »Ausgeprägte Persönlichkeitsmerkmale oder -muster« definiert, die den gewohnten Charakterzügen der Persönlichkeitsstörung entsprechen. So findet sich unter der Kodierung 6D11.5 die Borderline-Persönlichkeitsstörung als »Borderline-Muster«. Die Kodierung wird in Kombination mit der Einschätzung für die Kodierung des Schweregrades verwendet.

Kontrollstile als Konzept der Persönlichkeitsmerkmale

Die ICD-11 geht zurecht davon aus, dass Persönlichkeitsstörungen unterschiedliche Ausprägungsgerade haben. Wir möchten auch auf Ausprägungen eingehen, die im Sinne der ICD-11 nicht pathologisch, sondern subklinisch definiert sind. Wir nennen sie Kontrollstile.

Definition: Kontrollstile

Unter Kontrollstile verstehen wir überdauernde Verhaltensweisen und Persönlichkeitseigenschaften, die sich in den Dienst der psychotraumatologischen Abwehr eingestellt haben. Sie können paranoid, schizoid, dissozial, emotional instabil, histrionisch, anankastisch, vermeidend und/oder dependent ausgeprägt sein, ohne die Kriterien einer Persönlichkeitsstörung zu erfüllen.

Im Sinne der ICD-11 haben Kontrollstile eine große Bedeutung für die Gesprächsführung. So würde sich der Interventionsstil den unterschiedlichen Kontrollstilen anpassen. Kontrollstile verstehen wir als Anpassungsmanöver. Sie stehen im Dienste der psychotraumatologischen Abwehr. Das Konzept des Kontrollstiles beruht auf der Überlegung, dass im Zuge des Zyklus der Traumaverarbeitung nach Mardi Horowitz Erlebniszustände ausgebildet werden, die Symptomen der Erregung bzw. Symptomen der Vermeidung zuzuordnen sind. Sie dienen sowohl der Abwehr als auch der Verarbeitung unerträglicher psychotraumatischer Erlebniszustände. Symptome der Erregung und Vermeidung können sich verfestigen und ausbreiten. In Abhängigkeit vom individuellen Kontrollstil gewinnen sie z.B. ängstlichen, depressiven, dissoziativen, impulsiven oder Zwangscharakter. Ein depressiver Kontrollstil liegt z.B. vor, wenn sich ein Opfer einer Gewalttat als psychotraumatische Reaktion aus verschiedenen Lebensbereichen zurückzieht. In der Fantasie der Betroffenen wird mit dem depressiven Kontrollstil das Risiko eingedämmt, erneut Opfer einer Gewalttat zu werden. Der Kontrollstil hat somit eine enge Beziehung zum traumakompensatorischen Schema.

Der Kontrollstil kann sich zum Persönlichkeitsmerkmal verfestigen. In besonders schwerwiegenden Fällen können die diagnostischen Kriterien einer Persönlichkeitsstörung erfüllt sein. Es handelt sich dann um einen Verlaufstyp. Zur Planung der psychotherapeutischen Intervention ist der Kontrollstil eine entscheidende Moderatorvariable. Wir unterscheiden für unsere Fallkonzeptionen den paranoiden, schizoiden, dissozialen, emotional instabilen, histrionischen, anankastischen, vermeidenden und dependenten Kontrollstil.

Traumabiografie bei Persönlichkeitsstörungen – Borderline-Störung
Heedt (2017) hat den Zusammenhang zwischen Traumata und den einzelnen Persönlichkeitsstörungen zusammengetragen. Für das Cluster A (paranoide, schizoide und schizotype), Cluster B (dissoziale, histrionische, narzisstische) sowie Cluster C (ängstlich-vermeidende, dependent sowie zwanghafte Persönlichkeitsstörungen) haben sich in allen Gruppierungen anamnestisch Vernachlässigung, sexueller Missbrauch sowie emotionale Misshandlung gezeigt. Aus unserer Sicht sollten wir noch gesondert die dissoziale Persönlichkeitsstörung mit Delinquenz ansprechen. Oft liegt eine auffällige Traumabiografie vor, und das Handeln der Patienten ist als Wiederholungszwang zu verstehen, z. B. war ein Mann in der Kindheit Gewalt durch den Vater ausgesetzt und verhält sich später selbst gewalttätig.

Tipp für die Praxis

Traumatisierungen treten gehäuft in Verbindung mit Persönlichkeitsstörungen auf. Allerdings kann von der Art der Traumatisierung nicht auf die Art der Persönlichkeitsstörung geschlossen werden.

Besonders gut untersucht ist der Zusammenhang von Borderline-Persönlichkeitsstörung und Psychotraumatisierung. Hierbei hat die Fachwelt insbesondere die Frage beschäftigt, ob die Borderline-Struktur als komplexe PTBS zu verstehen ist. In der ICD-11 (World Health Organisation 2022) ist zu lesen:

»Das Borderline-Muster kann auf Personen angewandt werden, deren Persönlichkeitsstörung durch ein durchdringendes Muster der Instabilität zwischenmenschlicher Beziehungen, des Selbstbilds und der Affekte sowie durch eine ausgeprägte Impulsivität gekennzeichnet ist [...].« (o. S.)

Auf Anhieb lässt sich die Trilogie der komplexen PTBS erkennen, die die breite Überlappung beider Diagnosen deutlich macht. Es stellt sich die Frage, ob es überhaupt greifbare Unterschiede gibt. Diese These ist darauf begründet, dass die hohe Prävalenz realer Traumatisierungen in der Anamnese von Patienten mit einer emotional-instabilen Persönlichkeitsstörung besonders hoch ist. Herman et al. (1989) fanden bei 75 % der diagnostizierten Borderline-Patienten eine Vorgeschichte von körperlicher und/oder sexualisierter Gewalt. Zanarini et al. (1989) fanden bei 80 % der untersuchten Patienten mit Borderline-Persönlichkeitsstörung traumatische Erfahrungen in der Anamnese, bei 46 % körperliche, bei 26 % sexuelle und bei 72 % emotionale (verbale) Traumatisierungen.

Im deutschen Sprachraum haben Sack, Sachsse, Overkamp und Dulz (2013) eine multizentrische Datenerhebung an fünf spezialisierten Zentren wurden Traumafolgestörungen bei 136 Personen mit Borderline-Störung per Interviewdiagnostik erfasst. Es fanden sich hohe diagnostische Überschneidungen der Borderline-Störung mit der PTBS (79 %), mit der komplexen PTBS (55 %) sowie mit schweren dissoziativen Störungen mit Fragmentierungssymptomen (41 %). Am Zentrum für Psychotraumatologie haben sich Schilles und Bering (2008) mit der Frage beschäftigt, ob die Borderline-Störung als komplexe PTBS konzeptionalisiert werden kann. Darüber hinaus stellt sich die Frage, wie sich Personen mit einer PTBS und einer Borderline-Persönlichkeitsstörung von einer klassischen PTBS und einer Kontrollgruppe hinsichtlich der Symptombelastung, Pathodynamik und der psychotraumatologischen Ätiologie unterscheiden. Die Stichprobe umfasst 69 weibliche Versuchspersonen, die jeweils zu gleichen Teilen einer Kontrollgruppe, einer PTBS-Gruppe und einer Gruppe mit Borderline-Störung plus PTBS angehören. In der Studie sehen wir, dass Patientinnen und Patienten mit einer Borderline-Persönlichkeitsstörung im Vergleich zur Kontrollgruppe, aber auch zur Gruppe mit einer gesicherten PTBS unter einer besonderen Bindungsproblematik leiden. 87% haben in ihrer Kindheit und Jugend unter Vereinsamung, fehlender Anerkennung und dem Gefühl gelitten, nicht geliebt zu werden. 30% haben in ihrer Kindheit und Jugend eine nahe Bezugsperson durch Suizid verloren. 69,6% haben sich in ihrer Berufsausbildung und Berufslaufbahn durch Vorgesetzte und Kollegen schikaniert gefühlt, und 47,8% konnten ihren Ausbildungs- und Berufswunsch wegen der psychiatrischen Erkrankung nicht verwirklichen. In der Gruppe mit Borderline-Störung treten vermehrt psychiatrische Erkrankungen innerhalb der Familie auf (69,6%). Besonders auffällig ist die Anamnese zum sexuellen Missbrauch und Gewalterfahrungen in der Gruppe der Borderline-Persönlichkeitsstörung. Über 50% der Patienten haben in der Kindheit und Jugend schwere sexuelle Übergriffe erlebt. In über 50% der Fälle kam es zu schweren innerfamiliären Tätlichkeiten und in über 60% zu schweren Gewalttätigkeiten durch Personen außerhalb des familiären Kreises. Die Vergleichsgruppen zeigten deskriptiv eine geringere Ausprägung traumatischer und familiärer Belastungen.

In der Operationalisierten Psychodynamischen Diagnostik (Arbeitskreis OPD 2014) haben Persönlichkeitsstörungen starke Ausdruckskraft in der Beziehungs- (Achse II) und Strukturanalyse (Achse IV). Aus diesem Grunde hat Gysi (2021) in seinem Manual zur Diagnostik von Traumafolgen die Assoziierung von Psychotraumatisierungen und Persönlichkeitsstörung eine eigenständige diagnostische Achse zugewiesen.

Fallbeispiel einer Borderline-Persönlichkeitsstörung

Wie ist die Phänomenologie der Borderline-Persönlichkeitsstörung und der komplexen PTBS mit dissoziativen Elementen genau zu verstehen? Wir beziehen uns auf ein Fallbeispiel aus Bering (2011; S. 50), das für »Täterintrojekte« besonders typisch ist.

Fallbeispiel 3: Täterintrojekte
(ICD-11: 6D10.2 Schwere Persönlichkeitsstörung; 6D11.5 Borderline-Muster; 6B41 komplexe PTBS).
Frau B. berichtet über massive traumatische Erfahrungen, die sich durch ihr gesamtes bisheriges Leben zogen. Dabei geht es um innerfamiliäre Gewalterfahrungen mit Erfahrungen negativer Intimität, körperlichen und schwersten psychischen (emotionalen) Misshandlungen. Auch Nahrungsentzug oder nackt an den Stuhl gefesselt werden habe zu den Erziehungsmethoden der Eltern gezählt. Dies alles sei unter dem Deckmantel des Religiösen geschehen. Frau B. berichtet, dass sie fast ständig unter »Erinnerungsblitzen« und »inneren Filmen« leide oder das »innere Radio« eingeschaltet sei mit lautstarken erniedrigenden und beschimpfenden Sätzen, die sie ihr Leben lang von den Eltern gehört habe. Sie könne sich gegenüber diesen inneren Stimmen nicht abgrenzen, komme überhaupt nicht zur Ruhe und stehe unter ständiger Anspannung. Sie habe das Gefühl, als säßen die Eltern »in jeder Zelle«, was sie »verrückt« mache. Sie stehe immer noch sehr unter dem Einfluss der Eltern, so fühle sie sich »wie hypnotisiert«, wenn ihr Vater anrufe, und sie mache »dann alles, was er sagt«. Aus Angst vor diesen Anrufen gehe sie oft gar nicht ans Telefon. Sie vermeide es, so gut es gehe, die Wohnung zu verlassen. Wenn sie jedoch Heißhungerattacken habe, könne sie dem vielfältigen Angebot nicht widerstehen. Oft komme es nachts zu solchen Attacken. Am nächsten Morgen könne sie sich gar nicht mehr daran erinnern. Sie finde dann aber zahlreiches Verpackungsmaterial vor und auch ihre Geldvorräte seien aufgebraucht, sodass sie wisse, dass sie wieder unterwegs gewesen sei. Nach diesen Attacken, in denen sie alles wahllos durcheinanderesse, ekele sie sich massiv und induziere Erbrechen. Unsere Patientin berichtet, dass es ihr oft schwerfalle, zu sprechen, da sie ein Kloßgefühl im Hals habe oder es zu Verkrampfungen komme. Den Belastungen des Berufs habe sie zuletzt nicht mehr standhalten können; sie sei immer wieder krank gewesen. Oft leide sie unter Schmerzen am ganzen Körper und fühle sich, als ob sie »innerlich zerfressen« sei. Sie werde immer wieder sehr depressiv

und kämpfe immer wieder mit Suizidgedanken. Sie leide unter schweren Schlafstörungen und Albträumen; sie sei sehr schreckhaft und voller Selbsthass und Ekel.

Phänomenologisch haben wir es mit wesentlichen Merkmalen einer Borderline-Persönlichkeitsstörung zu tun, die in der ICD-11 »Borderline-Muster« genannt wird. Von besonderer Bedeutung sind die akustischen Halluzinationen, die von der Patientin als ein »inneres Radio« beschrieben werden. Das innere Radio symbolisiert das Täterintrojekt »Eltern«, das mit der rigiden Über-Ich-Struktur in eine Wechselbeziehung gerät. Zwischen dem eigenen Ich und dem Elternintrojekt wird kaum unterschieden. Das rigide Über-Ich gerät mit den Täterintrojekten in einen Dauerkonflikt. Phänomenologisch wird von »Fressattacken« berichtet, die sich in parasomnischen Zuständen durchsetzen. Im Schlaf ist das Über-Ich in seinen Kontrollmechanismen geschwächt. In dieser Phase setzt ein Eigenleben ein, das die Patientin am nächsten Morgen nur verwundern kann. Darüber hinaus treten die Unterschiedsmerkmale zwischen der klassischen PTBS und der komplexen PTBS hervor. Hierzu gehören die sequenzielle Traumatisierung sowie die Beziehungsstörung, Affektstörung und das negative Selbstkonzept, die als Störung der Selbstregulation zusammengefasst werden. Der Schlüssel zum Verständnis dieser Fallvignette liegt in der Täterbindung. Diese Fälle sehen wir häufig in Verbindung mit sexuellem Missbrauch in der Kindheit und Jugend.

Diagnostisch sprechen wir von einer schweren Persönlichkeitsstörung vom Borderline-Muster bei einer komplexen PTBS. In der Regel werden diese Fälle zutreffend als emotional-instabile Persönlichkeitsstörung vom Borderline-Typ diagnostiziert; manchmal werden sie jedoch auch als eine schizophrene Psychose verkannt. Wir würden die kombinierten Diagnosen einer schweren Persönlichkeitsstörung vom Muster einer Borderline-Störung sowie einer komplexen PTBS wählen, weil die diagnostischen Kriterien für beide Diagnosen erfüllt sind und zum Ausdruck gebracht wird, dass wir die Borderline-Störung als Verlaufstyp der komplexen PTBS bewerten. Durchaus gibt es Borderline-Störungen, die diese Ätiologie nicht aufweisen; allerdings ist sie aus unserer Sicht nicht sehr häufig.

Differenzialdiagnostisch ist akustisches Halluzinationserleben im Rahmen einer schizophrenen Psychose von akustischen Pseudohalluzinationen zu unterscheiden. Pseudohalluzinationen kommen häufig in Zusammenhang mit den früheren Gewalterfahrungen vor (Gysi 2021) vor. Hier im Fallbeispiel könnte man diese Stimme als »täterimitierenden Anteil« interpretieren. Wir werden im ▸ Kapitel 5 noch genauer auf den Unterschied eingehen.

Zusammengefasst hat die Psychotraumatologie die Sichtweise auf die Persönlichkeitsstörung maßgeblich beeinflusst. Dieses gilt insbesondere für die emotional-instabile Persönlichkeitsstörung, die bei Bleuler als latente Schizophrenie, bei Kraepelin als Triebmenschen und bei Kurt Schneider als stimmungslabiler Psychopath konzeptionalisiert wurden. Mit Kernberg hat das Konzept eine fundamentale Revision erfahren. Nach aktuellem Forschungsstand ist die Psychotraumatologie von modernen Konzepten der emotional-instabilen Persönlichkeitsstörung nicht mehr zu lösen. Wir können uns nur wundern, dass es so lange gedauert hat. Das gilt für ein ätiopathologisches Verständnis und insbesondere für die Therapie. Ist eine psychotraumatologische Ätiologie begründet, so ist die Fallkonzeption und Therapieführung psychotraumatologisch zu adaptieren.

1.8.4 Dissoziative Störungen – der dissoziative Verlaufstyp

Dissoziative Störungen (ICD-11: 6B6*) gelten als typische Folge traumatischer Einflüsse; sie müssen es aber nicht sein. Dissoziative Störungen werden in der ICD-11 wie folgt definiert:

> »Eine dissoziative neurologische Symptomstörung ist durch das Auftreten motorischer, sensorischer oder kognitiver Symptome gekennzeichnet, die eine unwillkürliche Unterbrechung der normalen Integration motorischer, sensorischer oder kognitiver Funktionen implizieren und nicht mit einer anerkannten Erkrankung des Nervensystems, einer anderen psychischen oder

> Verhaltensstörung oder einem anderen medizinischen Zustand vereinbar sind.« (o. S.)

Es handelt sich somit um einen teilweisen oder völligen Verlust der normalen Integration von Erinnerungen an die Vergangenheit, des Identitätsbewusstseins, der unmittelbaren Empfindungen sowie der Kontrolle von Körperbewegungen. Analog zu unserem Konzept der »unterbrochenen Handlung« (▸ Kap. 1.7.1) beschreibt die ICD-11 Dissoziation als unwillkürliche Unterbrechung der normalen Integration von Wahrnehmung und Handlung.

In der ICD-11 wurde die Beschreibung der dissoziativen Störungen deutlich erweitert. Es werden analog zu Nijenhuis (2004) zwei Achsen unterschieden. Es werden psychische Symptome von somatischen Symptomen und negative von positiven Symptomen unterschieden (▸ Tab. 1-4).

Tab. 1-4 Symptome der Dissoziation nach Nijenhuis (2004)

Psychisch	Somatisch
Negative Symptome: ▪ Amnesie/Depersonalisation ▪ emotionale Betäubung	Negative Symptome: ▪ Schmerzlosigkeit ▪ körperliche Betäubung ▪ motorische Hemmung
Positive Symptome: ▪ Stimmenhören ▪ »gemachte« Emotionen ▪ Wiedererleben der Traumatisierung	Positive Symptome: ▪ lokalisierte Schmerzen ▪ »gemachte« Körperempfindungen ▪ Wiedererleben des Traumas, körperliche Komponenten

Zur Entstehungsgeschichte und Entwicklung des Dissozationskonzeptes gehen wir auf Pierre Janet (1859–1947) zurück. Er hat sich genauer mit der Bedeutung der Psychotraumatisierung für die Psychopathologie auseinandergesetzt. In seiner Arbeit »L'automatisme psycho-logique« schreibt er,

> »daß die Erinnerung an eine traumatische Erfahrung oft nicht angemessen verarbeitet werden kann: Sie wird daher vom Bewusstsein abgespalten, dissoziiert, um zu einem späteren

> Zeitpunkt wieder aufzuleben, entweder als emotionaler Erlebniszustand, als körperliches Zustandsbild, in Form von Vorstellungen und Bildern oder von Reinszenierungen im Verhalten« (Janet 1889, zitiert nach Fischer & Riedesser 2003, S. 35).

Für die Psychotraumatologie hat der Dissoziationsbegriff somit eine enorme Bedeutung. Allerdings wird der Begriff nicht einheitlich verwendet. Für die klinischen Belange haben wir uns daher entschieden, drei Formen zu unterscheiden (Bering 2011).

Gelegenheitsdissoziationen. Darunter verstehen wir lästige Alltagsphänomene, wenn wir z. B. unseren Schlüssel verlegt haben oder das Messer vom Frühstücksgedeck fälschlicherweise im Küchenschrank wiederfinden.

Peritraumatische Dissoziation. Von zentraler Bedeutung ist die peritraumatische Dissoziation für die Einschätzung einer akuten Belastungsstörung bzw. für das Risiko, dass sich eine PTBS entwickelt. Die peritraumatische Dissoziation ist Ausdruck der zentralen Abwehr und Übersteuerung kognitiver und emotionaler Bewältigungsmöglichkeiten. Hierzu gehören Depersonalisations- und Derealisationserleben, Tunnelblick, Amnesien, emotionale Taubheit, Zeitlupenerleben, somatische Reaktionen usw.

Dissoziative Störungen. An dieser Stelle interessiert uns insbesondere die dissoziativen Störungen als eigenständiges Störungsbild, die in der ICD-11 systematisch katalogisiert ist. Dissoziationen vollziehen sich an bestimmten Sollbruchstellen emotionaler und kognitiver Schemata. Dissoziative Symptome in Form von Amnesien und Zuständen der Depersonalisation und Derealisation finden sich als Langzeitfolge bei Traumaopfern mit verschiedenen Hintergründen: Bei Folteropfern, Opfern von Kriegseinwirkungen, von Naturkatastrophen und bei Opfern körperlicher und sexualisierter Gewalt (Eckhardt & Hoffmann, 1993; Lynn & Rhue, 1994). Psychogene Amnesien wurden bereits von Janet (1889) nach psychischen Traumatisierungen beobachtet. Dissoziative Fugues wurden nach traumatischen

Kriegseinwirkungen berichtet. Hierunter versteht man einen ungerichteten Ortswechsel, der sich in einer dissoziativen Amnesie vollzieht. Der dissoziative Stupor hat eine enge Beziehung zum »Freezing« oder »Totstellreflex«, der in der Akuttraumatisierung oder als psychotraumatologischer Erlebniszustand reaktualisiert werden kann.

Schlafassoziierte (parasomnische) Dissoziationen treten sehr häufig auf und können sehr quälend für die Patienten sein (▸ »Fallbeispiel 3: Täterintrojekte« in Kap. 1.8.3 und »Fallbeispiel 6: Gasexplosion« in Kap. 1.8.7). Gelegentlich treten auch selektive Lähmungen auf. Dissoziative Krampfanfälle sind differenzialdiagnostisch von den Epilepsien abzugrenzen. Wir sehen sie gehäuft in Verbindung mit sexuellem Missbrauch und deuten die Phänomenologie als präventives traumakompensatorisches Schema. In doppelter Hinsicht schützen die Anfälle vor Übergriffen. Die Bewusstlosigkeit koppelt den sensorischen Flügel ab und der motorische Flügel automatisiert die Abwehrreaktion. Es ist also zu prüfen, ob es sich bei den dissoziativen Krampfanfällen um einen psychotraumatischen Erlebniszustand handelt.

Die dissoziativen Sensibilitäts- und Empfindungsstörungen kommen mit fließendem Übergang zu Schmerzen häufig vor. Fundiertes Wissen über diese Phänomene ist bei Pionieren der Psychosomatik zu lesen. Diese Variante dissoziativer Empfindungsstörungen zeigen Elemente der Erregung und der Vermeidung und können Schwindel, Hautausschläge, Schwellungen und besonders häufig dissoziative Schmerzen produzieren. Hier kommt ein weiterer Punkt ins Spiel: Bei genauem Hinhören können dissoziative Schmerzen den dissoziativen Störungen zugeordnet werden. Phänomenologisch sind die Schmerzen besonders intensiv und sie treten anfallsartig auf. Wir interpretieren sie als Bestandteil des Zyklus der Traumaverarbeitung, da die Schmerzattacken (Erregung) häufig mit emotionalem Numbing (Vermeidung) alternieren. Ziehen wir Bilanz, so verweisen wir auf den Ansatz von Nijenhuis et al. (2004), die dissoziative Symptome nach den geschilderten psychischen und somatischen sowie negativen und positiven Symptomen unterschieden haben (▸ Tab. 1-4).

Extreme Formen der Dissoziation finden sich bei Personen mit einer dissoziativen Identitätsstörung (6B64; den sogenannten »Multiplen Persönlichkeiten«), bei denen in 95% der Fälle von schwerwiegenden, zum Teil bizarren, oft hoch gewaltsamen Formen körperlicher und sexualisierter Gewalt berichtet wird (Putnam 1989). Hierbei handelt es sich um zwei oder mehr unterschiedliche Persönlichkeiten innerhalb eines Individuums, von denen zu einem bestimmten Zeitpunkt jeweils nur eine in Erscheinung tritt. Darüber hinaus sind akzessorische Merkmale zu erfüllen. Die Diskussion um diese Diagnose ist vielschichtig. Aus unserer Sicht sollten wir uns insbesondere mit der versteckten dissoziativen Identitätsstörung beschäftigen und diese von den iatrogenen Verlaufsformen unterscheiden. Typisch für die zweite Gruppe ist ein expressives Verhalten der Betroffenen, die sich bereits im Erstkontakt in psychiatrischen Kliniken mit mehreren Persönlichkeitsanteilen vorstellen. Hierbei wird in der ICD-11 zwischen einer voll ausgeprägten dissoziativen Identitätsstörung (6B64) und einer partiellen dissoziativen Identitätsstörung differenziert (6B65).

Der sogenannte »Switch« (Wechsel) von einer zu einer anderen »Persönlichkeit« ist für Außenstehende, Freunde und Partner zunächst schockierend und für Therapeuten möglicherweise befremdlich.

Um die Situationsdynamik deutlich zu machen, kommen wir auf ein Fallbeispiel aus Bering (2011) zu sprechen. Die Betroffene schildert die Tat mit folgenden Worten:

Fallbeispiel 4: Sexueller Missbrauch

(ICD-11: 6B64 Dissoziative Identitätsstörung)

Der Missbrauch habe ca. dreimal in der Woche stattgefunden. Sie habe Bilder von einem Finger in der Vagina, von Oralverkehr mit Samenergüssen. Der Missbrauch sei nicht nur durch den Großvater, sondern auch durch andere Männer erfolgt. Dies habe sich in der Wohnung von anderen vollzogen. Circa vier bis fünf Männer hätten sie vergewaltigt und zur oralen Befriedigung gezwungen. Einige der Männer wollten, dass sie Spaß daran habe; andere hatten ihr Vergnügen, wenn sie Angst gehabt habe.

Voruntersuchungen kamen zum Schluss, dass es sich um eine Borderline-Persönlichkeitsstörung handelt. Bei der Schilderung dieser Erlebnisse gerät die Patientin in einen Switch. Das Verhalten, die Psychomotorik und die Sprache fallen in eine kindliche Ausdrucksform zurück. Es zeigt sich ein volldissoziiertes Interagieren eines Anteiles mit dem Therapeuten. Dieses vollzieht sich in dem Augenblick, wo es um die Anamneseerhebung des sexuellen Missbrauchs geht. Der Übergang von einem in einen anderen Erlebniszustand erinnert für einen Moment an die Aura einer Temporallappenepilepsie. In diesem Zustand erläutert die Probandin auf Nachfrage, dass sie sieben Persönlichkeitsanteile habe; sie erwähnt Laura die 3-Jährige, Max der 11-Jährige, Robin der 17-Jährige und Steffi, die jetzt spreche. Nach eigenen Angaben wechselten die Persönlichkeitsanteile täglich. Im weiteren Verlauf des Gespräches löst sich die Patientin wieder von dem Erlebniszustand und fällt in einen Erwachsenenzustand zurück. Diesen Anteil benennt Nijenhuis als den anscheinend normalen Persönlichkeitsanteil (ANP), der die Alltagsfunktionalität aufrechterhält. Wie auf einer Drehbühne baut sich nach einem kurzen Übergangsstadium eine neue Kulisse auf. In diesem Patientenbeispiel könnte man davon ausgehen, dass es um ein Vollbild einer dissoziativen Identitätsstörung handelt. Die Patientin wird unter Stress, wie hier im Rahmen der Explorationssituation, und im Alltag teil- und volldissoziierte Symptomatik erleben mit und ohne Amnesien.

Wir greifen dieses Fallbeispiel gezielt auf, um deutlich zu machen, dass die Bezeichnung der Multiplen Persönlichkeitsstörung ungeeignet ist, das Störungsbild zu beschreiben. Es handelt sich nicht um eine Vermehrung der Persönlichkeiten im Sinne einer Zellteilung. Es handelt sich vielmehr um eine Unverbundenheit unterschiedlicher Erlebniszustände. Die unterschiedlichen Erlebniszustände haben keine kognitive oder emotionale Bindung, sondern existieren unabhängig voneinander. Diese Diskonektivität der Erlebniszustände untergräbt die integrierte Persönlichkeitsentwicklung, sodass die Erlebniszustände für sich eine eigene, losgelöste Entwicklung annehmen und für Außenstehende als eigenständige Persönlichkeiten wahrgenommen werden. Hinzu kommt, dass diese Persönlichkeitsanteile auf dem Niveau unterschiedlicher Entwicklungsstufen organisiert sind. Dieses Phänomen erweckt den Anschein unterschiedlicher Persönlichkeiten. Vielleicht verwenden wir das Bild eines Verkehrsnetzes. Bei der dissoziativen Identitätsstörung haben sich mehrere voneinander unabhängige Verkehrsnetze entwickelt. Mit fortschreitender Ausprägung des Störungsbildes entwickeln sich in den verschiedenen Verkehrsnetzen eigene Verkehrsregeln. Patienten mit einer dissoziativen Identitätsstörung haben zu einem frühen Zeitpunkt für sich entdeckt, dass der Sprung in einen abgekoppelten Erlebniszustand eine effektive Abwehr für den traumatischen Erlebniszustand ist. Wenn wir dieses Bild auf neuronale Engramme beziehen, dann verfügen wir über ein brauchbares Modell, wie wir uns die dissoziative Identitätsstörung auf neurobiologischer Ebene vorstellen können. Es handelt sich um eine »Fähigkeit« des survival brains (Ford 2020, S. 36 f.), den unerträglichen Erlebniszustand des Psychotraumas abzuwehren (▸ Kap. 1.9). Die Amnesie und Unverbundenheit der Erlebniszustände fungieren quasi als Schutzmauer gegen das Trauma. Hierdurch können die Opfer Extremtraumatisierung nur überleben; manchmal können sie mit dieser Entwicklung sogar gut kompensieren. Die Erlebniszustände, die an das Psychotrauma gebunden sind, werden hierdurch eingekapselt und von anderen Persönlichkeitseigenschaften getrennt. In der Regel beruhen dissoziative Identitätsstörungen auf Frühtraumatisierungen.

Statement

Aus Sicht der Verlaufsperspektive sind dissoziative Störungen mit Frühtraumatisierungen assoziiert, die in Entwicklungs- und Differenzierungsprozesse neuronaler Strukturen eingreift.

1.8.5 Affektive Störungen – der depressive Verlaufstyp

Die syndromale Verknüpfung von Depressivität und Psychotraumata ist gut bekannt. Unter der Verschlüsselung 6A7* nennt die ICD-11 die Störungsgruppe »affektive Störung«. Am Zentrum für Psychotraumatologie in Krefeld war in der Zeit von 2002 bis 2021 der depressive Verlaufstyp einer (komplexen) PTBS die häufigste Variante. Die enge Verbindung zwischen depressiven Symptomen und Psychotraumafolgestörungen beruht auch auf der Ausbreitung von Vermeidungsverhalten. Chronische, medikamentös kaum beeinflussbare Depressivität sowie anhaltende Dysphorie und Freudlosigkeit gehören zu den vielfach gesicherten Befunden bei Holocaust-Überlebenden (Krystal 1991). Ebenso sind seit Anfang der 1990er-Jahre bei Opfern von Kindesmisshandlung und sexualisierter Gewalt (Kiser et al. 1991) depressive Störungsbilder beschrieben worden. Charakteristisch ist weiterhin eine verminderte Fähigkeit, die Intensität von Affekten zu regulieren. Im DSM-5 wurde mit der Neuauflage der PTBS als vierter Strang der Symptombildung »Negative Veränderungen in mit dem Trauma assoziierten Kognitionen oder Affekte« in die Grundsymptome aufgenommen (American Psychiatric Association 2013).

Unser Ansatz beruht darauf, ausfindig zu machen, wie die Entstehungsgeschichte des depressiven Verlaufstyp zu verstehen ist. Aus Sicht der ICD-11 ergibt sich folgendes Bild: Die Ätiologie affektiver Störungen ist schwer zu überschauen. Die Ordnung der depressiven Störungen in der ICD-11 (6A6*/6A7*) lassen analog zur ICD-10 nur noch Rudimente einer ätiopathologischen Zuordnung erkennen. Darüber hinaus ist das depressive Syndrom eine Begleiterscheinung von den meisten psychiatrischen Krankheitsbildern, sodass die Differenzierung zwischen depressiver Primärerkrankung und Komorbidität immer schwierig ist. Die heterogene Ätiotypie depressiver Störungsbilder erlaubt keine Verknüpfung zwischen Depressivität und Psychotraumatologie im engeren Sinne. Diese Beziehung ist z. B. bei dissoziativen Störungsbilder wesentlich enger.

Statement

Der depressive Verlaufstyp beruht auf der engen Kopplung von Vermeidungsverhalten und depressiven Symptomen. Hierzu gehören die Generalisierung von Rückzugsverhalten, Antriebslosigkeit, negative Kognitionen, Freudlosigkeit und Desillusionierung.

Über diese klassische Verlaufsform hinaus finden sich Sonderfälle, die weniger häufig, aber trotzdem nach einem bestimmten Muster aufgestellt sind. Im Folgenden schildern wir exemplarisch zwei Fallkonstellationen, in denen die Depression als Verlaufstyp einer schweren reaktiven Belastung zu verstehen ist. Unsere Fallbeispiele stammen aus Bering (2011) und beschreiben die Situationstypen Migration und Schwerstpflege von Angehörigen.

In den 1990er-Jahren haben wir häufiger Patienten aus dem depressiven Spektrum gesehen, die im Zweiten Weltkrieg aus Ostpreußen, Pommern oder Schlesien flüchten mussten. In den Jahren zwischen 1943 und 1945 wurden die Ostgebiete durch die rote Armee besetzt und die Deutschstämmigen wurden gegen Kriegsende entweder umgesiedelt oder vertrieben. Häufig vollzog sich die Flucht in mehreren Etappen. So berichtet ein Proband, dass er 1945 aus Niederschlesien geflohen und kurz vor Dresden »in den Kessel« geraten sei. 1946 sei er schließlich im Oberbergischen angekommen. Wir fragen uns, ob sich hinter dieser Historie eine Psychodynamik entfaltet, die für die Entwicklung einer depressiven Störung eine Bedeutung hat. Möglicherweise hat die großdeutsche Expansion der Kaiserzeit und die Größenfantasien der nationalsozialistischen Bewegung durch ihr Scheitern Identitätsprobleme unter Deutschstämmigen geschaffen, die sich im Verlauf des Lebenszyklus als Risikofaktor für psychiatrische Erkrankungen herausstellen. Der soziale Bezugspunkt zur Heimat geht nach der Flucht verloren. Die Rückkehr in die Heimat war durch den Eisernen Vorhang nicht möglich. In der neuen Heimat sind viele trotz Deutschstämmigkeit fremd geblieben. Somit mussten die Heimatvertriebenen als Deutsche nach Deutschland fliehen, ohne in ihrer neuen Heimat wirklich als Deutsche anerkannt zu werden. Mit dem steigenden Bedürfnis nach Beheimatung in der zweiten Lebenshälfte reift diese Konstellation zum Risikofaktor für die Entwicklung von Depressionen aus; die Depression fällt in diesen Fällen nur scheinbar vom Himmel. Es kann sich also um eine Reaktualisierung einer psychotraumatologischen Ätiologie handeln, die phänotypisch einen depressiven Verlauf zeigt.

Die Geburtenjahrgänge der Heimatvertriebenen sind überwiegend verstorben; vielleicht sollten wir aber die Bedeutung von Flucht und Vertreibung für die Entwicklung depressiver Störungsbilder in unseren Lehrbüchern festhalten. Mit dem Balkan-Krieg der 1990er-Jahre, der Flüchtlingskrise von 2015 sowie dem derzeitigen Ukraine-Krieg hat die Thematik große Aktualität. Auf dieser Grundlage können wir in Zukunft mit Patienten besser umgehen, die z. B. im Zuge der ethnischen Heimatvertreibung im ehemaligen Jugoslawien ein vergleichbares Schicksal getroffen hat. Einige Kliniken haben bereits begonnen, sich dieser Problemstellung in Migrationssprechstunden zu stellen.

Wenden wir uns einem weiteren Beispiel aus der speziellen Psychotraumatologie zu. Im psychiatrischen Kontext machen wir häufig die Beobachtung, dass Patienten nach der Pflege ihrer Angehörigen schwere Depressionen entwickeln. Häufig stehen Verlust- und Versagungsgefühle im Mittelpunkt der Erlebniszustände, die gelegentlich in suizidalen Erlebniszuständen aufgehen. Typischerweise tritt die schwere depressive Entwicklung mit einiger Latenz erst nach dem Tod des Gepflegten auf. Die Verantwortung für das Überleben einer Bezugsperson führt dazu, dass die Grenzen der eigenen Verwirklichung unscharf werden. Die Frage über Leben und Tod des Gepflegten wird zur Frage des eigenen Selbst. Tritt der Verlust ein, so gehen Anteile des Selbst verloren, die häufig depressive Störungen mit und ohne zeitliche Latenz auslösen können. Ob man in diesem Zusammenhang von einer komplexen PTBS sprechen kann, hängt sicherlich stark von dem sonstigen psychotraumatologischen Kontext ab.

Trotz unserer Ausführungen bleibt das Kernproblem ungelöst. Die Gruppe der depressiven Störungen ist sehr heterogen und die ätiologischen Bezugspunkte zur Entstehung dieser Depressivität sind sehr komplex. Dennoch machen die Fallbeispiele deutlich, dass die psychotraumatologische Ätiologie betrachtet werden muss. Hierbei ist bei Altersdepressionen die Wechselwirkung zwischen der Psychotraumatisierung und Lebenszyklus zu beachten. Manchmal gewinnen wir aus diesem Blickwinkel wichtige Hinweise, warum erst zu einem späteren Lebenszeitpunkt Psychotraumata der Kindheit und Jugend symptomatisch werden. Hierbei kann die Symptomtrias der PTBS sekundär und die Entwicklung einer depressiven Störung maßgeblich sein. In der Summe müssen wir auch bei der Beurteilung depressiver Störungsbilder die psychotraumatologische Ätiologie im Auge behalten. Ist die Relevanz der Psychotraumatologie erkannt, so hat die Traumatherapie auch für die Behandlung des Störungsbildes große Bedeutung. Wir sollten diese neue Erkenntnis sinnvoll mit den bewährten pharmakologischen Behandlungsstrategien verknüpfen. Vielleicht hilft uns dieser Ansatz, um die ätiologische Orientierung in der Fallkonzeption mit dem Verlaufskonzept zu kombinieren.

1.8.6 Störungen durch Substanzgebrauch, Verhaltenssüchte – der abhängige Verlaufstyp

Alle Abhängigkeitssyndrome werden in der ICD-11 unter 6C4* als Störungen durch Substanzgebrauch oder Verhaltenssüchte subsumiert. Analog zur ICD-10 werden mit der zweiten Ziffer die unterschiedlichen psychotropen Substanzen (Alkohol, Opiate usw.) differenziert. In der ICD-11 werden wie bisher Abhängigkeitserkrankungen und schädlicher Gebrauch unterschieden. Analog zum DSM-5 und analog zur ICD-10 werden folgende Kriterien definiert:

1. Starker Konsumdrang
2. Kontrollverlust
3. Toleranzentwicklung
4. Auftreten von körperlichen Entzugssymptomen
5. Vernachlässigung anderer Interessen zugunsten des Substanzkonsums
6. Anhaltender Substanzkonsum trotz des Nachweises eindeutiger schädlicher Folgen

Im Unterschied zur ICD-11 werden die sechs Diagnosekriterien in drei Paaren gebündelt, von denen künftig zwei Paare erfüllt sein müssen, wobei nur ein Kriterium erfüllt sein muss. In der bisher größten multinationalen Studie in zehn Ländern zur Konkordanz der Diagnosesysteme wurde unter Verwendung der ICD-11 die Diagnose der Alkoholabhängigkeit ca. 10 % häufiger gestellt als mittels ICD-10 (Chung et al. 2017). Heinz et al. (2022) stellen die Frage, ob hieraus beispielsweise negative soziale Auswirkungen für die Betroffenen im Sinne einer unangemessenen Pathologisierung resultieren. Für unsere Belange ist relevant, dass die ICD-11 die Spielsucht (auch das digitale gambling) unter das Kapitel der Verhaltenssüchte gefasst hat.

Abhängigkeitserkrankungen gehen im klinischen Alltag häufig einher mit Anpassungsstörungen, depressiven Syndromen, Persönlichkeitsstörungen und Psychosen; in einigen Fällen entstehen sie als Konsequenz einer PTBS. In den deutschsprachigen Standardwerken, die sich mit den Folgen von Traumatisierung beschäftigen, findet das Psychotrauma als ätiologisches Moment von Abhängigkeitserkrankungen Beachtung. Beispiele sind die Arbeiten von Lüdecke et al. (2004) oder Celenk et al. (2015), die sich systematisch mit diesem Thema beschäftigen. Einige Abhängigkeitserkrankungen erweisen sich in diesen Studien als ein Verlaufstyp einer Psychotraumastörung. Die Betroffenen setzen sich mit Intrusionen und Übererregungssymptomen auseinander und stützen sich dabei auf psychotrope Substanzen. Manche versuchen auch, den Symptomen des Hypoarousals psychotrope Substanzen entgegenzusetzen. Dieser Heilungsversuch kann zu einer Abhängigkeits- oder Missbrauchsproblematik führen, die phänomenologisch die PTBS überlagert.

In der folgenden modifizierten Fallvignette aus Bering et al. (2008) lässt sich dieser Zusammenhang erläutern.

Fallbeispiel 5: Tod des Vaters

(ICD-11: 6C40.2 Alkoholabhängigkeit; 6B41 komplexe PTBS)

Herr P. ist gebürtig aus Oberschlesien und dort aufgewachsen. Sein Vater hatte sich in seiner Jugend erhängt. Als Erwachsener ist er gemeinsam mit der Mutter nach Deutschland gekommen.

Herr P. befand sich mehrfach in suchtspezifischer Behandlung; es kam zu keiner durchgreifenden Stabilisierung. Die weiterführende Behandlung erfolgt nun mit einem psychotraumatologischen Ansatz. Anlass für diese Kurskorrektur ist die persistierende psychotraumatologische Symptomatik, die am besten mit folgenden Worten des Patienten charakterisiert werden kann: »Ich bin viel alleine gewesen und habe andauernd über den Tod meines Vaters grübeln müssen. Ich habe fast 3 Tage lang nur getrunken, um die Erinnerung und die Schlafstörungen mit den furchtbaren Albträumen in den Griff zu bekommen«. Darüber hinaus beklagt Herr P. die Zersplitterung seiner Familie. Er leidet besonders unter der Trennung von seinen Kindern. Bei seinem Arbeitgeber ist Herr P. sehr geschätzt. Er selbst fühlt sich wenig wert, leidet unter seinen starken Gefühlsausbrüchen und weiß nicht mehr, an wen er sich wenden soll.

Bei dem suchtkompensatorischen Verlaufstyp haben wir es mit einer speziellen Ätiopathogenese zu tun. Die Verfestigung der Abhängigkeit beruht in diesem Fall auf einer komplexen PTBS. Phänotypisch sind – wie in unserem Fallbeispiel – die Psychotraumata der Vergangenheit mit intrusiven Bildern der Gegenwart verbunden. In der Konfigurationsanalyse der Erlebniszustände wird deutlich, dass der Alkoholkonsum als Hilfsmittel genutzt wird, Abwehrmanöver einzuleiten, damit die Reinszenierung des psychotraumatischen Erlebniszustandes gemieden wird. Der Alkoholkonsum dient der Selbstmedikation, Intrusionen abzumildern. Als Folge des Alkoholismus entwickeln alle Patienten Sekundärschäden, die in der Nervenheilkunde und Allgemeinmedizin ausführlich beschrieben sind. Mit der zunehmenden Verfestigung der Abhängigkeitsproblematik biologisiert das Störungsbild. Je mehr der Verlauf chronifiziert, umso schwieriger kann es sein, den Ätiotyp des suchtkompensatorischen Verlaufes zu identifizieren.

Wir konstatieren, dass die Suchtmedizin nicht immer die ätiologische Bedeutung von Psychotraumata angemessen gewürdigt hat. Unser Modell soll dazu dienen, therapeutisch zielführende Wege einzuschlagen, wenn sich ein Zusammenhang zwischen Traumatisierung und Abhängigkeit offenbart. In einigen Fällen sind Traumatherapien im engeren Sinne indiziert. Kliniker unterscheiden in Deutschland die Entgiftungsbehandlung, die Motivationsbehandlung und die Entwöhnung sowie Adaptation. Die letzten beiden fallen unter das Dach der Rehabilitation.

Die Behandlung und Rehabilitation bei Alkoholabhängigkeit und bei Abhängigkeit von illegalen Drogen unterscheiden sich. Die Entscheidung für eine Traumatherapie setzt voraus, dass eine erfolgreiche Entgiftung und Entwöhnung durchgeführt worden ist. Traumatherapien sind kein Ersatz für suchtspezifische Behandlungsstrategien. Traumatherapien dürfen Betroffenen keinen Raum geben, die Notwendigkeit einer Entgiftung oder Entwöhnung zu verleugnen. Eine Gemeinsamkeit der Sucht- und Traumatherapie ist es, den Patienten zu stärken, Strategien der Selbstregulation zu erlernen und diese eigenverantwortlich anzuwenden.

1.8.7 Schizophrenie, andere primäre psychotische Störungen – der psychotische Verlaufstyp

Der wechselseitigen Beziehung von psychotischen Symptomen und Psychotraumen werden wir uns schrittweise nähern. Zunächst soll es um die nosologische Ordnung der sogenannten Schizophrenie und der anderen primären psychotischen Störungen in der ICD-11 gehen.

Schizophrenie ist durch Störungen in mehreren mentalen Modalitäten gekennzeichnet. Die ICD-11 unterscheidet die Schizophrenien (6A20) und schizoaffektiven Störungen (6A21) von der schizotypen Störung (6A22), akuten vorübergehenden psychotischen Störung (6A23) sowie der wahnhaften Störung (6A24). Im Unterschied zur ICD-10 können mit der Kategorie 6A25 »Symptomatische Manifestationen primärer psychotischer Störungen« zur Charakterisierung des aktuellen klinischen Bildes bei Personen verwendet werden. Der Verlauf und die Ausprägung der Schizophrenien bekommen durch die tiefere Gliederung in der ICD-11 ein größeres Gewicht.

Für unsere Zwecke rekapitulieren wir die Historie, dass die Gruppe der Schizophrenien zu den endogenen Psychosen gehört. Von dieser Gruppe hat Kurt Schneider (1992) angenommen, dass es sich um eine körperlich begründbare Krankheit handelt. Die Bedeutung der biologischen Ätiologie ist gut untersucht und tragend für die diagnostischen und pharmakologischen Behandlungsleitlinien. Die Diskussion um endogene und exogene Faktoren konvergiert inzwischen zur Anerkennung der multifaktoriellen Genese von Schizophrenien.

Die schizotypen und wahnhaften Störungen sind ätiologisch sehr heterogen und beschreiben Störungsbilder, die phänomenologische Schnittmengen zu den schizophrenen Störungen aufweisen. Die akute vorübergehende psychotische Störung (6A23) hat eine Schnittmenge zur früheren Bezeichnung der reaktiven Psychose. Unter der wahnhaften Störung (6A24) versteht man die klassische Paranoia. Die ätiologische Zuordnung der schizotypen Störungsbilder ist strittig. Aufgrund der phänomenologischen Verwandtschaft werden sie gemeinsam mit den schizophrenen Störungen im engeren Sinne in der ICD-11 unter 6A2* klassifiziert. Die Beziehung zwischen Psychotraumatologie und schizophrenen Störungen ist zwischenzeitlich besser erforscht.

- Dieses Thema werden wir in zwei Schritten darstellen: Im ersten Schritt beschreiben wir die Phänomenologie des psychotischen Verlaufstyps einer (komplexen) PTBS.
- Im zweiten Schritt beschäftigen wir uns mit der Frage, welche Bedeutung die Psychotraumatologie für schizophrene Störungen hat.

Hierbei interessiert uns besonders, welche therapeutischen Indikationen damit verbunden sind. In diesem Kontext haben wir uns in Bering und Kamp (2009) genauer mit der Indikation und Kontraindikation von Neuroleptika beschäftigt. Als Einstieg beleuchten wir folgendes Fallbeispiel aus Bering et al. (2006):

Fallbeispiel 6: Gasexplosion
(ICD-11: 6B40 klassische PTBS; 6A25.0 symptomatische Manifestationen einer psychotischen Störung)
Der Ingenieur Herr F. erlebte auf einem Kontrollgang eine Gasexplosion mit schweren Folgen. Seitdem leidet er unter unauslöschbaren Erinnerungsbildern über das Unfallereignis. Die Intrusionen zeichnen sich durch ein Binnenerleben aus, in denen er den Moment der Explosion immer wieder durchlebt und Flammen vor sich sieht. Betritt unser Patient einen fremden Raum, so wird eine Blickwendung (Orientierungsreaktion) ausgelöst. Er muss sich vergewissern, dass keine Stromleitungen frei liegen, die seine Sicherheit gefährden könnten. Er hat ein ausgeprägtes Vermeidungsverhalten entwickelt. Seiner Arbeit kann er nicht mehr nachgehen. Er leidet unter Übererregungssymptomen. Hierzu gehören z.B. Konzentrationsschwierigkeiten, eine erhöhte Schreckhaftigkeit und Schlafstörungen. Genauer betrachtet leidet er sowohl unter Ein- als auch Durchschlafstörungen (Insomnien). Vereinzelt kommt es zu parasomnischen Verhaltensweisen, für die er keine Erklärung findet. So wacht er z.B. morgens neben seinem Bett auf dem Fußboden auf und kann sich nicht erklären, wie es zu der nächtlichen Umbettung gekommen ist. Gelegentlich – wenn er nicht schlafen kann –, gerät er in einen dissoziativen Zustand und steht am Fenster; mit versteinertem Blick schaut er auf den Rhein. Er entwickelt Todesfantasien und pseudohalluzinatorische Beziehungsideen zu seinem verstorbenen Vater. Sein Zahnarzt hat ihn auf Zähneknirschen (Bruxismus) aufmerksam gemacht.

Wir stellen fest, dass wir in diesem Fallbeispiel die Symptomtrias der klassischen PTBS identifizieren können, die in einem engen Zusammenhang mit einem Ereigniskriterium steht. Wir konstatieren: Es handelt sich um eine klassische PTBS mit schwerer Insomnie und psychotischen Anteilen, die ätiologisch dem traumatischen Ereignis zuzuordnen sind. Analog zur ICD-10 bezeichnet die ICD-11 diese reaktive Verlaufsform als eine psychotische Störung mit Positivsymptomen (6A25.0). Grundsätzlich stehen wir vor der Frage, wie anhaltende psychotische Symptome als Verlaufstyp einer Traumafolgestörung in der ICD klassifiziert werden könnten. Die akute vorübergehende psychotische Störung war durch das Zeitkriterium immer ausgeschlossen. Alternativen gab es in der ICD-10 nicht. Unser Lösungsvorschlag für die Klassifikation nach der ICD-11, auf die symptomatischen Manifestationen (6A25) auszuweichen, gerät in Konflikt mit der Bedingung einer primären Genese der Psychose; auf der anderen Seite versteht die ICD-11 unter »primär« den Ausschluss von hirnorganischen bzw. substanzinduzierten Ursachen.

Jetzt beschäftigen wir uns mit der Frage, welche Bedeutung die Psychotraumatologie für die Schizophrenien hat. Hierfür möchten wir ein Fallbeispiel aus Bering (2011) geben, das deutlich macht, wie eindrucksvoll die primär schizophrenen Störungen mit der Psychodynamik der Psychotraumatologie in Wechselwirkung tritt.

Fallbeispiel 7: Heilserwartung

(ICD-11: 6A20.1 Schizophrenie, mehrfache Episoden; 6B41 komplexe PTBS)

Die Mutter unseres Patienten ist frühzeitig verstorben, sodass er mit drei älteren Brüdern und seinem Vater groß geworden ist. Der Vater neigte zu Gewalttätigkeit und die Brüder haben dieses Muster übernommen und auf ihren jüngsten Bruder übertragen. Viele tätliche Auseinandersetzungen haben sich gezielt auf unseren Patienten gerichtet. Er war das schwächste Glied in der Familie. Aus systemischer Sicht wurde der Verlust der Mutter durch innerfamiliäre Gewalt ausgelebt. Anfang 20 erkrankte unser Patient an einer schweren Psychose. Er litt unter paranoiden Ängsten, verließ das Haus, vagabundierte und ließ keinen Kontakt mehr zu seiner Familie zu. Im Kern war dieses Verhalten verständlich; in der Ausgestaltung entwickelte er ein manifestes Wahnsystem mit einer durchschlagenden Wahndynamik, die selbst einem erfahrenen Psychiater den Atem stocken ließ. So war er z. B. der Überzeugung, dass eine größere Summe Geld auf einem Konto einer bestimmten Bank in seiner Heimatstadt hinterlegt sei. Mit einer imaginären Bankangestellten dieser Filiale stand er über dialogisches Stimmenhören ständig in Kontakt.

Nach seiner Vorstellung hat diese Bankangestellte das Konto für ihn verwaltet. Mit dieser Wahnvorstellung suchte er zu dieser Angestellten Kontakt, ging in die Bank und verlangte von ihr, dass sie ihn auszahle.

Das psychotraumatische Profil ist auffällig. In dem geschilderten Fallbeispiel handelt es sich keineswegs um einen Banküberfall, sondern um eine wahnhafte »Heilserwartung«, in der unser Patient den Verlust der Mutter durch die Bankangestellte ersetzt. Die Situation in der Bank eskalierte, und es kam zu einem Polizeieinsatz mit anschließender Einweisung in eine geschlossene psychiatrische Abteilung. Die Psychose nahm einen schwerwiegenden Verlauf, remittierte zögerlich und exazerbierte in regelmäßigen Abständen. Ohne eine antipsychotische Medikation war sie nicht zu beeinflussen. Traumadynamisch kompensierte der Patient den Verlust der Mutter durch ein wahnhaftes Schema der Heilserwartung; die Heilserwartung verkörpert das reparative traumakompensatorische Schema im Sinne: »Meine Bankangestellte wird sich um mich kümmern; sie versorgt mich mit Geld und verwaltet es«.

An der Diagnose der schizophrenen Störung besteht in diesem Fall kein Zweifel. Wenn auch zögerlich, so remittierte die Psychose im Zuge einer klassischen Schizophreniebehandlung. Dieses Fallbeispiel liegt mittlerweile über 25 Jahre zurück. In psychiatrischen Kliniken waren damals keine Traumatherapien etabliert, sodass wir leider nicht berichten können, ob ein psychotraumatologischer Ansatz in diesem Fall geholfen hätte oder nicht. Nach heutigem Kenntnisstand würden wir das Störungsbild durchaus als schizophrene Störung und eine komplexe PTBS verschlüsseln können. Ausführlicher verweisen wir auf den Unterschied zwischen schizophrenen Psychosen und psychotischem Verlaufstyp unter ▸ Kapitel 5.10 in Verbindung mit dem Fallbeispiel 3 Täterintrojekte in Kapitel 1.8.3.

1.8.8 Angststörung – der ängstliche Verlaufstyp

Angststörungen haben eine enge Beziehung zur PTBS/komplexen PTBS. Auf der phänomenologischen Ebene gibt es eine große Überlappung zwischen der PTBS/komplexen PTBS und phobischen bzw. sonstigen Angststörungen, die auf die enge Verwandtschaft der Kernsymptome des Wiedererlebens und des Hyperarousals zurückzuführen ist. Wir erinnern uns, dass die PTBS im DSM-IV noch unter den Angststörungen aufgeführt wurde. In der ICD-11 erhalten Angststörungen ein neues Gesicht und werden als Angst- oder furchtbezogene Störungen unter 6B0* kodiert. Nach der ICD-11 sind

> »Furcht und Angst [...] eng miteinander verbundene Phänomene; Furcht ist eine Reaktion auf eine wahrgenommene unmittelbare Bedrohung in der Gegenwart, während Angst eher zukunftsorientiert ist und sich auf eine wahrgenommene erwartete Bedrohung bezieht.« (World Health Organisation, o.J., o.S.)

Analog zur ICD-10 unterscheidet die ICD-11 generalisierte Angststörung (6B00), Panikstörung (6B01), Agoraphobie (6B02), spezifische Phobie (6B03) sowie soziale Ängste (6B04). Trennungsangststörung (6B05) und selektiver Mutismus (6B06) sind Neuzuordnungen. Aus Sicht der Psychoanalyse beruhen Angststörungen in der Regel auf Konflikten, reaktiven Belastungsmomenten oder speziellen Varianten von Abwehrmechanismen. Aus Sicht der Verhaltenstherapie sind Angststörungen an Lernerfahrungen gebunden.

Aus Sicht der Psychotraumatologie verstehen wir unter dem ängstlichen Verlaufstyp die Zuspitzung von ängstlichen Symptomen als Ausdruck des Hyperarousals. Das Kernsymptom der PTBS/komplexen PTBS »Wiedererleben« bildet mit dem Kernsymptom des Hyperarousals ein Reiz-Reaktions-Paar. Hierbei können die Symptome im Sinne einer generalisierten Angst einen latenten Bezug zum traumatischen Auslöser haben, sie können auch als spezifische Phobie einen engen Bezug zu traumarelevanten Stimuli haben. Das Konzept ist durchaus zu verstehen als vegetative Übersteuerung ängstlicher Symptome. Es ist nicht mit Intrusionen zu verwechseln, worunter wir die gedächtnisassoziierten Phänomene verbinden. Hier liegt der zentrale Unterschied zwischen der Konzeption der PTBS/komplexen PTBS als Angststörung bzw. als Gedächtnisstörung. Das Hyperarousal kann als vegetative Reaktion auf ein Erinnern verstanden werden oder als Erregung, die Bestandteil der Intrusion selbst ist.

Da aus phänomenologischer Sicht die Kernsymptome einer PTBS/komplexen PTBS eine so enge Beziehung zu den Angstsymptomen haben, bieten unsere Fallbeispiele gute Referenzen. Wir sprechen dann von einem ängstlichen Verlaufstyp, wenn die spezifischen phobischen und agoraphobischen Symptome eine enge Kopplung zum genetischen Verlauf der Störung haben.

Phobische und agoraphobische Symptome können häufig als Symptomvariante im Verlaufsmodell identifiziert werden, weil das Reiz-Reaktions-Muster bei phobischen Störungen relativ bewusst verarbeitet wird. Die generalisierte Angststörung ist häufig weniger eindeutig in Verbindung mit der Psychotraumatisierung zu sehen. Ähnlich ist es mit Panikattacken, die aus dem »Nichts« eintreten. Angst ist ein Symptom der PTBS/komplexen PTBS selbst. Abhängig von der Fallkonstellation können sich Verläufe generalisierter Angstzustände, phobische Varianten und Angststörungen mit Panikattacken entwickeln. Psychodynamisch hat die Angst eine enge Beziehung zum Traumaschema und traumakompensatorischem Schema. Aus der Perspektive des Traumaschemas sind traumaassoziierte Stimuli Auslöser der Angst; aus Sicht des traumakompensatorischen Schemas ist eine erhöhte Angstbereitschaft als präventive Strategie zu verstehen. Erhöhte Angstbereitschaft sichert Früherkennung, um die Retraumatisierung abzuwenden. Gute Beispiele finden sich z. B. bei Lokführern, die erstmalig einen Personenschaden erlebt haben. Sie fahren weiter mit erhöhter Angstbereitschaft, die sich bei einem wiederholten Personenschaden zu einer PTBS vom ängstlichen Verlaufstyp entwickelt.

1.8.9 Zwangsstörungen – der zwanghafte Verlaufstyp

Eine größere Herausforderung stellt sich bei der Frage, ob es eine Beziehung zwischen Trauma- und Zwangsstörungen gibt, da Zwangsrituale selbst nicht Bestandteile der Kernsymptome einer PTBS/komplexen PTBS sind. In der ICD-11 werden sie als eigenständige Zwangsstörung oder verwandte Störungen unter 6B20 kategorisiert. Zwangsstörungen haben in der ICD-11 ein neues Gesicht. Während in der ICD-10 Zwangsgedanken und Verhaltensweisen unterschieden werden, ist nach der ICD-11 ein durchaus differenzierteres Bild gegeben. Nach der ICD-11 stehen

> »kognitive Phänomene wie Zwangsvorstellungen, aufdringliche Gedanken und Grübeleien […] im Mittelpunkt einer Untergruppe dieser Erkrankungen (d.h. Zwangsstörungen, körperdysmorphe Störungen, Hypochondrie und olfaktorische Referenzstörung) und werden von verwandten wiederkehrenden Verhaltensweisen begleitet.« (o.S.)

Es werden Zwangsstörung (6B20), körperdysmorphe Störung (6B21), Eigengeruchswahn (6B22), Hypochondrie (6B23), pathologisches Horten (6B24) und körperbezogene repetitive Verhaltensstörungen (6B25) aufgeführt.

So klassifiziert die ICD-11 Störungen, bei denen die Betroffenen zwanghaft eigene Körpermerkmale als störend auffassen. Gleichsam kann jetzt zwanghaft wahrgenommener Eigengeruch klassifiziert werden. Während die Hypochondrie in der ICD-10 noch unter den somatoformen Störungen (F45.2) klassifiziert wurde, ist nach Auffassung der Autoren der ICD-11 die Hypochondrien Zwangssymptomen zuzuordnen. Ebenfalls wird durch die Aufnahme des pathologischen Hortens sowie der körperbezogenen repetitiven Verhaltensstörung (z.B. an den Haaren ziehen) eine eigene Gruppe gewidmet.

Einige Studien weisen auf den Zusammenhang zwischen Traumatisierung, PTBS/komplexer PTBS und Entwicklung von Zwangssymptomen hin. Dieser Zusammenhang ist z.B. für sexualisierte Gewalt (Hartl et al. 2005) sowie emotionale Vernachlässigung und körperliche Gewalt in der Kindheit nachgewiesen (Lochner et al.

2002). Aus psychodynamischer Sicht verbirgt sich hinter der Zwangssymptomatik in einigen Fällen die Vollendungstendenz traumatischer Lebenserfahrung. Wir rekapitulieren unser Modell der unterbrochenen Handlung (▸ Kap. 1.7.1). Psychotraumata entstehen dann, wenn keine Schemata zur Verfügung stehen, die traumatische Situation zu assimilieren. Im Verarbeitungszyklus nach Mardi Horowitz alternieren Vermeidungs- und Erregungssymptome, ohne dass assimilationsfähige Schemata generiert werden. Manchmal treffen wir z. B. Unfallopfer an, die immer wieder die Unfallstelle aufsuchen. Hinter diesem Verhalten kann sich die Hoffnung verbergen, einen Hinweis zu finden, warum es z. B. zu dem furchtbaren Unfall gekommen ist. Dieser Wiederholungszwang kann also eine Variante des ätiologischen Teils des traumakompensatorischen Schemas sein. Wesentlich häufiger sehen wir den ritualisierten Duschzwang nach Vergewaltigungen. Es handelt sich hierbei um ein dysfunktionales reparatives traumakompensatorisches Schema. Da das Zwangsritual keinen Handlungsabschluss nach sich zieht, setzt der Zwang immer wieder ein. Die Verschiebung dieses Zwangsrituals auf ein anderes Objekt kann dazu führen, dass auf den ersten Blick die Beziehung zur psychotraumatologischen Ätiologie verloren gegangen ist. In diesem Fall hat sich das Symptom phänotypisch von den Kernsymptomen der PTBS abgekoppelt; ätiologisch ist jedoch zu prüfen, ob die Psychotraumatologie einen entscheidenden Anteil an der Genese hat. Vielleicht ist es in einigen Konstellationen hilfreich, den Patienten das Traumamodell zur Entstehung von Zwangssymptomen anzubieten. Mit der psychotherapeutischen Integration traumatischer Lebenserfahrungen haben wir in speziellen Fällen eine gute Aussicht, Zwangssymptome aufzulösen. Fallbeispiele für den anankastischen Verlaufstyp sehen wir z. B. auch in der Forensik. So ist die enge Beziehung von erlebter Traumatisierung und Gewalttaten und ausgeübter Gewalttat gut beschrieben. Stiels-Glenn (2002) identifizierte in diesem Zusammenhang 80 % der von ihm untersuchten Delinquenten aus dem Maßregelvollzug als Opfer traumatischer Kindheitserlebnisse. Über die retrospektiv ermittelten Prävalenzraten hinausgehend, konnten prospektive Studien belegen, dass misshandelte und vernachlässigte Kinder ein höheres Risiko aufweisen, im Jugend- und Erwachsenenalter strafrechtlich verurteilt zu werden (z. B. Lansford et al. 2007). Immer dann, wenn die Wiederholung der Traumatisierung zum Wiederholungszwang geworden ist, bietet das Konzept des anankastischen Verlaufstyps ein psychotraumatologisches Modell, das die phänotypische Zwangsstörung genotypisch psychotraumatologisch begründet ist. Therapeutische Interventionen zielen darauf ab, Alternativen für den Wiederholungszwang zu bieten. Die Zwangssymptome haben somit eine enge Beziehung zum traumakompensatorischen Schema und Traumaschema. Die Zwangssymptome bringen traumaassoziierte Symptome unter »Kontrolle«; der Motor für die Symptomatik ist in der Vollendungstendenz begründet.

1.8.10 Essstörungen – der essgestörte Verlaufstyp

In der ICD-11 stehen die Essstörungen für sich. Die Mischkategorie der Verhaltensauffälligkeiten bei körperlichen Störungen und Faktoren und Verhaltensauffälligkeiten in Verbindung mit körperlichen Störungen und Faktoren (F5) wurde aufgegeben. Nach der ICD-11 umfassen Fütter- und Essstörungen abnormes

> »Ess- oder Fütterverhalten, das nicht durch einen anderen Gesundheitszustand erklärt werden kann und nicht entwicklungsgerecht oder kulturell sanktioniert ist. Bei Fütterungsstörungen handelt es sich um Verhaltensstörungen, die nicht mit dem Körpergewicht und der Körperform zusammenhängen, wie z. B. das Essen von nicht essbaren Substanzen oder das freiwillige Erbrechen von Lebensmitteln. Essstörungen umfassen abnormales Essverhalten und die Beschäftigung mit dem Essen sowie ausgeprägte Bedenken hinsichtlich des Körpergewichts und der Körperform.« (o. S.)

Einigen Störungsbildern dieser Kategorie wurde wissenschaftlich besondere Aufmerksamkeit geschenkt. Hierzu würde ich z. B. die Anorexia nervosa (6B80) und Bulimia nervosa (6B81) sowie das Binge-Eating (6B82) zählen. Über sie ist viel geschrieben worden.

Nach Auffassung von einigen Autoren (z. B. Fairburn et al. 1999) kommen Psychotraumatisierungen in dieser Gruppe von Essstörungen häufiger als in der Durchschnittsbevölkerung vor – allerdings zeigen sich Hinweise, dass sie für Bulimie-Kranke sogar häufiger vorkommen als bei einer Vergleichsstichprobe mit anderen psychischen Störungen. Wenn wir uns von der Betrachtung der spezifischen Essstörungen Anorexia nervosa, Bulimie und Binge-Eating lösen, so gewinnt aus klinischer Sicht die Psychotraumatologie an Bedeutung.

Zu den spezifischen Essstörungen:

- Übergewicht: Übergewicht ist mit Impuls- und Affektstörungen (z. B. Borderline-Persönlichkeitsstörung) assoziiert. Der präventive Anteil des traumakompensatorischen Schemas besteht in der Vorstellung der Betroffenen darin, dass Unattraktivität vor Missbrauch schützt. Dieses Phänomen ist insbesondere in Verbindung mit der emotional-instabilen Persönlichkeitsstörung weit verbreitet.
- Essanfälle/Bulimie: In anderen Fällen bringen wir induziertes Erbrechen mit psychotraumatologischen Erlebniszuständen in Verbindung (Bulimie und Binge-Eating). Diätetische Weisungen arbeiten gegen das traumakompensatorische Schema an und stören die therapeutische Beziehung. Hier können dialektische Interventionen sehr wirksam sein, Übergewicht anzusprechen, ohne die Person zu kränken. So könnte das Übergewicht als vorbeugende Selbstmaßnahme gedeutet werden, um unattraktiv zu sein und von sich und anderen Abstand zu halten. In der therapeutischen Arbeit ginge es um alternative Lösungswege, um sich sicher zu fühlen.
- Von Bulimie Betroffene haben ihre Essanfälle, um bedrohliche Ego-States zu übertönen; induziertes Erbrechen ist mit Schuld und Scham verknüpft. Es handelt sich um den Versuch, die »Introjekte« wieder auszuspucken. Wir empfehlen, gezielt zu fragen, ob Erbrechen z. B. mit Ekelgefühl verbunden ist. Es kann z. B. in Verbindung mit erzwungenem Oralverkehr zusammenhängen.
- Anorexie: Eine enge Beziehung zwischen Anorexie und Psychotraumatisierung ist umstrittener. Aus unserer klinischen Erfah-

rung ist der Zusammenhang wesentlich weniger häufig als bei der Adipositas oder der Bulimie. Hier leistet eine genaue Exploration wertvolle Dienste. Ist die Anorexie Ausdruck einer komplexen PTBS oder ist sie primär eine Körperschema- und Selbstwahrnehmungsstörung?

1.8.11 Neurokognitive Störungen – der demenzielle Verlaufstyp

In der Regel dominiert die Diagnose einer Demenz die therapeutische Haltung. In diesem Kapitel stellen wir uns die Frage, unter welchen Voraussetzungen Demenzen in Verbindung mit der Psychotraumatologie zu sehen sind.

In der ICD-11 werden Demenzerkrankungen unter »Neurokognitive Störungen« (6D8*) zusammengefasst. Es handelt sich um ein Krankheitsbild, das den sogenannten hirnorganischen Psychosyndromen zugeordnet ist. Die biologische Ätiologie steht somit im Vordergrund. Die ICD-11 unterscheidet insbesondere die Demenz bei Alzheimerkrankheit (6D80) und die vaskuläre Demenz (6D81). Die anderen Kategorien bezeichnen eine Vielzahl unterschiedlicher Syndrome, die aus Sicht der Psychotraumatologie in den Hintergrund treten können. In der Regel zeichnen sich Demenzen phänomenologisch durch einen chronisch progredienten Verlauf aus. Psychopathologisch stehen Einbußen der Mnestik (Erinnerungsvermögen), Orientierungsfähigkeit, Denk- und Handlungszerfahrenheit und progrediente Pflegebedürftigkeit im Vordergrund. Im klinischen Kontext sind Demenzen eine Domäne der Gerontopsychiatrie, Gerontologie, Neurologie und Inneren Medizin. Einschlägige Lehrbücher (z. B. Huber 1994) haben sich mit diesem Thema ausführlich beschäftigt, sodass wir uns an dieser Stelle auf psychotraumatologische Aspekte beschränken können.

Wie kann die Wechselwirkung zwischen psychotraumatischer Lebensbelastung und demenziellem Abbau verstanden werden? Mit dem demenziellen Prozess geht die Fähigkeit verloren, neue Gedächtnisinhalte zu kontextualisieren. Hierunter leiden kompensatorische Strategien, die psychotraumatologische Erlebniszustände der Vergangenheit zu bewältigen. Nicht selten kommt es unter den

Bedingungen der Krankenhausbehandlung (geschlossene Unterbringung, Fixierung oder Katheterisierungen) zu einer Reaktualisierungsdynamik. Es handelt sich um eine spezielle Variante einer Reaktualisierungsdynamik, die insbesondere mit hirnorganischen Abbauprozessen in Beziehung tritt. In dieser Konstellation kommt es in der Begegnung zwischen dem Kranken und dem Krankenhauspersonal zu Missverständnissen. Die psychotische Entgleisung der Person mit Beeinträchtigungs- und Verfolgungserleben stößt beim Krankenhauspersonal auf Unverständnis und das Krankenhauspersonal wird von der Person nicht mehr von Täterintrojekten differenziert. Strategien der Vernunft greifen nicht, da Demente nicht über die kognitiven Ressourcen verfügen, Erklärungen anzunehmen. Nicht selten eskaliert die Situation, und pharmakologische Interventionen oder Fixierungen werden erforderlich, um die Situation scheinbar zu deeskalieren.

Wir müssen also darüber nachdenken, wie wir demente Patienten in psychotraumatologischen Erlebniszuständen ansprechen. Wir können uns nicht auf ihre kognitiven Fähigkeiten stützen, sondern müssen eine Sprache finden, die sich an ihren Affekten orientiert und ihre Ängste adäquat aufgreift. Wir konstatieren, dass das Psychotraumageschehen in der Altersmedizin aus der Perspektive der spezifischen Ereigniskriterien und der Wechselwirkung zwischen demenziellem Abbau und reaktualisierten Traumata zu sehen ist. Diese Wechselwirkung entfesselt eingekapselte Erinnerungen an traumatische Erlebnisse. In psychotischen Zuständen kann es zu einem raptusartigen Wechsel von Vermeidung zu Erregung kommen.

Obwohl Demenzen vom vaskulären und Alzheimer-Typ primär auf eine hirnorganische Genese zurückzuführen sind, leistet die Psychotraumatologie Hilfestellung, den Umgang mit den Betroffenen zu erleichtern. Die Zeit, die zwischen Primärtraumatisierung und Reaktualisierung vergangen ist, gehört zum typischen Verlauf. Diese Latenz hat mit der langen erfolgreichen Abwehr durch Einkapselung/Sequestrierung der traumatischen Erfahrung zu tun, die im Zuge der demenziellen Abwehrschwäche plötzlich in ihrer ganzen Intensität wieder präsent wird.

1.8.12 Schlafstörungen – der schlafgestörte Verlaufstyp

Die Behandlung von Schlafstörungen hat im allgemeinmedizinischen und psychotherapeutischen Kontext eine große Bedeutung. In der Mannheimer Allgemeinarztstudie zeigte sich, dass 20 % der Erwachsenen in Deutschland unter Ein- und/oder Durchschlafstörungen bzw. nicht erholsamen Schlaf sowie unter den daraus resultierenden Beeinträchtigungen der Tagesbefindlichkeit über einen Zeitraum von 4 Wochen klagten (Hohagen et al. 1993). Bei etwa 4 % der Befragten bestand eine chronische Insomnie, die seit über einem Jahr die Alltagsbewältigung und Leistungsfähigkeit der Betroffenen massiv beeinträchtigte (Hajak 2001). Schlafstörungen zählen somit (neben Kopfschmerzen) zu den häufigsten psychosomatischen Beschwerden.

In der ICD-10 sind Schlafstörungen nur sehr grob und unsystematisch klassifiziert. Sie finden sich in verschiedenen Kapiteln (F, G, R) wieder. Aus diesem Grunde wurden Schlafstörungen in der ICD-11 in einem gemeinsamen Kapitel zusammengefasst (07 Sleep-wake disorders). Zur Systematik der ICD-11 gehören:

- Insomnische Störungen
- Hypersomnien
- Schlafbezogene Atmungsstörungen
- Störungen des zirkadianen Schlaf-Wach-Rhythmus
- Schlafbezogene Bewegungsstörungen
- Parasomnien

Typisch für Insomnien sind Klagen über Einschlafschwierigkeiten, häufiges Erwachen in der Nacht, Widereinschlafschwierigkeiten, Früherwachen, Klagen über unerholsamen und zu wenig Schlaf. Typisch für Hypersomnien sind ungewolltes Einschlafen oder Einnicken am Tage und das Gefühl, trotz ausreichender Schlafdauer andauernd schläfrig zu sein. Zu den Parasomnien gehören z. B. Schlafwandeln, Alpträume, Sprechen im Schlaf, Zähneknirschen oder dissoziative Phänomene mit nächtlichen Handlungssequenzen. Typisch für Störungen des zirkadianen Rhythmus sind Probleme, einen synchronisierten Schlafrhythmus aufrechtzuerhalten. Verzögerte oder vorverlagerte Schlafphasen sind die Folge.

Als Fallbeispiel ziehen wir den Ingenieur Herrn F. heran, der eine Gasexplosion überlebte (▸ Kap. 1.8.7). Er leidet unter verschiedenen Phänomenen der Schlaflosigkeit. Die Basissymptome einer PTBS/ komplexen PTBS und Schlafstörungen stehen in einer dynamischen Wechselwirkung, die zu einem steuerungslosen Teufelskreis eskalieren kann. Intrusionen belasten nicht nur den Alltag; häufig sind sie die Ursache für Einschlafstörungen. Spezifische Albträume mit wiederkehrenden Sinneseindrücken vom traumatischen Erlebnis retraumatisieren und führen zu nächtlichem Erwachen (Durchschlafstörungen). Das vegetative Erregungsniveau erhöht die Einschlafschwelle. Nicht selten generalisiert das Vermeidungsverhalten und Patienten entwickeln Ängste, zu Bett zu gehen, da sie ihre nächtlichen Albträume fürchten. Diese dynamische Selbstverstärkung führt zu chronischen Schlafproblemen mit neurobiologischer Verfestigung und sekundärer Komorbidität (z. B. Abhängigkeitserkrankungen und depressive Störungen).

Keine Kategorien der ICD kann jedoch die dynamische Wechselwirkung zwischen der Psychodynamik der PTBS/komplexen PTBS und den Schlafstörungen deutlich machen. Die Symptomatik ändert ständig die Flugbahn und das Konzept der internationalen Klassifikationssysteme vermag keine Aussagen zu treffen, ob sich der Wind erneut dreht. Wir gehen davon aus, dass In-, Para-, und Hypersomnie an den Erlebniszustand des Patienten gebunden, d. h. »state dependent« sind.

1.8.13 Sexuelle Störungen – Verlaufstyp sexuelle Störungen

Störungen der Sexualität sind kein definiertes Diagnosekriterium für die PTBS/komplexe PTBS. Trotzdem kommen sie ähnlich wie Schlafstörungen regelmäßig vor. Im Unterschied zu z. B. Schlafstörungen wird nach Sexualstörungen selten gefragt. Die Exploration kann in Kollision mit dem Grundsatz der Stabilisierung geraten. Die Frage nach Details löst beim Untersucher Widerstände aus, da er fürchtet, die Patientin zu triggern. Wir empfehlen eine gezielte Exploration. Große Missverständnisse bei sexualen Übergriffen können vermieden werden. Diskrepanzen zwischen dem subjektiven

Erleben und den objektiven Gegebenheiten können Fehldiagnosen vermeiden. So kann z. B. im engen familiären Umfeld der unerwartete Zutritt zum gemeinsamen Badezimmer oder die Zeugenschaft von sexueller Aktivität als sexuelle Übergriffigkeit erlebt werden.

Über die sexuellen Funktionsstörungen haben wir kaum empirische Daten zusammengetragen. Sie werden in der ICD-11 unter »17 Zustände mit Bezug zur sexuellen Gesundheit« aufgeführt. Es handelt sich somit um ein interdisziplinäres Gebiet, das in Deutschland durch den Sexualmediziner abgedeckt wird. Transsexualität soll laut der Weltgesundheitsorganisation künftig nicht mehr als »mentale Störung« gelten, sondern als »Zustand in Bezug auf die sexuelle Gesundheit«. Hierin liegt sicherlich eine zentrale Neuerung im Übergang von der ICD-10 zur ICD-11.

Aus Sicht der Psychotraumatologie müssen wir bedenken, dass sexueller Missbrauch in Kindheit, Jugend und Erwachsenenalter die Entwicklung der eigenen Sexualität prägt. Hier kennen wir verschiedene Varianten: So kann es sein, dass die Erfahrung von negativer Intimität dazu führt, dass Intimität im Rahmen des chronifizierten Vermeidungsverhaltens nicht mehr zugelassen wird. Diese Variante verstehen wir als präventive Strategie, die der Vorstellung folgt, dort, wo es keine Sexualität gibt, ist ein Missbrauch nicht zu befürchten. Wir müssen bedenken, dass die Missbrauchserkenntnis, d. h. die Erkenntnis, dass es Missbrauch war, häufig durch Schwierigkeiten in der partnerschaftlichen Sexualität angestoßen wird. Darüber hinaus sollten wir darauf hinweisen, dass Promiskuität ätiologisch durch negative Intimität begründet sein kann. Hinter der Promiskuität kann sich der Wunsch verbergen, die Missbrauchserfahrung zu bewältigen. Es kann sich um ein dysfunktionales reparatives Schema handeln. Das Traumaschema soll bei dieser Bewältigungsstrategie ähnlich einer defekten Datei »überschrieben« werden. Die Korrektur misslingt, weil die digitale Verschlüsselung der beiden Dateien nicht kompatibel ist. Psychodynamisch gibt es eine enge Verwandtschaft zum Wiederholungszwang.

Darüber hinaus gibt es insgesamt drei Kategorien für sexuelle Abweichungen und Verhaltensweisen. Hierzu zählen die Varianten der Geschlechtsidentität, die Varianten der Sexualpräferenz und

Verhaltensprobleme in Verbindung mit der sexuellen Entwicklung und Orientierung. Wir können wenig Wissen vorweisen, wie einschlägig die psychotraumatologische Ätiologie diese Störungsbilder beeinflusst.

1.9 Die Neurobiologie der komplexen PTBS

Bei einer umfassenden Darstellung der Psychotraumatologie aus Sicht des biopsychosozialen Modells darf die Neurobiologie der komplexen PTBS nicht fehlen. Wir können uns nicht auf Studien berufen, die auf der Grundlage der aktuellen Kriterien für eine komplexe PTBS nach der ICD-11 definiert sind. Allerdings sind schon zu einem frühen Zeitpunkt die Art der Psychotraumatisierung (z. B. sexueller Missbrauch vs. Verkehrsunfälle), die Ausprägung von Gefechten in militärischen Zusammenhängen oder das Ausmaß der Lebensbedrohung als Kriterium der Untersuchungsgruppe in die Bewertung eingeflossen.

Statement

Die komplexe PTBS ist ein biopsychosoziales Konstrukt, das es erschwert, experimentelle Untersuchungsbedingungen bei neurobiologischen Fragestellungen zu schaffen. Aus diesem Grunde ist die Beschreibung der Stichprobe relevant, um die Komplexität der PTBS abzuschätzen.

Wir stellen die Neurobiologie in drei Schritten dar: Zunächst führen wir in die neuroanatomischen und neurophysiologischen Grundlagen ein, um dann im zweiten Schritt die Neurobiologie der PTBS unter Komplexitätsaspekten zu erklären. Hierbei werden wir in das Fünf-Ebenen-Modell der PTBS einführen. Abschließend werden wir auf die klinische Relevanz der somatologischen Perspektive eingehen.

Um die klassische PTBS von der komplexen Verlaufsform zu unterscheiden, schließen wir uns dem Ansatz der entwicklungsbezogenen Neurobiologie von Julian D. Ford (2020) an. Maßgeblich für den Ansatz ist, dass die neurobiologischen Veränderungen nicht einfach »als Verletzung des Gehirns« verstanden werden, sondern als einen Anpassungsprozess, der Überleben sichert. Hiermit ist gemeint, dass die komplexe Traumatisierung dazu führt, dass die Entwicklung eines »lernenden Gehirns« mit hoher Neuroplastizität in den Exekutivfunktionen durch eine Entwicklung des Gehirns abgelöst wird, die auf Überleben ausgerichtet ist. Diesen Modus bezeichnen wir als »survival brain«.

1.9.1 Neurobiologische Grundlagen

Von den Anfängen zum neurobiologischen Modell der komplexen PTBS

In der ersten Hälfte des 20. Jahrhunderts haben Wissenschaftler für die neuronalen Grundlagen der Emotion ein großes Interesse gefunden (Bering 2011). Zu den Pionieren gehören Walter B. Cannon (1871–1945), James W. Papez (1883–1958) und Donald O. Hebb (1904–1985). Später ist dieses Forschungsgebiet an die Seite gedrängt worden. Diese Entwicklung ist auf zwei Gründe zurückzuführen:

- Die kognitiven Wissenschaften konnten sich auf Objektivität berufen. Eine Lösung des Leib-Seele-Problems wurde ihnen nicht abverlangt.
- Die Neurowissenschaften haben es bei dem Konzept des limbischen Systems als neuronales Substrat der Emotion bewenden lassen.

Aussagen dieser Art werden leicht missverstanden, da unklar ist, welche Strukturen zum limbischen System gezählt werden, wie die funktionelle Einbettung des limbischen Systems in neuronale Schaltkreise aufgebaut ist und wie der Emotionsbegriff definiert werden kann. Ein Meilenstein in dieser Debatte liefert die Entschlüsselung der neuronalen Schaltkreise des Furchtkonditionierungsparadigmas (LeDoux 2000). Seit Pavlov (1927) wissen wir, dass der neutrale Reiz (konditionierter Reiz) z. B. eines Glockenschlages eine affektive Bedeutung bekommen kann, wenn er zeitlich an z. B. einen Schmerzreiz gekoppelt wird (unkonditionierter Reiz). Aus heutiger

Sicht bietet sich eine Erweiterung des Furchtkonditionierungsparadigmas. Die Paarung der Reizpräsentation führt zu einer affektiven Bedeutungserteilung mit konsekutiver Reaktion auf motorischer (Kampf/Flucht/Totstellreflex), hormoneller (Stressachse), vegetativer (Reflexpotenzierung/Kreislauf) Ebene sowie epigenetischer und immunologischer Reaktionen.

Aus klinischer Sicht ist die Kopplung von somatischen und psychischen Symptomen schon in der Gründerzeit der Psychotraumatologie aufgefallen. Abram Kardiner (1941) hat in seinem Standardwerk »The traumatic neuroses of war« die Symptomatik als »Physioneurose« zusammengefasst. Nur so kann der Emotionsbegriff aus neurobiologischer Sicht konkretisiert werden, ohne sich in der Debatte um die Leib-Seele-Problematik zu verlieren.

Statement

Um uns eine Vorstellung von der neurobiologischen Verfestigung einer PTBS zu verschaffen, müssen wir uns vom Konzept des limbischen Systems als Gehirn der Emotionen lösen.

Ein neurobiologisches Modell der komplexen PTBS zeichnet sich durch folgendes Anforderungsprofil aus: Unterschiedliche Ebenen des zentralen und peripheren Nervensystems müssen einbezogen werden. Darüber hinaus ist der Prozessverlauf des Krankheitsbildes zu berücksichtigen, der im klinischen Alltag den therapeutischen Umgang bestimmt. Um diesem Anspruch zu genügen, werden wir ein Fünf-Ebenen-Modell erläutern und mit dem Verlaufsmodell unter einem Dach vereinen. Seit unserer ersten Veröffentlichung des Modells (Bering et al. 2005) haben wir unser Verständnis auf die fünfte Ebene (Epigenetik und Immunologie) erweitert.

Folgende Problemstellung wird durch die Einführung des Fünf-Ebenen-Modells gelöst:

- Das Konzept des limbischen Systems erweitert sich, wenn wir das zentralnervöse Verschaltungsmuster des Furchtkonditionierungsparadigmas zugrunde legen und es um Regelkreise des peripheren

Nervensystems, hormonellen Systems sowie inflammatorischen Systems ergänzen.

- Wir präzisieren den Emotionsbegriff, indem wir uns bei der neurobiologischen Modellbildung am Symptomkomplex der komplexen PTBS orientieren, und kommen zu einer praxisrelevanten Darstellung, die die prozessorientierte Sicht der komplexen PTBS in den Mittelpunkt stellt.
- Schließlich werden wir uns von der Vorstellung lösen, dass die Neurobiologie der PTBS ein alleiniges Organsubstrat des Gehirns ist. Vielmehr verbinden wir unsere Vorstellung, dass bewusste und unbewusste Vorgänge einen Körper benötigen. Dieser Ansatz kommt aus den Kognitionswissenschaften und wird Embodiment (= Verleiblichung) genannt.
- Unsere Vorstellung der Neurobiologie der komplexen PTBS beruht auf der These, dass messbare Veränderungen auf metrischer und funktioneller Ebene als Anpassungsprozess und Überlebensstrategie zu verstehen ist. Hierdurch schaffen wir einen Anknüpfungspunkt zu unserem psychodynamischen Ansatz des traumakompensatorischen Schemas.

Definition: Emotionen

Wir verstehen unter Emotionen simultane und sequenzielle sensomotorische Reaktionen des gesamten Körpers (Embodiment). Dieser Ansatz ist für unsere klinische Perspektive grundlegend.

Das Fünf-Ebenen-Modell

Die Darstellung der neurobiologischen Anpassungsvorgänge im Prozessverlauf der PTBS erfordert eine Darstellung in mehreren Zwischenschritten. Zunächst beziehen wir uns auf den übergeordneten Kontext. Felitti et al. (1998) konnten den Zusammenhang zwischen Adversive Child Experience (ACE), Gesundheitsverhalten, Prävalenzen von psychischen und somatischen Erkrankungen sowie der Sterblichkeit zeigen (▸ Abb. 1-4). Wir stellen einen Zusammenhang her zwischen ACE, Epigenetik und immunologischen Anpassungsprozessen. Sie können sich zu allgemeinmedizinischen und psychiatrischen Störungsbildern entwickeln. Hierzu gehören auch die Verlaufstypen einer PTBS/komplexen PTBS (▸ Kap. 1.7).

Zunächst gehen wir auf ausgesuchte neuroanatomische Strukturen ein. Hierzu gehört die Beschreibung funktioneller Regulationsmechanismen der Stressachse und eine kurze Einführung in die funktionellen Einheiten des expliziten und impliziten Langzeitgedächtnisses. Wir unterscheiden zwei Neuronenkreise, die bei der Furchtreaktion relevant sind: Es handelt sich hierbei um die subkortikale und kortikale Schleife der Furchtreaktion. Abschließend erweitern wir unseren Ansatz um Kenntnisse aus der Epigenetik und Immunologie.

In der Abbildung 1-4 wird der Zusammenhang zwischen ACE, Aktivierung der Stressachse (HPA-Achse), epigenetischen Mechanismen sowie Bereitstellungen von Zytokinen gezeigt. In der ▸ Abbildung 1-5 werden die »neuroanatomischen Grundlagen im Fünf-Ebenen-Modell« gezeigt. Hierbei handelt es sich um ein Modell, das aus didaktischen Gründen die umfangreichen Zusammenhänge der Hirnregionen, Botenstoffsysteme und Epigenetik wie Immunologie

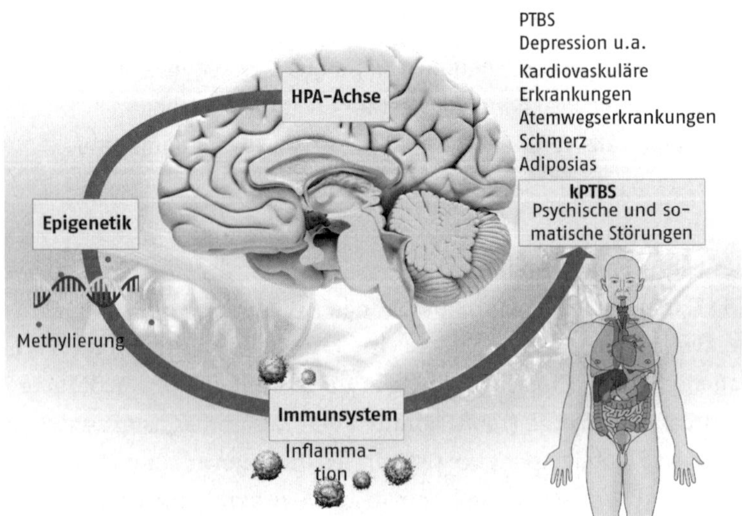

Abb. 1-4 Adversive childhood experience (ACE), Epigenetik und Immunsystem.

stark vereinfacht. Es dient als Heuristik, die Neurobiologie der komplexen PTBS darzustellen.

Die erste Ebene betrifft die kortikale Verarbeitung (I), die zweite die subkortikale Ebene (II), die dritte Ebene fokussiert die Regulation der Stressachse (III) und die vierte bezieht sich auf die Botenstoffsysteme (IV) der Katecholamine, des Cortisols und der Opiate und die fünfte Ebene (V) die Epigenetik und Immunologie. Die Ebenen I und II werden in Abbildung 1-5 als zentralnervöses Verschaltungsmuster von Thalamus (Th), Corpus amygdaloideum (CA, Mandelkernregion), Temporallappen-Hippokampus-System (TH) und Kortex (Co) dargestellt. Es entspricht einer vereinfachten Dar-

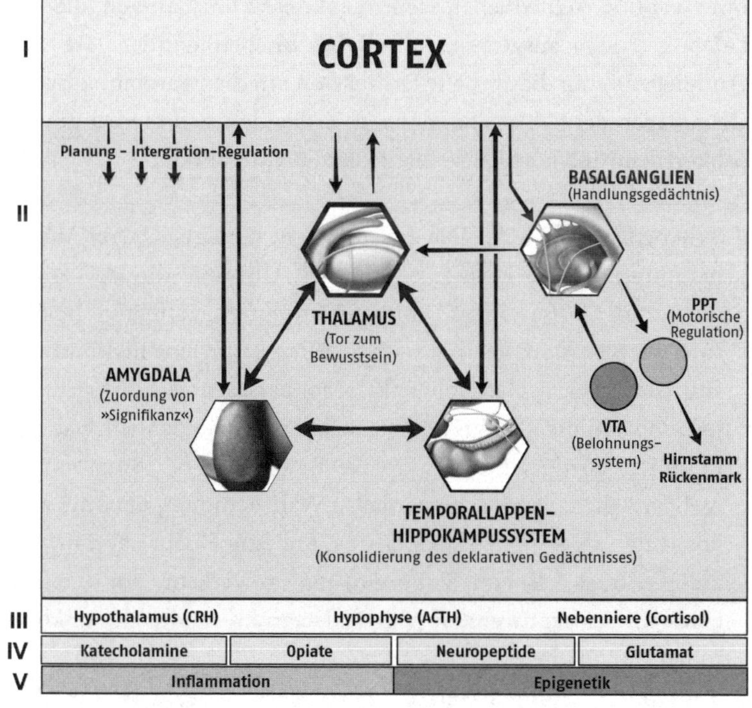

Abb. 1-5 Neurobiologische Grundlagen im Fünf-Ebenen-Modell. Die erste Ebene betrifft die kortikale Verarbeitung (I), die zweite die subkortikale (II); die dritte Ebene verkörpert die Regulation der Stressachse (III) und die vierte bezieht sich auf die Botenstoffsysteme (IV). Die fünfte Ebene beschreibt zelluläre Abläufe. Aus Bering 2005, modifiziert und erweitert von Damir del Monte 2022.

stellung des Furchtkonditionierungsparadigmas. Darüber hinaus ist die Stressachse mit der Verschaltung von Hypothalamus, Hirnanhangdrüse (Hypophyse) und Nebennierenrinde aufgeführt (Ebene III). Die Regulation der Ebenen I bis III wirkt sich auf die Regulation der Katecholamine, der Neuropeptide, der Opiate und des Glutamats aus.

Die Basalganglien sind mit der ventralen tegmentalen Zone (VTA) verbunden, die mit Funktionen der Motivation und des Belohnungssystems assoziiert ist. Verbindungen von den Basalganglien zum Rückenmark sichern die Regulation von Körperhaltung.

Ebene I und II: Subkortikale und kortikale Schleife. Bevor wir uns der Neurobiologie der PTBS im speziellen zuwenden, müssen wir uns mit zwei unterschiedlichen Neuronenkreisen beschäftigen, die von LeDoux (2000) ausgearbeitet und beschrieben wurden. Sie sind grundlegend, um die aktuelle Diskussion um die neurobiologischen Grundlagen der PTBS zu verstehen. Es handelt sich hierbei um die subkortikale und kortikale Schleife der Furchtreaktion:

- Subkortikale Schleife: Die rezeptorische Sphäre unserer Wahrnehmung wird im Thalamus gebündelt. Über eine direkte Verbindung zum Corpus amygdaloideum erfolgt eine affektive Bewertung der Situation. Hierbei kann es sich z. B. um eine Bedrohungssituation handeln. Der subkortikale Modus ist sehr reaktionsschnell; jedoch kann die Gefahrenquelle selbst nur schemenhaft wahrgenommen werden. Eine komplexe Bewertung der Situation ist nicht möglich. Diese schemenhafte Wahrnehmung über die subkortikale Schleife reicht jedoch aus, um eine Fluchtreaktion auszulösen oder z. B. eine Vollbremsung im Verkehr, um den Tod eines Kindes abzuwenden. Wir reagieren im Modus der unkontrollierten Verarbeitung.
- Ein zweiter Neuronenkreis, die kortikale Schleife, leitet eine Afferenzkopie aus dem Thalamus an den Kortex (▸ Abb. 1-5, Th-Co). Das mediale Temporallappen-Hippokampus-System ermöglicht die Kontextualisierung der Situation in Raum und Zeit (TH-CA). Es handelt sich also nicht mehr um eine einfache Kopplung eines

Stimulus mit einem Reaktionsschema, sondern der situative Kontext kann in die affektive Bewertung der Situation einbezogen werden. Über die präfrontalen Areale können die Folgen einer Reaktion eingeschätzt und Risiken abgewogen werden (Co-Th-CA). In unserem ersten Beispiel kann also über einen kontrollierten Verarbeitungsmodus entschieden werden, ob es sich wirklich um eine Bedrohung handelt oder nicht. Über die Informationsverarbeitung der kortikalen Schleife wird es erst möglich, zu realisieren, was genau passiert ist. Die Verarbeitung über die kortikale Verarbeitung erfordert mehr Zeit. Libet (2005) konnte eindrucksvoll zeigen, dass retrospektiv unsere Spontanreaktion mit der kontrollierten Bewertung des situativen Kontextes im subjektiven Zeiterleben gleichgeschaltet wird. Ohne kortikale Verarbeitung ist die Extinktion der Furchtreaktion nicht möglich. Hierfür wird die kortikale Hemmung über den Gyrus cinguli und den präfrontalen Kortex verantwortlich gemacht.

Wenn wir diese Erkenntnisse auf die Störungsbilder übertragen, dann ist eine Behandlung einer generalisierten Angststörung oder einer PTBS nur über die Modulation des kortikalen Neuronenkreises denkbar. Jetzt sind wir mit Grundlagenwissen ausgerüstet, um die Neurobiologie der PTBS im Verlaufsmodell verständlich zu machen.

Explizites und implizites Langzeitgedächtnis. Um klinische Phänomene wie Intrusionen, Amnesien, »Erleben im Hier und Jetzt«, die für die PTBS spezifisch sind, erklärbar zu machen, ist neuropsychologisches Grundlagenwissen über das Gedächtnis erforderlich. Hierbei ist das Kurz- vom Langzeitgedächtnis zu unterscheiden. Beim Langzeitgedächtnis kann das implizite und das explizite Gedächtnis differenziert werden. Diese Unterscheidung bezieht sich auf die subjektive Erfahrung der Person zum Zeitpunkt der Wiedergabe aus dem jeweiligen Gedächtnissystem. Erfolgt die Wiedergabe ohne willentliche Anstrengung und nicht bewusst, so sprechen wir vom impliziten Gedächtnis, erfolgt sie intentional-willentlich, nennen wir dies eine explizite Gedächtnisleistung. Die Begriffe explizit und implizit werden oft synonym mit deklarativ und prozedural gebraucht.

Das explizite oder deklarative Gedächtnis speichert Wissen, das abgerufen werden kann. Es wird neuroanatomisch mit dem Hippokampus in Verbindung gebracht. Das mediale Temporallappen-Hippokampus-System muss während der Darbietung oder Wiederholung des Gedächtnismaterials aktiv sein, damit sich zwischen den verschiedenen Reizen, die während der Einprägung präsent sind, assoziative Verbindungen ausbilden können. Im neuropsychologischen Sprachgebrauch versteht man hierunter die Kontextualisierung von kortikalen Zellensembles während der Konsolidierung. Der Hippokampus repräsentiert somit nicht das Langzeitgedächtnis, sondern er ist eine entscheidende Relaisstation bei der Konsolidierung des expliziten Langzeitgedächtnisses. Die Wiedergabe ist nur über einen intentionalen Suchprozess möglich.

Das implizite bzw. das prozedurale Gedächtnis ist für die Wiedergabe von Fertigkeiten, Gewohnheiten, Bewegungsfolgen sowie für Konditionierungen zuständig. Es ist engmaschig in die Basalganglienschleife (extrapyramidal motorisches System) eingebunden, zu der das Corpus amygdaloideum entwicklungsgeschichtlich eine enge Beziehung hat. Das implizite Gedächtnis ist phylogenetisch älter als das explizite. Für die Wiedergabe sind keine Konsolidierung und kein aktiver Suchprozess notwendig. Während beim expliziten Gedächtnis die Wiedergabe an die Einspeisung des Materials in den Arbeitsspeicher des Kurzzeitgedächtnisses erforderlich ist, gilt diese Voraussetzung für das implizite Gedächtnis als unwahrscheinlich.

Für das Verständnis um die Neurobiologie der PTBS dürfen wir diese beiden Gedächtnissysteme des expliziten und impliziten Gedächtnisses nicht aus dem Auge verlieren, da die klassische und die komplexe PTBS aus heutiger Sicht weniger als Angststörung, sondern mehr als Gedächtnisstörung zu verstehen ist. Wir erinnern uns, dass die Nähe zu den Angststörungen eines der Argumente war, die komplexe PTBS nicht in das DSM-5 aufzunehmen.

Statement

Aus heutiger Sicht ist die klassische und komplexe PTBS weniger eine Angststörung, sondern vielmehr eine Gedächtnisstörung. Hierdurch bildet die Beschreibung des Gedächtnisses aus neurobiologischer Sicht eine wesentliche Grundlage zum Verständnis der PTBS überhaupt.

Ebene III: Die Stressachse. Unter der Stressachse im engeren Sinne versteht man die neurohormonelle Verschaltung von Hypothalamus, Hypophyse und Nebennierenrinde. Auslöser für die Mobilisierung der Stressachse (Ebene III) ist das Corpus amygdaloideum. Es kommt zur Aktivierung des Locus coeruleus, einem Kerngebiet in der Formatio reticularis des Brückengebietes (Pons), das Noradrenalin über die verschiedenen Hirnregionen ausschüttet. Hierdurch werden Orientierungs- und Schreckreaktionen ausgelöst, die in das aszendierende retikuläre Aktivierungssystem (ARAS) eingebettet sind. Die Freisetzung von Noradrenalin aus dem Locus coeruleus zieht die Freisetzung von Katecholaminen aus der Nebennierenrinde nach sich. Dies führt unter anderem zu einer Erhöhung von Herzschlag, Blutdruck und fördert die Glukoseaufnahme in die Zelle. Es handelt sich um eine Bereitstellungsreaktion, um den Erfordernissen von Kampf und Flucht gewachsen zu sein.

Unter dem Einfluss des Hippokampus wird der Cortico-Releasing-Factor (CRF) aus dem Hypothalamus freigesetzt. Dies wiederum bewirkt die Freisetzung von Corticotropin (ACTH) aus der Hypophyse. ACTH fördert die Ausschüttung von Cortisol aus der Nebennierenrinde mit einem vielfältigen Wirkprofil. Die erhöhte Freisetzung von Katecholaminen führt ebenfalls zur erhöhten Freisetzung von ACTH, sodass in der Stresssituation CRF und Katecholamine in der Freisetzung von Cortisol synergistisch wirken. Dem Vorläuferprotein von ACTH ist die Aminosäuresequenz von Beta-Endorphin angehängt. Beta-Endorphin ist ein Opiat und bewirkt Schmerzreduktion (Analgesie). Dies bedeutet, wenn sich ein Molekül ACTH bildet, so entsteht parallel Beta-Endorphin. Auf peripherer Ebene erhöht Cortisol die Glukosekonzentration im Blut. Es wirkt sich aktivierend auf das Herz-Kreislauf-System aus. Glukokortikoide wirken antientzündlich und antiallergisch. Auf zentralnervöser Ebene soll die erhöhte Ausschüttung von Kortikoiden zu Veränderungen der neuronalen Netzwerkstruktur führen. Konzentrationsabhängig ist Cortisol im Tierexperiment neurotoxisch (Sapolsky 2001).

Ebene IV: Peptidsysteme, Opiate und Neurotransmitter. Peptidsysteme wie Oxytocin (Neurohypophysenpeptid) und Neuropeptid Y sind an der Stressregulation und am prosozialen und aversiven Verhalten wesentlich beteiligt (z. B. Schmeltzer et al. 2016). Opiate sichern dem Organismus Schmerzreduktion und werden hierdurch zum wichtigen Instrument, handlungsfähig zu bleiben. Neurotransmitter wie Adrenalin, Noradrenalin und Glutamat sind für Sofortreaktionen auf Stress und Traumatisierung relevant. Neurotransmitter sind zentrale Instrumente des »learning brain« und des »survival brain«.

Ebene V: Epigenetik und Inflammation. Epigenetik und Inflammation sind zwei zentrale Mechanismen auf zellulärer Ebene, die an der Entwicklung einer chronischen PTBS beteiligt sein sollen. Zu den Vertretern gehört z. B. McEwen (2017), der postuliert, dass epigenetische Faktoren dazu beitragen, dass eine komplexe PTBS entsteht und chronifiziert. Gleiches gilt für die Bedeutung von Inflammation für die Entstehung und Aufrechterhaltung der PTSD (Kim et al. 2020).

1.9.2 Neurobiologie der komplexen PTBS im Verlaufsmodell

Analog zum Verlaufsmodell unterscheiden wir bei der Abkehr vom »learning brain« und Hinwendung zum »survival brain« die Bedingungen. Im Unterschied zur klassischen PTBS liegt die Betonung bei der komplexen PTBS auf sequenzielle oder lang anhaltende Traumatisierung, die sich oft von der Lebensgeschichte vor der Psychotraumatisierung nur unscharf abgrenzt. Die traumatische Situation selbst zeichnet sich durch Ausweglosigkeit aus, was einen »Wiedereintritt« in die traumatische Situation begründen kann. Hierdurch wird die vorübergehende Belastung zum dauerhaften Wiedererleben, was die Erholung verhindert.

Studien, die gezielt komplexe Verlaufsformen von der klassischen PTBS unterscheiden, kann es auf der Grundlage der ICD-11 Kriterien kaum geben. Allerdings haben die greifbaren Studien analog zur klinischen Beschreibung von Traumaverläufen durchaus zwischen verschiedenen Varianten von Komplexität unterschieden. Hierbei kommt es auf das Zusammenspiel der Ebenen I bis V an, die im Folgenden näher beleuchtet werden. Hinzu kommt, dass wir uns darauf berufen, dass der Funktionsmodus des Gehirns zwischen Verteidigungs- und Lernmodus differenzierbar ist. Sowohl die Ausweglosigkeit als auch die Häufigkeit der Traumatisierung in einer vulnerablen Entwicklungsphase führt nach Ford (2020) dazu, dass der Funktionsmodus sowohl tagsüber als auch in der Nacht auf Verteidigung ausgerichtet ist.

Das akute Psychotrauma

In der akuten Traumatisierung kommt es zu einer Überflutung von Botenstoffen im zentralen und peripheren Nervensystem (▸ Abb. 1-5). Eine Hypothese besagt, dass dies zu einer Fehlfunktion des medialen Hippokampus-Temporallappen-Systems führt, die – im Unterschied zum Corpus amygdaloideum (implizites Gedächtnis) – mit dem expliziten Gedächtnis assoziiert ist. Die ankommenden traumatischen Reize werden nicht regulär in das explizite Gedächtnis eingespeist und gespeichert, sondern im impliziten Gedächtnis als zusammenhanglose Sinneseindrücke olfaktorischer, visueller, akustischer oder kinästhetischer Art fragmentiert. Auf psychomotorischer Ebene kommt es zu einer Bereitstellungsreaktion (Ebene I und II). Hierzu gehören z. B. Flucht, Kampfhandlungen und auch der Totstellreflex (fight/flight/freeze). Es kommt zu Anpassungsvorgängen auf der Ebene der Stressachse (Ebene III) und der Botenstoffe (Ebene IV).

Auswirkungen der Bereitstellungsreaktion auf der Ebene der Stressachse führen zur vermehrten Freisetzung von CRF und ACTH aus der Hypophyse, Cortisol aus der Nebennierenrinde und zu einer zentralnervösen Ausschüttung von Opiaten. Die vermehrte Ausschüttung von Opiaten führt zu einer typischen Analgesie in Schocksituationen. Die erhöhte Cortisolausschüttung in der akuten traumatischen Situation soll als Filter fungieren, um vor Übersteuerung durch affektvoll geladene Sinneseindrücke zu schützen, indem die Wahrnehmungsschwelle angehoben wird. Wir halten an dem Modell fest, dass in der traumatischen Situation eine Überflutung mit Neurotransmittern, Stresshormonen und Neuropeptiden stattfindet: Das katecholaminerge-, das kortikotrope-, das Opiatsystem sowie Peptidsysteme werden aktiviert. Diese neurochemischen Prozesse sollen akute und chronische Veränderungen im Bereich der Informationsverarbeitung und des Gedächtnisses bewirken (Ebene I und II). Durch Überstimulation zentralnervöser Verschaltungskapazitäten entstehen Wahrnehmungsverzerrungen aus dem dissoziativen Formenkreis. Die Abstimmung zwischen dem Arbeitsspeicher, dem impliziten und dem expliziten Gedächtnis ist gestört, wenn verstärkt Neurohormone ausgeschüttet werden, wie es in traumatischen Situationen der Fall ist. Wahrnehmungseindrücke werden nicht mehr kategorial erfasst und geordnet. Eine Entkopplung des expliziten vom impliziten Gedächtnis kann nach neurobiologischen Modellvorstellungen der PTBS die Folge sein. Im Zustand höchster affektiver Erregung werden Zustandsbilder gespeichert, die assoziativ mit olfaktorischen, visuellen, akustischen oder kinästhetischen Eindrücken verbunden sind.

Im Unterschied zur klassischen PTBS ist bei der komplexen Verlaufsform die klassische Fight-Flight- und Freezereaktion kein Ausweg, um wieder Sicherheit zu finden. Der vorübergehende Zustand wird zum chronischen Zustand, wodurch die neuronalen Netzwerke auf einen Survival-Modus umstellen. Exploration wird supprimiert; Rumination wird zur Sicherung der Homöostase gefördert. Im Ergebnis entsteht Allostase, d. h., es kommt zu langfristigen Anpassungsreaktionen an chronischen Stress.

Chronische Auswirkung der PTBS

Die geschilderten physiologischen Abläufe haben eine Langzeitwirkung. Traumatische Erinnerungen sind an die Physiologie des jeweiligen Erregungszustandes gekoppelt. Hierdurch kommt es zu einer

Fixierung der Traumaphysiologie auf der kortikalen (I) und subkortikalen (II) Ebene sowie auf der Ebene der Stressachse (III), der Botenstoffe (IV) sowie immunologischer und epigenetischer Bereitstellungsreaktionen (V). Es entsteht eine neurokognitive Repräsentanz des Traumaschemas, die physiologisch verankert ist. So kommt es zu intrusiven Erinnerungsbildern, die oft über Jahre bis Jahrzehnte hinweg das gleiche Szenario wiederholen. Die Psychopathologie des Flashbacks, die Löschungsresistenz des Traumaschemas sowie die gestörte räumliche und zeitliche Integration psychotraumatischer Erlebnisse werden im Kontext gestörter zentralnervöser Informationsverarbeitung interpretiert (Ebene I und II). Die Erinnerungen treten also in der sensorisch-fragmentarischen Form auf, in der sie abgespeichert wurden. Man bezeichnet dieses Phänomen als »zustandsspezifisches Gedächtnismuster«. Dies führt dazu, dass bei jeder Aktivierung des traumaspezifischen physiologischen Erregungsmusters durch innere oder äußere traumarelevante Stimuli die Erinnerungen unwillkürlich in Form von Flashbacks wieder auftreten. Ihre Intensität und lebendige Eindrücklichkeit können dabei über Jahre und Jahrzehnte hinweg konstant bleiben.

Tipp für die Praxis: Gedächtnisfunktion ändern

Die Exposition in der Traumatherapie zielt darauf ab, die Abspeicherung von Zustandsbildern rückgängig zu machen bzw. neue Lösungswege zu finden. Hierdurch kann sich das Gehirn vom Survival-Modus lösen und auf explorative Funktionen umstellen

Befunde der funktionellen neuroradiologischen Bildgebung zeigen, dass unter experimentell induzierten Flashbacks besonders das Broca-Areal (motorisches Sprachzentrum) in seiner Aktivität unterdrückt ist (Rauch et al. 1996). Dieser Befund erklärt auch, warum viele Traumatisierte das Geschehen oft nur bildhaft wiedererleben, es nicht in Worte fassen können und immer wieder in einen Zustand wortlosen Entsetzens (»speachless terror«) geraten. Die Dysregulation der Stressachse (Ebene III) führt auf Dauer zu einem relativen Hypocortisolismus – diese gilt verdichtet für komplexe Verlaufsformen. Das Phänomen des erhöhten CRF-Spiegels (Heim et al. 1997) in Kombination mit einem erniedrigten Cortisolspiegel (Yehuda, 1997) ist als paradoxe Dysregulation der Stressachse bekannt geworden. Dieser Befund ist strittig und wird nicht einheitlich vertreten. Zur Einschätzung der Bedeutung komplexer Verlaufsformen stellen Schaal et al. (2019) fest: Je länger das Trauma her ist, desto niedriger der Cortisolspiegel. Dieser Befund unterstützt die lange gehegte Vermutung eines initialen posttraumatischen Hypercortisolismus, gefolgt von einem »Blunting« der HHN-Achse, d.h. einem sich langsam entwickelnden Hypocortisolismus (Bremner 2001; Hellhammer & Wade 1993).

Statement

Die Uneinigkeit zur Befundlage der Stressachsenregulation kann darüber erklärt werden, dass komplexe Verläufe, die durch Missbrauch in Kindheit und Jugend sowie lang anhaltende Traumatisierungen verursacht wurden, mit dem Hypocortisolismusmodell assoziiert sind.

Chronische Dysregulationen sind auch für die Botenstoffe der Katecholamine und Opiate (Ebene IV) gesichert. In verschiedenen Untersuchungen fanden sich bei PTBS-Patienten deutlich höhere Noradrenalinspiegel im Urin als bei der gesunden Kontrollgruppe (DeBellis et al. 1997). Bei Kriegsveteranen mit einer PTBS führte die Präsentation von Videos über militärische Kampfhandlungen zu einer naloxonreversiblen Analgesie (Pitman et al. 1990). Ketamin, das an einem Glutamatrezeptorensubtyp, dem NMDA-Rezeptor, antagonistisch wirkt, induziert Depersonalisation, Derealisation, Wahrnehmungsveränderungen und Gedächtnisstörungen (Krystal et al. 2000). Ketamin wird in der Anästhesie als Anästhetikum und Analgetikum genutzt und verursacht wie zuvor beschrieben eine »dissoziative Anästhesie«.

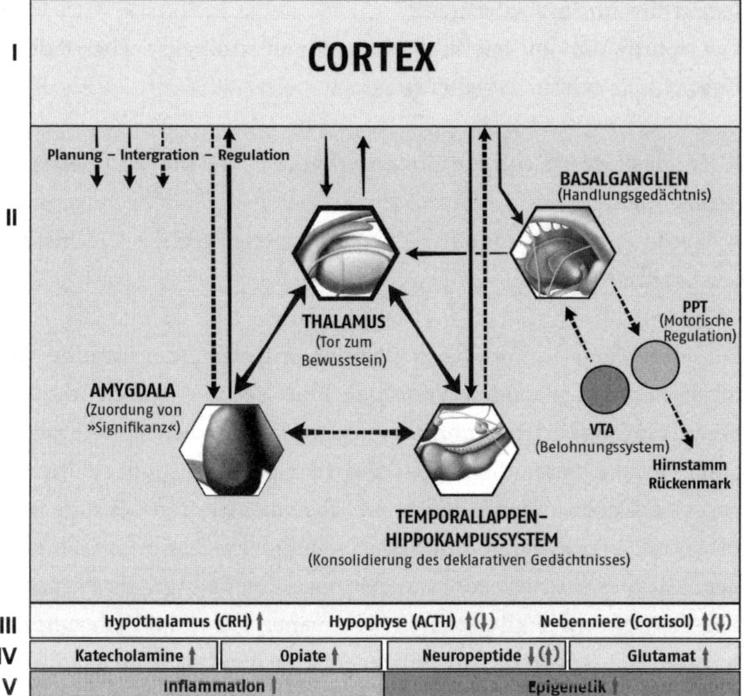

Abb. 1-6 Neurobiologie des traumatischen Prozessverlaufs. Im Flashback kommt es zu einer Suppression des Broca-Areals (motorisches Sprachzentrum), einer Suppression der orbitofrontalen Region, zu Intrusionen und zu einer Störung der Kontextualisierung der Erinnerung (Ebene I und II). Die Dysregulation der Stressachse (Ebene III) hat Auswirkungen auf die Botenstoffsysteme der Katecholamine, Kortikoide und Opiate (Ebene IV). Die Ebene V umfasst epigenetische und inflammatorische Auswirkungen. Bering 2005, modifiziert und erweitert von Damir del Monte.

Die dissoziative Symptomatik korreliert mit einer Verkleinerung des Hippocampus bei Frauen mit frühem Missbrauch und PTBS (Bremner et al. 2003; Stein et al. 1997).

> **Definition**
>
> Psychopathologien, die auf eine komplexe Verlaufsform hinweisen (z. B. Dissoziationen), korrelieren mit einer Verkleinerung des Hippokampus.

Das Gehirn im Survival-Modus

Die Neuroradiologie hat für die Psychotraumatologie ein besonderes Gewicht. Es geht um zwei Fragen:

- Hat das Gehirn von Personen mit einer PTBS morphometrische Eigenheiten?
- Zeigen Personen mit einer PTBS Abweichungen ihres Hirnstoffwechsels?

Die erste Frage wurde durch Befunde ausgelöst, die mithilfe von modernen bildgebenden Verfahren eine Volumenminderung des Hippokampus bei Belastungsstörungen gezeigt haben. Für die zweite Fragestellung waren die Arbeiten von Rauch et al. (1996) richtungsweisend. Neben anderen Befunden haben die Autoren z. B. eine Suppression des zerebralen Blutflusses in der Broca-Region zeigen können. Mit dieser Arbeit konnten erstmalig Eigenheiten der Hirnaktivität spezifischen klinischen Phänomenen der PTBS zugeordnet werden. Seitdem ist die Anzahl der entsprechenden Studien sprunghaft gestiegen. Bei der unübersichtlichen Datenlage müssen wir Studien unterscheiden, die Volumetrien durchführen, und solche, die funktionelle Aspekte in den Mittelpunkt stellen. Drei Übersichtsarbeiten (Bremner 2007; Bromis et al. 2018; Hull, 2002) geben ein umfassendes Bild vom aktuellen Kenntnisstand. Hierbei unterscheiden wir den morphometrischen vom funktionellen Ansatz.

- Morphometrische Studien: Den direkten Nachweis eines verkleinerten Hippokampus bei der PTBS mittels einer strukturellen MRT erbrachten einige der ersten Studien (Bremner et al. 1995a, 1997; Gurvits et al. 1996; Stein et al. 1997). Ferner korrelieren hippokampale Volumina mit verschiedenen anderen Merkmalen. Hierzu gehören Defizite im verbalen Gedächtnis (Tischler et al. 2006), Ausmaß der Kampferfahrung, Stärke von dissoziativen Symptomen (M. B. Stein et al. 1997), Depressivität und das Ausmaß der PTBS (Shin et al. 2006) sowie (sexueller) Missbrauch in der Kindheit (Bremner et al. 2003) und Vernachlässigung (Logue et al. 2018). Am stärksten war der präfrontale Kortex betroffen, wenn der Missbrauch im Alter von 14 bis 16 Jahren stattfand (Andersen et al. 2008). Die Sensitivität der Amygdala war am stärksten ausgeprägt bei Missbrauch im Alter von 10 bis 11 Jahren (Pechtel et al. 2014). Missbrauch und Vernachlässigung scheinen unterschiedliche Einflüsse auf die Hirnstruktur und -funktion zu haben (Sheridan & McLaughlin 2014).

Statement

Wir sehen unsere These gestützt, dass morphologische Veränderungen mit der Dauerhaftigkeit, Intensität und Vulnerabilität des Gehirns korrelieren und somit der komplexen PTBS zuzuordnen sind.

- Funktionelle Studien: Mit der funktionellen Bildgebung ist es möglich geworden, die Hirnaktivität von Personen mit einer PTBS unter verschiedenen Bedingungen zu untersuchen. Im Folgenden werden Befunde zur funktionellen Bildgebung mit der Positronenemissionstomografie (PET) und der funktionellen Magnetresonanztomografie (fMRT) zusammengefasst. Die meisten neuroradiologischen Untersuchungen unter Verwendung der funktionellen Bildgebung beruhen auf dem sogenannten Symptomprovokationsparadigma. Hierunter versteht man, dass Patientinnen durch einen Trigger mit ihrer Traumageschichte konfrontiert werden und die resultierende spezifische Aktivität verschiedener Hirnregionen im PET und in der fMRT gemessen werden. Dies können z. B. explizite Skripte des persönlich erlebten Traumas, Kampfgeräusche/-bilder und Worterinnerungsaufgaben sein. Diese Versuchsplanung dient dazu, Erinnerungen an das Trauma auszulösen, um die damit einhergehenden Stoffwechselaktivitäten im Gehirn zu untersuchen. Als Kontrollbedingung werden gerne neutrale Skripts, Ruhebedingung ohne Aufgaben oder z. B. die Darbietung neutraler Hintergrundgeräusche (white noise) verwendet. Andere Studien arbeiten mit Gedächtnisaufgaben als aktive Bedingung oder mit emotionalen Stimuli wie Gesichtern mit verschiedenen emotionalen Ausdrücken. In funktionellen Studien konnte eine verringerte Aktivierung des Hippokampus bei PTBS-

Betroffenen festgestellt werden (Bremner 2007; Shin et al. 2006). Dieser Befund korreliert mit der Vorstellung, dass bei der PTBS das explizite Gedächtnis beeinträchtigt und eben kein Abruf von geordneten, explizit-deklarativen Informationen über das traumatische Ereignis möglich ist.

In der Summe kommen wir zu folgendem Bild: Morphometrisch haben Personen mit einer PTBS eine bilaterale Hypovolämie des Hippokampus im Vergleich zu Kontrollgruppen. Unter funktionellen Gesichtspunkten kommt es zu Einschränkungen der hippokampalen Aktivierung, zu einer vermehrten Aktivität des Corpus amygdaloideum, einer verminderten Aktivität des Broca-Areals bei Lateralisation der Stoffwechselaktivität in die rechte Hemisphäre und einer verminderten Aktivierung des präfrontalen Kortex.

Statement

Hypovolumetrie (vermindertes Volumen) PTBS-assoziierter Hirnregionen ist stärker mit komplexen Verlaufstypen assoziiert.

Abschließend stellt sich die Frage, ob wir neurobiologische Korrelate kennen, die das hohe Maß an Körperempfindungen bei Personen mit chronifizierten Verlaufsformen erklären. An dieser Stelle gewinnt das Verständnis für die Inselregion als primärer Kortex für die enterorezeptive Wahrnehmung zunehmend Aufmerksamkeit. Hierdurch gewinnt die Psychosomatik ein neuroanatomisches Korrelat, das sich in unsere Vorstellung davon, wie das Gehirn funktioniert, einfügt. So wurde nach Schmahl (2019) z. B. festgestellt, dass Ekel – im Gegensatz zu Angst, die mit Amygdalaaktivität einherging – insbesondere durch eine spezifische Aktivierung der Inselregion charakterisiert ist. Die Bedeutung der Inselregion bei der Empfindung von Ekel konnte durch weitere Untersuchungen belegt werden (Phillips et al. 2004; Wicker et al. 2003; Williams et al. 2005).

Statement

Die geschilderten morphometrischen und funktionellen Eigenschaften des Gehirns bei Patienten mit komplexen Verlaufsformen wird als »Survival-Modus« verstanden, der chronifiziert. Defizite stehen somit auch für Anpassungsprozesse, die das Überleben sichern sollen.

1.9.3 Zur klinischen Perspektive

Unsere Darstellung der komplexen PTBS im Verlauf zielt darauf ab, die klassische Dichotomie der psychiatrischen Krankheitslehre zwischen endogener und psychogener Pathogenese zu überwinden. Nach dem Ansatz des Embodiments (Verleiblichung) sind diese Vorgänge auf den ganzen Körper bezogen. Ford (2020) hat uns gezeigt, wie wir die Anpassungen des Gehirns als einen andauernden Survival-Modus zu verstehen haben. Diesen Ansatz übertragen wir mit dem Ansatz des Embodiments auf den ganzen Körper.

Wir sind insbesondere an den Wechselwirkungen interessiert und fragen uns, welche Hinweise es dafür gibt, dass eine Somatologie der komplexen PTBS gegeben ist. Eine Reihe von Studien belegen, dass Betroffene von einer PTBS vermehrt über körperliche Symptome klagen. McFarlane et al. (1994) zeigten an einer Stichprobe von Feuerwehrmännern den Zusammenhang von somatischen Krankheitsbildern und PTBS, die sie nach einem Naturkatastropheneinsatz entwickelt haben. Feuerwehrmänner mit einer PTBS haben 42 Monate nach der Katastrophe über mehr körperliche Symptome geklagt und mit einer höheren Wahrscheinlichkeit einen Arzt aufgesucht als Feuerwehrmänner, die keine PTBS entwickelt haben. Am häufigsten wurden über muskuloskelettalen Probleme (45%) geklagt. Boscarino (1997) untersuchte den Gesundheitszustand von Vietnam-Veteranen 20 Jahre nach ihrem Einsatz und schlussfolgerte, dass Vietnamveteranen mit einer PTBS eine deutlich höhere Lebenszeitprävalenz haben, gesundheitliche Beeinträchtigungen zu entwickeln. Weisberg et al. (2002) interessierte in ihrer Studie, ob somatische Probleme speziell mit der Entwicklung einer PTBS oder mit der biografischen Kumulation von Psychotraumata in Verbindung stehen. Sie schlussfolgern, dass PTBS-Patienten generell unter mehr gesundheitlichen Einschränkungen leiden. Hierbei war nicht das psychiatrische Störungsbild selbst, sondern die Historie der traumatischen Erfahrungen ausschlaggebend. Diese Befunde sind im Einklang mit der Studie von Felitti et al. (1998), die die Auswirkungen von traumatischen Ereignissen in der Kindheit auf den Gesundheitsstatus im Erwachsenenalter untersucht hat.

Tipp für die Praxis: Somatische Begleitsymptome ändern

Die Kumulation von Psychotraumata geht mit spezifischen und unspezifischen somatischen Symptomen einher, die sich als Schmerzen sowie kardiovaskulär, gastroenterologisch, muskuloskelettal, vegetativ, immunologisch und schlafmedizinisch äußern. Hierbei kommt der Allgemeinmedizin eine große Bedeutung zu in der Diagnostik und Versorgung von Menschen, die von der komplexen PTBS betroffen sind.

Vor diesem Hintergrund stellt sich die Frage, ob es typische Befunde gibt bei der klinischen Untersuchung, laborchemischen und apparativen Diagnostik bei Patienten, die von der komplexen PTBS betroffen sind. In der Psychiatrie und Nervenheilkunde dient die körperliche Untersuchung, die laborchemische und apparative Diagnostik primär dazu, neurologische oder allgemeinmedizinische Krankheiten auszuschließen, die sekundär Psychosyndrome auslösen können. Wir verfolgen einen integrativen Ansatz und postulieren, dass es eine Vielzahl von allgemeinmedizinischen Befunden gibt, die mit der komplexen PTBS in Verbindung stehen. Werfen wir einen Blick auf einige Fallbeispiele: Eine Adipositas hat im Kontext eines sexuellen Missbrauchs in Kindheit und Jugend häufig eine traumakompensatorische Bedeutung; die Ätiologie ist in diesem Falle eine andere als bei einer familiär bedingten Fehlernährung. Wir haben festgestellt, dass sich der Zyklus der Traumaverarbeitung nicht nur auf der Ebene der psychopathologischen Befundung, sondern auch in Gestalt von dissoziativen Empfindungsstörungen vollzieht. Wir möchten auf diese Zusammenhänge genauer eingehen und werden uns mit Schmerzsyndromen, dem Herz-Kreislauf-System und laborchemischen Parametern beschäftigen. Darüber hinaus möchten wir elektrophysiologische und neuropsychologische Befunde in unsere Überlegungen einbeziehen. Diese Befunde verstehen wir auf der Grundlage eines Survival-Modus, der funktional in das traumakompensatorische Schema einzuordnen ist.

Schmerzen im muskuloskelettalen System. Im Fokus unserer Aufmerksamkeit als psychiatrische, psychosomatische und psychotherapeutische Behandelnde ist der Fokus auf die psychiatrischen Symptome unserer Patienten gerichtet. Sicherlich haben wir der Wechselwirkung zwischen den körperlichen Symptomen und seelischen Symptomen zu wenig Aufmerksamkeit geschenkt. Wir bewegen uns auf einem Gebiet, das traditionell der Psychosomatik zugeordnet ist. Zur Erfassung von körperlichen Problemen haben Muth und Bering (2009) 30 Patienten untersucht, die im Zentrum für Psychotraumatologie in Krefeld stationär behandelt worden sind. Am häufigsten wurden Kopfschmerzen benannt. Danach wurden Rückenschmerzen, Nackenschmerzen und Beschwerden im abdominalen Bereich genannt. Weitere Kategorien waren Beschwerden der Schultern, Tinnitus bzw. Schmerzen im Ohr. Darüber hinaus wurde noch eine Vielzahl anderer Beschwerden angegeben. Wie können wir diese Koexistenz von Trauma- und Traumafolgestörungen mit Schmerzsymptomen verstehen? In der Literatur werden hierzu verschiedene Modelle diskutiert (Beckham et al. 1997; Sharp & Harvey 2001), die von einer wechselseitigen Aufrechterhaltung der PTBS und chronischen Schmerzen ausgehen.

Unser Modell setzt an den Ausführungen zum Verlauf der PTBS an. Wir haben von einem Traumaschema gesprochen (▸ Kap. 1.7.1). Verknüpfen wir dieses Konzept mit der somatologischen Ebene, so stellen wir fest, dass wir diese Begriffe auf die neuromuskuläre Regulation übertragen können. Das in der traumatischen Situation verankerte Traumaschema wird nun als Fragmentierung eines neuromuskulären Engramms verstanden (Mosetter & Mosetter 2000). Dieses neuromuskuläre Traumaschema drängt zur Reproduktion. Problematisch daran ist, dass diese Wiederholungen unbewusst und ohne Selbstbezug ablaufen. Die Schonhaltung ist als eine angstmotivierte, unbewusst-intentionale Gegenhandlung zu verstehen. Sehr häufig sehen wir Spannungskopfschmerzen. Aus diesem Grunde fragen wir Patienten mit Hypervigilanzsyndromen (▶ Fallbeispiel 6 in Kap. 1.8.7) gezielt nach Beschwerden im Schulter-Nacken-Kopf-Bereich. Bei Personen mit Missbrauchserfahrungen sehen wir häufig Rückenschmerzen, funktionelle Beschwerden im kleinen Becken und urogenitale Infekte. In der körperlichen Untersuchung machen sich diese Beschwerden als Myogelosen, Tonusasymmetrien und Einschränkungen der Bewegungsfreiheit, z. B. in der Rotation des Kopfes, bemerkbar. Patienten mit Gewalterfahrungen entwickeln häufig eine Schutzhaltung. Die Schultern sind nach ventral gebeugt und die Schulterblätter rotiert. Nicht selten ist die ventrale Kette des Schultergürtels verkürzt und die dorsale gedehnt. Diese neuromuskuläre Regulation verursacht Schmerzen und verändert die Biomechanik dauerhaft. An diesem Beispiel sehen wir, dass Traumaschemata neuromuskulär verankert sind; sie entwickeln eine Schmerzdynamik, die als Kompensationsmechanismus zu verstehen ist. Um mit den Patienten an dieser Stelle ins Gespräch zu kommen, eignet sich eine bildhafte Umschreibung der Schutzhaltung – wie eine Schildkröte, die ihren Kopf im Panzer verstecken möchte.

Häufig kommt es bei Personen mit lang anhaltender Traumatisierung zu Bruxismus mit Zähneknirschen und Aufeinanderpressen der Zähne. Anspannung der Masseter-Muskulatur und des Musculus temporalis können auch zu Spannungskopfschmerzen führen. Hierbei kann es dann zu Dysregulation beider Kiefergelenke kommen. Dieses Symptombild wird craniomandibuläre Dysfunktion (CMD) genannt. Die Zusammenarbeit mit erfahrenen Zahnärztinnen und Kieferorthopäden ist hier hilfreich und die Symptomatik kann durch verschiedene therapeutische Verfahren gelindert werden.

Tipp für die Praxis: Neuromuskuläre Schmerzsymptomatik ändern

Patienten mit der Erfahrung von Todesnähe entwickeln körperlich Schutzhaltungen. Chronifiziert der Survival-Modus, dann können Schmerzen entstehen, die auf Myogelosen, Tonus- und Achsenasymmetrien zurückzuführen sind. Klinisch imponieren Schmerzen, die häufig als ziehend, drückend und dumpf charakterisiert werden.

Wir verweisen auf die Diagnostik mit Schmerzzeichnungen, um auf unser Konzept des nozizeptiven, neuromuskulären und dissoziativen Schmerzes einzugehen (▸ Kap. 2).

Herz-Kreislauf-System. Die ersten Untersuchungen zur Psychophysiologie der PTBS wurden in der Zeit des Ersten Weltkrieges von Kardiologen durchgeführt. Meakins und Wilson (1918) setzten Kriegsveteranen mit einem »Soldatenherz« dem Geräusch von Gewehrschüssen aus und beobachteten einen überschießenden Anstieg der Herzfrequenz. Fraser und Wilson (1918) verglichen die Reaktionen des sympathischen Nervensystems von Soldaten experimentell mit denen von Kontrollgruppen und kamen zu dem Schluss, dass diese Soldaten sich von gesunden Soldaten lediglich in der Ausprägung der emotionalen und vegetativen Reaktion unterschieden.

Untersuchungen in der Nachkriegszeit gehen auf Dobbs und Wilson (1960) zurück. Den Kriegsgeschädigten wurden acht-Minuten-lange Sequenzen mit Kriegsgeräuschen vorgespielt – wobei die Reaktionen der Betroffenen teilweise so heftig waren, dass die Versuche abgebrochen werden mussten. Folgeuntersuchungen zeigen nahezu ausnahmslos eine signifikant erhöhte Herz- und Kreislauftätigkeit bei den PTBS-Betroffenen, und zwar sowohl im Ruhezustand als auch nach der Konfrontation mit traumarelevanten Stimuli (Buckley & Kaloupek 2001; Shalev & Rogel-Fuchs 1993). Die meisten Studien zur Untersuchung der Psychophysiologie der PTBS konnten Tachykardien bei den Betroffenen nachweisen. In der Kardiologie wird das klinische Bild überschießender Sinustachykardien (Herzfrequenz >100 Schläge/min) unter den funktionellen Kreislaufstörungen kategorisiert und als hyperkinetisches Herzsyndrom bezeichnet. Es ist kreislaufdynamisch durch überhöhte Werte des Herzminutenvolumens, der Pulsfrequenz, der kardialen Kontraktilität und der Muskeldurchblutung bei vermindertem Gefäßwiderstand charakterisiert. Vegetative Begleitsymptome wie Schlafstörungen, Nervosität, Angst und Schweißneigung werden ebenfalls zu diesem klinischen Bild gezählt.

Schäfer et al. (2005) konnten in einer Übersichtsarbeit zeigen, dass sich Personen, die unter einer PTBS leiden, durch eine spezifische

Reagibilität ihres Herz-Kreislauf-Systems auszeichnen. Während dieses Ergebnis für das Symptomprovokationsparadigma einheitlich ist, lässt eine Versuchsanordnung unter neutralen Untersuchungsbedingungen Fragen offen. Um hier Klarheit zu schaffen, haben Buckley und Kaloupek (2001) eine Metaanalyse durchgeführt, die zum Ergebnis kommt, dass es einen Zusammenhang zwischen der PTBS und einer erhöhten Aktivität des Herz-Kreislauf-Systems gibt. Ein vergleichbares Ergebnis konnten die Autoren für den diastolischen Blutdruck nachweisen – allerdings mit einer kleineren Effektgröße. Orr et al. (2003) haben zeigen können, dass es sich bei der erhöhten kardialen Reagibilität primär um ein erworbenes Merkmal und nicht um einen Risikofaktor handelt. Dieses Ergebnis hat für die Allgemeinmedizin und Kardiologie eine praktische Relevanz. Bei der diagnostischen Abklärung hyperkinetischer Herzsyndrome sollten diagnostische Verfahren der Psychotraumatologie zur Anwendung kommen, um die Ätiologie des Krankheitsbildes differenzialdiagnostisch zu berücksichtigen. Darüber hinaus stellt sich die Frage, ob die Hyperreagibilität des kardiovaskulären Systems als Risikofaktor für koronare Herzerkrankungen zu bewerten ist. Dieser Frage sind Buckley und Kaloupek (2001) nachgegangen und konstatieren: Mehrere Kohortenstudien haben bestätigt, dass eine erhöhte basale Herzfrequenz mit einer Mortalität durch kardiovaskuläre Erkrankungen assoziiert ist (Greenland et al. 1999). Darüber hinaus konnten Collins et al. (1990) zeigen, dass eine Erhöhung des diastolischen Blutdrucks um ca. 5 mmHg bereits ein Risikofaktor für koronare und zerebrale Infarkte ist.

Tipp für die Praxis: Herzfrequenz

Bei überschießendem Anstieg der Herzfrequenz, die organisch keine Ursache hat, sollte an eine psychotraumatologische Ätiologie gedacht werden.

Laborchemische Befunde. Chronische Dysregulationen sind auch für die Botenstoffe der Katecholamine und Opiate gesichert. In verschiedenen Untersuchungen fanden sich bei PTBS-Patienten deutlich höhere Noradrenalinspiegel im Urin als bei der gesunden Kontrollgruppe (DeBellis et al. 1997). Bei Kriegsveteranen mit einer PTBS führte die Präsentation von Videos über militärische Kampfhandlungen zu einer naloxonreversiblen Analgesie (Pitman et al. 1990). Im Gegensatz hierzu besteht Uneinigkeit über die Regulation der Glukokortikoide. Die Messung von Katecholaminen bzw. Opiaten ist in der klinischen Routine kaum umsetzbar, sodass Kenntnisse zum Verständnis der komplexen PTBS sehr wertvoll sind, aber noch nicht in der Diagnostik eingesetzt werden können.

Elektrophysiologische Befunde. Neben den neuroradiologischen Erkenntnissen können wir auf eine Reihe von Befunden aus der Elektrophysiologie verweisen. Hierbei möchten wir insbesondere auf die Schreckreaktion (startle response) und auf Befunde aus dem Schlaflabor eingehen (Polysomnografie).

Die *Schreckreaktion* ist gekennzeichnet durch eine charakteristische Antwort des menschlichen Körpers: Es kommt zu einem Zusammenzucken und zu einer Blinzelreaktion. Diese Form der Schreckreaktion wird in der Regel durch plötzliche starke akustische Reize ausgelöst. Die Kontraktion des Musculus orbicularis oculi wurde über die Amplitude eines EMG des linken Auges gemessen. Eine Besonderheit dieser Methode ist, dass zwar externale Stimuli (z. B. laute Töne und Geräusche) benutzt wurden, um die Schreckreaktion hervorzurufen, aber diese Stimuli keinen direkten Zusammenhang zum traumatischen Ereignis haben. Ebenso wenig kann die Vorstellungskraft der Probanden genutzt werden, um die physiologische Reaktion zu verstärken. Nach Shalev und Rogel-Fuchs (1993) ist die Messung dieses Parameters daher besonders geeignet, die Psychophysiologie der PTBS zu objektivieren. Shalev et al. (1992) konnten Folgendes zeigen: Bei der PTBS ist die Schreckreaktion auf ein lautes Geräusch erhöht, die Gewöhnung bei wiederholter Präsentation des Schreckreizes ist verringert und auch die Abschwächung durch einen Vorlaufreiz ist vermindert (engl. pre-pulse inhibition). Dieser Befund wird mit einer frontalen Dysfunktion des exekutiven Aufmerksamkeitssystems in Verbindung gebracht.

Als Vulnerabilitätsfaktor spielen präexistierende Schlafstörungen für die Entwicklung von PTBS eine wichtige Rolle. So berichteten Betroffene eines Hurrikans, die eine PTBS entwickelt haben, von präexistenten Albträumen und nächtlichem Erwachen (Mellman et al. 1995). Untersuchungen zur frühen Entwicklung von PTBS deuten auf eine Beziehung zwischen der Entstehung von PTBS-Symptomen und Schlaffragmentierung (Mellman et al. 2002). Wir konnten zeigen, dass 20 bis 40 % der Patienten, die am Zentrum für Psychotraumatologie Krefeld stationär behandelt wurden, unter einer organischen Schlafstörung leiden (Kleen et al. 2009). Schlafstörungen gehören zum Störungsbild der PTBS, aber eine polysomnografische Charakterisierung im engeren Sinn an der Uneinheitlichkeit der Forschungsergebnisse scheitert.

Neuropsychologische Befunde. Wir wissen, dass die Verarbeitung traumatischer Erlebniszustände die Reorganisation von basalen kognitiven Funktionen nach sich zieht. Hierbei stellt sich die Frage, ob Auffälligkeiten in Intelligenz- und Konzentrationstests (Bremner et al. 1995b) auf Dauer bestehen oder an erlebnisspezifische Zustände gebunden sind. Dazu gibt es uneinheitliche Befunde, was wir auf die Frage zurückführen, ob ein traumaspezifisches Gedächtnismuster aktiviert ist oder ob ein hinreichender Schutz über Abwehrmechanismen besteht.

Ein niedriger Intelligenzquotient gilt als gesicherter Risikofaktor für die Entwicklung einer PTBS (Buckley et al. 2000). Retrospektiv konnte gezeigt werden, dass Vietnam-Veteranen, die eine PTBS entwickelt haben, zum Zeitpunkt der Musterung einen niedrigeren Intelligenzquotienten hatten (Macklin et al. 1998) und häufiger sogenannte neurologische »soft signs« (z. B. Aufmerksamkeitsdefizite, Hyperaktivität, Lernschwäche) diagnostizierbar waren (Gurvits et al. 1997).

1.9.4 Zusammenfassung

Die Ausführungen machen deutlich, dass die Psychotraumatologie im neurobiologischen Gesamtkontext gesehen werden muss. Als junge Wissenschaft versucht die Psychotraumatologie, die Aufspaltung der Anlage-Umwelt-Problematik zu überwinden und Psychotraumata aus dem Kontext eines dynamischen Bedingungsgefüges zu verstehen. Es werden folgende neurobiologische Mechanismen diskutiert, die zur Verfestigung des Störungsbildes beitragen:

- Lateralisation der Blutzirkulation im Flashback (hiermit werden Phänomene der Sprachlosigkeit in Zusammenhang gebracht, die durch eine Broca-Supression entstehen)
- Blockade der Informationsverarbeitung, die zu einer Desynchronisation von expliziten und impliziten Gedächtnisfunktionen führt
- Chronische Dysregulation von Hormonen und Neurotransmittern der Stressachse und ihrer Rezeptoren
- Suppression der Frontalhirnaktivität, die zu einer Fehlfunktion von kognitiver Steuerung und Integrationsfähigkeit des Psychotraumas führen soll
- Bildung eines psychomotorischen und sensorischen Engramms, das seinen Ursprung in der traumatischen Situation hat
- Epigenetik und Inflammation, die zur Entstehung des »survival modus« des Gehirns beitragen

Der Forschungsstand macht deutlich, dass sich psychobiologische Konzepte zum Verständnis der komplexen PTBS abzeichnen. Dennoch ist eine Eins-zu-Eins-Übertragung von Psychopathologie, Psychodynamik und Neurobiologie in weiter Ferne. Die psychobiologische Komponente akuter und chronifizierter psychotraumatischer Belastungsstörungen stellt für die Prävention und Behandlung spezifische Anforderungen. Insbesondere wurden zeitliche Persistenz der Symptomatik und ihre Durchschlagskraft unterschätzt, die erst in den neurobiologischen Forschungsergebnissen eine angemessene Erklärung finden. Die Verknüpfung des Fünf-Ebenen-Modells mit dem Verlaufsmodell der Psychotraumatisierung schafft Zugänglichkeiten, die Neurobiologie der komplexen PTBS aus einer klinischen Perspektive zu betrachten.

Statement

Wir verfolgen den Ansatz, neurobiologische Modelle der komplexen PTBS mit klinischen Phänomenen zu verknüpfen. In diesem Zusammenhang bekommt auch die körperliche Untersuchung eine zentrale Bedeutung. Eine differenzierte Betrachtung der Körperhaltung, Bewegungsmuster, vegetativen Erregbarkeit, Schmerzstörungen und kognitiven Funktionen in Verbindung mit traumaassoziierten Zuständen sollten zum Standard gehören.

KAPITEL 2

Diagnostik der komplexen PTBS

2.1 Einführung

Für die Diagnostik und Dokumentation sind klinische Interviews und psychometrische Messinstrumente wertvolle Hilfen. Sie können keineswegs Exploration, körperliche Untersuchung und Psychopathologie ersetzen. Allerdings gewinnen sie eine zunehmende Bedeutung. Während die Diagnostik der klassischen PTBS nach ICD-10 und DSM durch ein breites Fundament abgesichert ist, steht die Diagnostik der komplexen PTBS nach ICD-11 noch am Anfang. Für den praktischen Gebrauch macht es wenig Sinn, dass wir eine Vielzahl von psychometrischen Erhebungsinstrumenten einsetzen, die sich in ihrer Aussagekraft überschneiden. Vielmehr hat es sich bewährt, eine Auswahl psychometrischer Instrumente zu treffen, die unterschiedliche Perspektiven einnehmen.

Folgende »Einfallswinkel« haben sich bewährt:

- Die Diagnose einer komplexen PTBS in Abgrenzung zu anderen belastungsbezogenen Störungen
- Die Messung psychotraumatologischer Symptome
- Die Erfassung allgemeinpsychopathologischer Symptome
- Die Aufdeckung dissoziativer Anteile einschließlich somatischer Symptome
- Die Erhebung von Sozialisationsmerkmalen
- Die Erfassung der funktionalen Gesundheit
- Die Bestimmung von Risiko- und Schutzfaktoren

Auf dieser Grundlage empfehlen wir die Fokussierung auf eine überschaubare Anzahl von Instrumenten. Wir empfehlen, Erfahrungen zu sammeln, komplexe Befunde zu erheben, die die Aufdeckung des Zusammenspiels von verschiedenen Tests einbezieht. Wir sollten uns von der gängigen Herangehensweise lösen, die psychometrischen Tests für sich alleinstehend zu interpretieren. Wir empfehlen, ein Erfahrungswissen aufzubauen, das das Zusammenspiel der Tests einbezieht. Hierdurch baut sich ein Wissen auf, das die Interpretation der Ergebnisse auch in ihrer Interdependenz ermöglicht. Ist dieses Niveau erreicht, so hat die psychometrische Diagnostik einen besonderen Wert, da sich dieses Wissen nicht allein in einem Anwendungsmanual abbilden lässt. In einem Abschlusskapitel werden wir unsere Erfahrung einbringen, welche Instrumente wir für eine Verlaufsmessung empfehlen und mit welcher Strategie wir zu einem Gesamtbefund kommen.

In Analogie zu den bisherigen Kapiteln beschreiben wir die psychometrischen und diagnostischen Instrumente in Beziehung zum Verlaufsmodell der Psychotraumatologie.

Definition: Verlaufsmodell in der Diagnostik

Diagnostische Inventare können sich entweder auf prätraumatische, situative oder posttraumatische Faktorengruppen (F) beziehen oder sie können Symptome erheben (S). Zur Gruppe der Faktoren gehören Risiko- und Schutzfaktoren sowie Persönlichkeitsfaktoren. Zur Gruppe der Symptome gehören spezielle oder allgemeinpsychopathologische Symptome (S).

Das Verlaufsmodell zur Diagnostik von Psychotraumastörungen basiert auf folgender Überlegung (Bering 2011). Wir verweisen auf ▸ Abbildung 2-1. Diagnostische Inventare können sich entweder auf prätraumatische, situative oder posttraumatische Faktorengruppen (F) beziehen oder es sind psychometrische Instrumente zur Verlaufsmessung der Symptome (S). Zu den Faktorengruppen gehören die standardisierte Erhebung der Lebensgeschichte (FLebensg.), die traumatischen subjektiven/objektiven Situationsfaktoren (FSit./

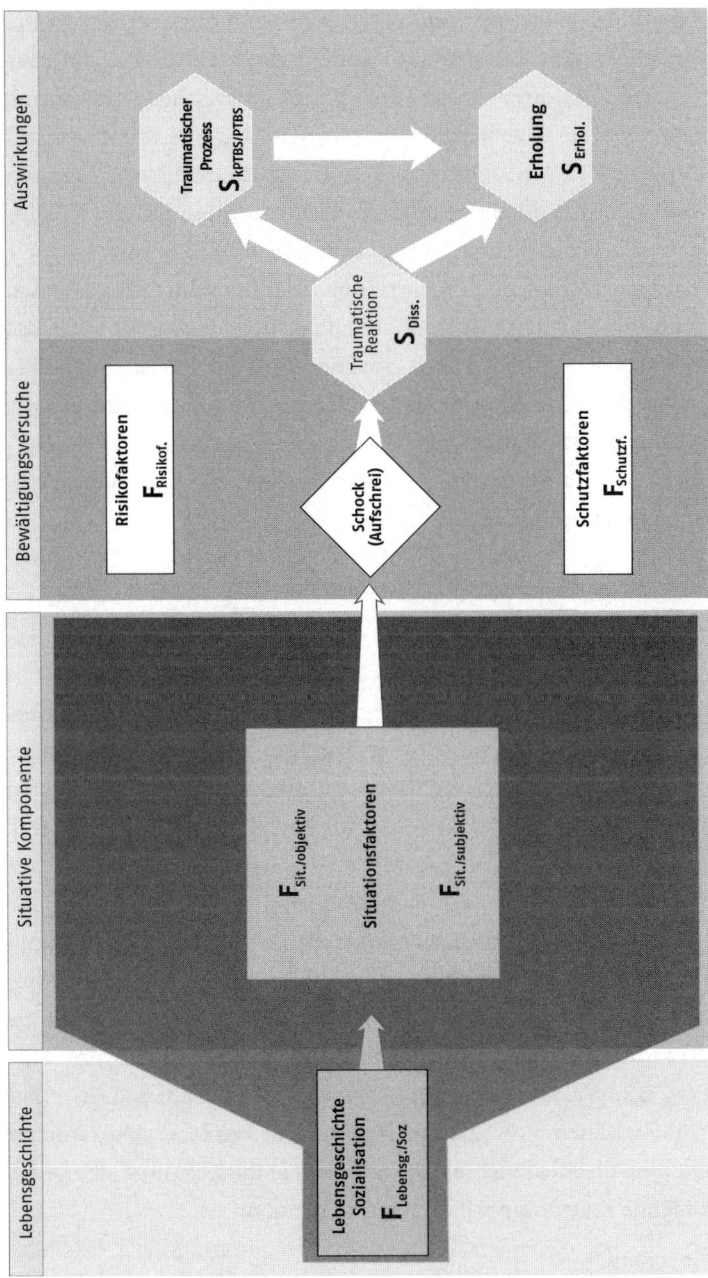

Abb. 2-1 Einfallswinkel der Verlaufsdiagnostik. Lebensgeschichte, traumatische Situation, Reaktion und Auswirkungen werden psychometrisch erfasst und in Beziehung gesetzt.

objektiv/FSit./subjektiv) und die Risiko- und Schutzfaktoren der Einwirkungsphase (F Risikofaktor und F Schutzfaktor). Auf der Seite der Symptombildung steht die peritraumatische Dissoziation (SDiss.) und die spezifische Symptombildung im Prozessverlauf (Skomplexe PTBS/SErholung). Zur Erfolgsmessung von Traumatherapien werden die Symptome im traumatischen Prozess (Skomplexe PTBS) vom Erholungszustand (SErholung) unterschieden. Standardisierte diagnostische Interviews können die Diagnose nach ICD-11 validieren (D). Ausgesuchte Fragebögen können auch das Funktionsniveau erheben (Fu). Psychometrische Skalen, Inventare und standardisierte Interviews können auch Faktorengruppen (F), Symptome (S) und Funktionen (Fu) gleichzeitig erfassen. Diese Herangehensweise wird gewählt, um im Prozessverlauf mehrere Perspektiven einzubeziehen.

2.2 Traumainventare

Traumainventare sind entweder geeignet, als semistandardisiertes Interview eine Grundlage für die Diagnose einer klassischen oder einer komplexen PTBS zu schaffen, oder sie haben ihren Ursprung in der Fragestellung, Ereigniskriterien für eine klassische oder für eine komplexe PTBS systematisch zu erheben. In der Regel werden mit standardisierten Interviews Faktorengruppen (F), Symptome (S) und Funktionen (Fu) gleichzeitig erfassen, da sie alle zur Abstützung der Diagnose benötigt werden.

Clinician-Administered PTSD Scale (CAPS-5). Die CAPS gilt als Goldstandard zur Diagnostik der posttraumatischen Belastungsstörung (PTBS, Weathers et al. 2013). Die CAPS ist ein auf den Kriterien des DSM-5 basierendes strukturiertes klinisches Interview, anhand dessen die verschiedenen Symptome sowie die Diagnose der PTBS für folgende Zeiträume erfasst werden können:

- Aktuell (im letzten Monat)
- Lebenszeitdiagnose
- Innerhalb der letzten Woche

Darüber hinaus ermöglicht die CAPS eine Erfassung des Beginns und der Dauer der Symptome, der subjektiven Belastung durch die Symptome, ihres Einflusses auf die soziale und berufliche Funktionsfähigkeit und die Verbesserung der Symptome seit der letzten CAPS-Erhebung. Des Weiteren bietet die CAPS die Möglichkeit einer Operationalisierung der allgemeinen Validität der gegebenen Antworten sowie der Gesamtschwere der PTBS und erlaubt Spezifikationen zum dissoziativen Subtypus der PTBS. Eine deutsche Übersetzung wurde von Jan C. Cwik, Marcella L. Woud und Ulrich Schnyder vorgelegt (sie kann bei den Autoren angefordert werden: https://www.kli.psy.ruhr-uni-bochum.de/klipsy/projekte/CAPS5.html).

Ursprünglich deutschsprachige Inventare KTI und ETI. Im deutschen Sprachraum ist ein Inventar zur Erhebung psychotraumatischer Belastungsmomente aus der Vorgeschichte eines Patienten das Kölner Trauma Inventar (KTI). Dieses wurde von Schedlich (1998) entwickelt und in seiner revidierten Fassung im Kölner Dokumentationssystem für Psychotherapie und Traumabehandlung (KÖDOPS) (Fischer 2000a) veröffentlicht. Die Konzeption des KTI strebt an, die individuelle Traumabiografie zu erfassen.

Das Essener Trauma-Inventar (ETI) für Erwachsene bzw. das Essener Trauma-Inventar für Kinder und Jugendliche (ETI-KJ) ist ein Selbstbeurteilungsfragebogen zur Erfassung psychotraumatischer Ereignisse und posttraumatischer Störungen. Das ETI hat sich in verschiedenen Studien bereits als valides und zuverlässiges Instrument erwiesen und liegt mittlerweile in 12 Sprachen vor (Tagay et al. 2006).

Die Traumainventare ETI und KTI wurden ursprünglich entwickelt, um die traumatischen Situationen in der Lebensgeschichte des Betroffenen systematisch zu erfassen (FLebensg./Soz., siehe Abb. 2-1).

2.3 Messung psychotraumatologischer Symptome

Psychometrische Erhebungsinstrumente zur Verlaufsmessung der Symptome zielen in erster Linie darauf ab, Status und Therapieerfolg abzubilden. Im Folgenden werden mehrere Instrumente vorgestellt.

Die Impact of Event Scale – Revised (IES-R). Die IES-R ist eine erweiterte Form der Impact of Event Scale (IES) von Horowitz et al. (1979; deutsche Fassung Maercker & Schützwohl 1998). Anders als die IES, die die Subskalen »Intrusion« und »Vermeidung« umfasst, besteht die revidierte Fassung (IES-R) aus drei Subskalen. Um eine diagnostische Analogie zum DSM-IV und zur ICD-10 herzustellen, wurde damals die Skala »Hyperarousal« ergänzt. Es handelt sich um ein psychometrisches Instrument der Selbstbeurteilung, das sich auf die Symptomstärke bezieht (S PTBS/S Erholung, ▸ Abb. 2-1) und der Verlaufsmessung dient.

Die Posttraumatic Symptom Scale, 10 Items (PTSS-10). Die PTSS-10 von Holen et al. (1983; deutsche Fassung Schade et al. 1998) erfasst als standardisierter Selbstbeschreibungsfragebogen – ähnlich wie die IES-R – das momentane Befinden des Probanden und fragt nach typischen Reaktionen, die bei vielen Menschen im Anschluss an belastende Ereignisse auftreten und als charakteristische Symptome einer PTBS zu verstehen sind. Ähnlich wie die IES-R bezieht sich der Fragebogen auf die Symptomstärke (S PTBS/S Erholung, ▸ Abb. 2-1) und dient der Verlaufsmessung.

PTSD Checklist for DSM-5 (PCL-5). Die PCL-5 ist ein 20 Punkte umfassender Selbstauskunftsbogen, der die 20 DSM-5-Symptome der PTBS erfasst. Im Unterschied zur PTSS-10 und IES handelt es sich um eine Anpassung an das DSM-5. Die PCL-5 dient einer Vielzahl von Zwecken. Hierzu gehören: Monitoring der Symptomveränderung während und nach der Behandlung Screening von Personen auf PTSD (SPTBS/SErholung, ▸ Abb. 2-1). Die DSM-5-Version wurde von Weathers et al. (2013) entwickelt und von Ehring et al. (2014) auf Deutsch vorgelegt.

2.4 Diagnostik der komplexen PTBS nach ICD-11

Vor der Einführung der Diagnose der komplexen PTBS in die ICD-11 wurden komplexe Traumafolgestörungen unter verschiedenen Konzepten diagnostiziert. Hierzu gehört z.B. die komplexe PTBS nach Herman (1992). Jetzt ist die Situation gegeben, dass die komplexe PTBS in der ICD-11 definiert ist. Diese Instrumente befinden sich in einer frühen Phase der Validierung und werden nachfolgend veranschaulicht. Aus unserer Sicht sind das International Trauma Interview (ITI) und der International Trauma Questionnaire (ITQ) anzuführen.

Das International Trauma Interview (ITI). Das ITI wurde von Roberts et al. (2018) entwickelt. Es stellt ein semistrukturiertes klinisches Interview dar. Der erste Teil ist eine Weiterentwicklung der CAPS-5 (Clinician-administered PTSD-scale for DSM-5). Es enthält zwei Items für jedes PTBS-Symptom. Der zweite Teil des Interviews erfragt die Störungen in der Selbstorganisation: Dysfunktionale *Affektregulation* charakterisiert durch Hyper- oder Hypoaktivierung durch Konfrontation mit geringen Stressoren, *negatives Selbstkonzept* und Schwierigkeiten in der Aufrechterhaltung von *Beziehungen*. Auch hier wird erneut nach dem sozialen und beruflichen Funktionsniveau gefragt und dieselbe Skala der Ausprägungsmöglichkeiten angewandt. Für die Diagnose einer komplexen PTBS muss ein Symptom aus jedem Symptomcluster vorliegen zusammen mit der Einschränkung.

In einer schwedischen Validierungsstudie des ITI an 186 Probanden mit traumatischen Erlebnissen in der Lebensgeschichte konnte das ITI als zufriedenstellendes Instrument in Bezug auf die psychometrischen Gütekriterien in dieser Population eingestuft werden (Bondjers et al. 2019). Vergleichbar beurteilen Gelezelyte et al. (2022), die an einer gemischten Population (n = 103) zum Schluss kommen, dass es sich um ein zuverlässiges und valides Instrument zur Beurteilung und Diagnose der PTBS und komplexen PTBS handelt.

Die psychometrischen Eigenschaften des ITI werden aktuell im deutschsprachigen Umfeld durch die Arbeitsgruppe von Andreas Maercker an der Universität Zürich validiert. Das ITI ist somit dem CAPS-5 zur Diagnostik der klassischen PTBS analog (FLebensg./Soz., Skomplexe PTBS, ▸ Abb. 2-1).

International Trauma Questionnaire (ITQ). Den aktuellen Referenzfragebogen zur Selbsteinschätzung zur Symptomatik einer PTBS und komplexen PTBS stellt der ITQ von Cloitre et al. (2018) dar. Diesen gibt es in der deutschen Übersetzung von Lueger-Schuster, Knefel und Maercker 2015/2018 kostenfrei auf der Homepage des International trauma consortiums (https://www.traumameasuresglobal.com/itq). Die Internetseite ist frei verfügbar und macht Übersetzungen des ITQ in viele Sprachen zugänglich. In der ▸ Tabelle 2-1 stellen wir genau dar, wie der ITQ die komplexe PTBS abbildet.

Der Fragebogen besteht insgesamt aus 18 Items (s. Tabelle 2-1), die sich auf Symptome aus dem letzten Monat beziehen. Der ITQ spiegelt die »Baukastenstruktur / Beziehung« zwischen der klassischen PTBS und der komplexen PTBS wider. Zunächst sollen die traumatische Lebenserfahrung und der Zeitpunkt eingetragen werden. In den Items P1 bis P6 werden die Symptome der klassischen PTBS nach ICD-11 abgefragt: Wiedererleben im Hier und Jetzt, Vermeidung, Gefühl einer anhaltenden Bedrohung. Die zusätzlich notwendigen Symptomkriterien für eine komplexe PTBS werden in den Items C1 bis C6 erfragt: Hier geht es um affektive Dysregulation, negatives Selbstkonzept, Beziehungsaufrechterhaltung. Zur Hervorhebung haben wir sie grau markiert. Die Items P7/C7 bis P9/C9 fragen die funktionelle psychosoziale Beeinträchtigung durch die Symptome ab: Beziehung zu anderen Menschen, Arbeitsfähigkeit sowie wichtige andere Lebensbereiche.

Die psychometrischen Eigenschaften des ITQ wurden in diversen Stichproben untersucht. In einer dänischen Studie von Vang et al. (2021) wurde die Validierung des ITQ mittels Befragung fünf unterschiedlicher Testpopulationen durchgeführt: Erwachsene Überlebende sexuellen Missbrauchs (n = 385), Frauen in einem Frauenhaus lebend (n = 147), ambulante Patienten, die mit PTBS nach ICD-10 diagnosti-

Tab. 2-1 Struktur des International Trauma Questionnaire (ITQ) (in Anlehnung an Maercker & Augsburger 2019; Cloitre et al. 2018)

Belastende Lebenserfahrung und zurückliegende Zeitdauer des Ereignisses			
PTBS-Kriterien	Auswirkungen der PTBS-Kriterien (funktionale Beeinträchtigungen)	Kriterien komplexe PTBS (Selbstregulationsstörungen)	Auswirkungen der Kriterien komplexe PTBS (Selbst-Regulationsstörungen, funktionale Beeinträchtigung)
Wiedererleben im Hier und Jetzt P1: Albträume P2: Flashbacks/intrusives Erleben	P7: Auswirkung auf soziale Kontakte und Beziehungen	Affektive Dysregulation C1: Fähigkeit der Selbstberuhigung C2: Gefühlstaubheit	C7: Sorgen um die Beziehungsgestaltung
Vermeidung P3: im Innen P4: im Außen	P8: Auswirkung auf die Arbeitsfähigkeit	Negatives Selbstkonzept C3: Versagensgefühl C4: Wertlosigkeit	C8: Auswirkung auf die Arbeitsfähigkeit
Gefühl einer aktuellen Bedrohung P5: erhöhte Aufmerksamkeit P6: Schreckhaftigkeit	P9: Auswirkung auf andere wichtige Lebensbereiche, z. B. Schule, Ausbildungssituation, familiär	Problematische Beziehungen C5: Sich entfernt und sich abgeschnitten fühlen in Beziehungen C6: Verminderte Fähigkeit von emotionaler Verbindung in Beziehungen	C9: Auswirkung auf andere wichtige Lebensbereiche, z. B. Schule, Ausbildungssituation, familiär

ziert sind (n = 111), eine gemischte Population ambulanter psychiatrischer Patienten (n = 178) und Menschen mit Fluchterfahrung und Opfer von Folter (n = 385). Eine Stärke dieser Studie besteht darin, dass fünf verschiedene Stichproben untersucht worden sind, die unterschiedliche traumatische Erfahrungen gemacht haben. In allen Stichproben außer der Stichprobe von Frauen, die in einem Frauenhaus leben, bildete der ITQ-Fragebogen die ICD-11 Kriterien der komplexen PTBS ab. In der genannten Stichprobe wurde das Item

»wiederkehrende Albträume« gegen »intensive emotionale Reaktion auf Triggerfaktoren« getauscht, die für diese Population besser passte.

Murphy et al. (2020) konnten in einer Untersuchungspopulation von 177 britischen Veteranen mittels ITQ eine adäquate Differenzierung zwischen den Diagnosen PTBS und komplexe PTBS nachweisen. 56,7 % dieser Stichprobe wiesen nach Befragung mittels ITQ eine komplexe PTBS auf. Das Risiko eines Auftretens einer komplexen PTBS war höher bei schon bestehender Traumatisierung in der Kindheit. Redican et al. (2022) haben die latente Faktorenstruktur des ITQ untersucht und kommen zum Schluss, dass sich die komplexe PTBS durch eine höhere Ausprägung der Komorbidität und eine verminderte Ausprägung des psychischen Wohlbefindens im Vergleich zur PTBS auszeichnet. Des Weiteren haben Redican et al. (2022) an einer repräsentativen Population von 1834 Erwachsenen in den USA mittels Faktorenanalyse nachweisen können, dass das Erleben von sexuellem Missbrauch die Wahrscheinlichkeit erhöht, zur Gruppe der komplexen PTBS zu gehören (Odds ration = 3.22). Die Gruppe der komplexen PTBS charakterisierte sich durch eine psychopathologische Komorbidität und geringerem geistigem Wohlbefinden. Die Ergebnisse dieser Untersuchung unterstützen die Validität der mittels ITQ gemessenen Konstrukte PTBS und komplexe PTBS.

Auch im deutschsprachigen Raum wurde der ITQ von der Arbeitsgruppe um Andreas Maercker an einer Stichprobe von 500 Menschen aus der deutschen Allgemeinbevölkerung, die eine oder mehrere länger anhaltende traumatische Erfahrungen gemacht hatten, getestet. Auch in dieser Studie konnte die Validität der deutschen Version des ITQ bestätigt werden. Ein Einsatz in klinischer Forschung sowie in der Praxis wird befürwortet.

Bei litauischen Krankenschwestern (n = 206), die im Laufe ihrer Berufstätigkeit moralische Verletzungen (z. B. Bezeugung intentionaler emotionaler Verletzungen von erfahrenen Pflegekräften an Patienten oder an Kollegen) erlitten haben sowie auch teils im privaten Bereich Traumatisierungen erlitten haben, 10,2 % die Kriterien einer komplexen PTBS, gemessen mittels ITQ, erfüllten. Zwei Drittel der Studienpopulation war moralischen Verletzungen über ihre Berufszeit hinweg ausgesetzt (Jovarauskaite et al. 2022).

2.5 Verlaufsmessung allgemeinpsychopathologischer Symptome

Im Folgenden werden psychometrische Erhebungsinstrumente vorgestellt, die sich zur Verlaufsmessung von allgemeinpsychopathologischen Symptomen bewährt haben. Hierbei fokussieren wir die SCL-90-R zur Erhebung allgemeinpsychopathologischer Symptome, das BDI-II für die spezifische Erhebung von depressiven Symptomen sowie den Fragebogen FDS zu dissoziativen Symptomen. Alle aufgeführten Instrumente dienen der Verlaufsmessung (Skomplexe PTBS/SErholung, s. Abb. 2-1).

Symptom-Checkliste von Derogatis (SCL-90-R). Die revidierte Fassung der Symptom-Checkliste (SCL-90-R) von Derogatis et al. (1973) hat eine lange Tradition und einen umfassenden Fundus an Validierungsstudien. Die SCL-90-R umfasst das gesamte Spektrum der Psychopathologie. Es stehen 90 Items zur Verfügung, die in einer Likert-Skala von 0 bis 4 vom Probanden zu bewerten sind. Aus der Summe der Items dividiert durch die Anzahl der Fragen lässt sich der Globale Symptom-Index (GSI) berechnen.

Aufgrund der großen Verbreitung des Erhebungsinstrumentes sind Validierungsstudien zur Beziehung zwischen SCL-90-R und der PTBS durchgeführt worden. Hierzu gehört beispielsweise die SCL-90-R PTBS-Skala, die von Weathers et al. (1996) an 202 Vietnamveteranen validiert wurde. Aus dem SCL-90-R werden die verschiedenen Items zum GSI-Wz (Wz steht für »war zone«) zusammengefasst. Beruft man sich auf die Veröffentlichung von Weathers et al. (1996), so ergibt sich für den GSI-Wz ein kritischer Wert von 1,3. Der SCL-90-R bezieht sich somit auf die Symptomebene (SPTBS/SErholung, s. Abb. 2-1) und dient der Verlaufsmessung. Aktuell gibt es noch keine Stichproben in Bezug auf Populationen mit einer komplexen PTBS. Allerdings können wir auf eigene Studien verweisen, die die SCL-90-R für Kranke im stationären Setting mit einer PTBS getrennt für Frauen (Bering 2011) und Männer (Böckmann et al. 2019) validiert haben. In diesen Studien konnten wir zeigen, dass die komplexe PTBS nach den Kriterien von Herman

(1992) z. B. höhere Ausprägungen in den Subskalen »paranoide Gedanken« und »Psychotizismus« mit sich bringen. Dieser Fragebogen wird im klinischen Gebrauch häufig angewendet, um eine Baseline der allgemeinpsychopathologischen Diagnostik zu erfassen.

Beck Depressions Inventar II (BDI-II). Das BDI-II ist ein in klinischen Zusammenhängen vielfältig angewendetes Selbstbeurteilungsinstrument zur Erfassung des Schweregrades einer depressiven Symptomatik. Es fragt ab, ob und wie intensiv typische depressive Symptome (alle in den gegenwärtig gültigen psychiatrischen Diagnosesystemen als relevant betrachteten depressiven Beschwerden) von den Betroffenen erlebt werden (Hautzinger et al. 2009).

Fragebogen zu Dissoziativen Symptomen (FDS). Der FDS ist ein psychometrisches Instrument zur Erfassung verschiedener dissoziativer Phänomene und zur syndromalen Diagnostik dissoziativer Symptome einschließlich Depersonalisation und Derealisation. Es handelt sich um ein Selbstbeurteilungsverfahren mit 44 Items und erfasst die Subskalen Amnesie, Absorption, Derealisation und Konversion. Der FDS ist die deutsche Adaptation der »Dissociative Experiences Scale« (DES) von Bernstein und Putnam (1986). Ausgangspunkt ist die Annahme, dass bei dissoziativen Störungen die Fähigkeit zu bewusster und selektiver Kontrolle über die unmittelbare Aufmerksamkeitsselektion bezüglich der Erinnerung und der Empfindung in einem Ausmaß gestört ist, das von Tag zu Tag und sogar stündlich wechseln kann. Der Verlauf kann vorübergehender oder chronifizierter Natur sein, das Auftreten plötzlich oder schleichend geartet sein (Bernstein & Putnam 1986). Eine Kurzfassung des FDS firmiert unter dem Namen Taxon, den wir empfehlen, dauerhaft einzusetzen.

2.6 Persönlichkeitskontrollstile/ Persönlichkeitsstörungen

Das Instrument der Wahl zur Diagnose einer Persönlichkeitsstörung ist der SKID-II, der mit Verabschiedung des DSM-5 unter dem Namen SCID-5-PD geführt wird (herausgegeben von Beesdo-Baum et al. 2019). Dazu gehören die zehn im DSM-5 enthaltenen Persönlichkeitsstörungen der Cluster A, B und C sowie Störungen der Kategorie »Andere Näher Bezeichnete Persönlichkeitsstörung«. Zur Abklärung von Persönlichkeitskontrollstilen bzw. -störungen haben wir die meisten Erfahrungen mit dem Persönlichkeits-Stil- und Störungs-Inventar (Kuhl & Kazén 2009) sowie mit der Borderline Persönlichkeitsinventar (Leichsenring 1998), auf die wir genauer eingehen möchten. Beide Erhebungsinstrumente sind nach dem Verlaufsmodell den Vorläuferbedingungen zuzuordnen (FLebensg./ Soz.). Bei der komplexen PTBS kann man sie auch als Ausdruck der Lebensgeschichte verstehen.

Persönlichkeits-Stil- und Störungs-Inventar (PSSI). Das PSSI von J. Kuhl und M. Kazén (2009) ist ein Selbstbeurteilungsinstrument, mit dem die relative Ausprägung von Persönlichkeitsstilen erfasst wird. Diese sind als nicht-pathologische Entsprechungen der in dem DSM-IV und in der ICD-10 beschriebenen Persönlichkeitsstörungen konzipiert. Diese Persönlichkeitsstile können auch nach unserer Terminologie als Persönlichkeitskontrollstile bzw. in der Terminologie der ICD-11 als Persönlichkeitsprobleme (QE50.7) verstanden werden. Die Übergänge zur Diagnose einer Persönlichkeitsstörung sind fließend.

Borderline-Persönlichkeits-Inventar (BPI). Differenzialdiagnostisch ist eine Abgrenzung der komplexen PTBS von der Persönlichkeitsstörung mit Borderline-Muster (6D11.5) notwendig. Bei der Borderline-Störung können Symptome im Vordergrund stehen wie Furcht vor dem Verlassenwerden, schnelle Wechsel zwischen Idealisierung und Entwertung von Personen, Suizidalität, Impulsivität und instabile Identität. Dies sind Symptome, die bei einer komplexen PTBS auch vorhanden sein können, aber vielleicht nicht in diesem Ausmaß vorherrschen (Cloitre et al. 2014). Eine Persönlichkeitsstörung mit Borderline-Muster sollte mittels klinischer Interviews sowie Selbstbeurteilungsinstrumenten diagnostiziert werden.

Das Borderline-Persönlichkeits-Inventar (BPI) von Leichsenring (1998) dient zur Erfassung von Merkmalen einer Borderline-Störung. Es handelt sich um ein Selbstbeurteilungsinstrument. Das BPI richtet sein Augenmerk auf die Erfassung der nach Kernberg (1988) zentralen strukturellen Kriterien: Identitätsdiffusion, Realitätsprüfung, »primitive« Abwehrmechanismen und »primitive« Formen verinnerlichter Objektbeziehungen. Problematisch an dieser Einschätzung ist, dass die Borderline-Persönlichkeitsstörung als Verlaufstyp einer komplexen PTBS interpretiert werden kann. Der BPI ist somit ein wichtiges Instrument, mit dem man gut zwischen komplexer PTBS und Borderline-Persönlichkeitsstörung differenzieren kann.

Freiburger Persönlichkeitsinventar (FPI-R). Das Freiburger Persönlichkeitsinventar (Fahrenberg et al. 2020) umfasst 138 Items mit folgenden Skalen: Lebenszufriedenheit, Soziale Orientierung, Leistungsorientierung, Gehemmtheit, Erregbarkeit, Aggressivität, Beanspruchung, Körperliche Beschwerden, Gesundheitssorgen, Offenheit, außerdem die zwei Sekundärskalen Extraversion und Emotionalität im Sinne Eysencks. Im Zusammenhang mit Traumafolgestörungen gewinnen wir Hinweise auf die Ausprägung der Störung der Selbstregulation. Die Offenheitsskala kann Hinweise bei der Beurteilung von Dissimulation und Simulation liefern. Aus diesen Gründen ist das Instrument vielversprechend, in zukünftigen Validitätsstudien zur Charakterisierung der komplexen PTBS eingesetzt zu werden.

2.7 Körperliche Symptome/Körperschema

Körperliche Symptome spielen aus Sicht des DSM-5 und der ICD-11 eine untergeordnete Rolle. In der Komplexität der klinischen Wirklichkeit spielen Schmerzen und körperliche Symptome eine zentrale Rolle und beeinträchtigen die funktionale Gesundheit.

Screening für Somatoforme Störungen (SOMS). Als Routineinstrument zum Screening für somatoforme Störungen setzen wir das SOMS von Rief und Hiller (2008) ein. Es dient der Erfassung von körperlichen Beschwerden, die nicht auf eine organische Erkrankung zurückzuführen sind. Für unsere Zwecke geht es insbesondere darum, Schmerzen aufzudecken, die bei der komplexen PTBS entweder neuromuskulärer oder dissoziativer Natur sind. Aus diesem Grunde gehen wir genauer auf die Schmerzempfindungs-Skala (SES) und auf die sogenannten »Schmerzzeichnungen« ein.

Schmerzempfindungs-Skala (SES). Die SES von Geissner (1996) ist ein Untersuchungsinstrument, das die Erfassung subjektiv erlebter chronischer und akuter Schmerzen erlaubt. Im klinischen Alltag wird »affektives Schmerzempfinden« von »sensorischem Schmerzempfinden« unterschieden. Somit dient die SES zur Erfassung der Schmerzqualität als auch der Schmerzverläufe. Aus Sicht des Verlaufsmodells handelt es sich am ehesten um (Skomplexe PTBS/SErholung, s. Abb. 2-1). Wir haben die SES gewählt, weil sie affektives von sensorischem Schmerzempfinden trennt.

Schmerzzeichnungen. Im klinischen Alltag haben wir die Erfahrung gemacht, dass die metrische Abbildung von Schmerzen Grenzen hat. Die individuelle Ausgestaltung, die Schmerzgestalt bildet sich in der Psychometrie nicht ab. Aus diesem Grunde haben wir uns mit den sogenannten Schmerzzeichnungen beschäftigt. Die Patientinnen werden gebeten, ihre Schmerzen aufzutragen. In ▸ Abbildung 2-2 und 2-3 bieten wir zwei Beispiele. Aus der Abbildung 2-2 wird deutlich, dass die Schmerzen von dorsal, lateral und frontal aufgetragen werden. Dem Gesicht ist eine gesonderte Darstellung gewidmet.

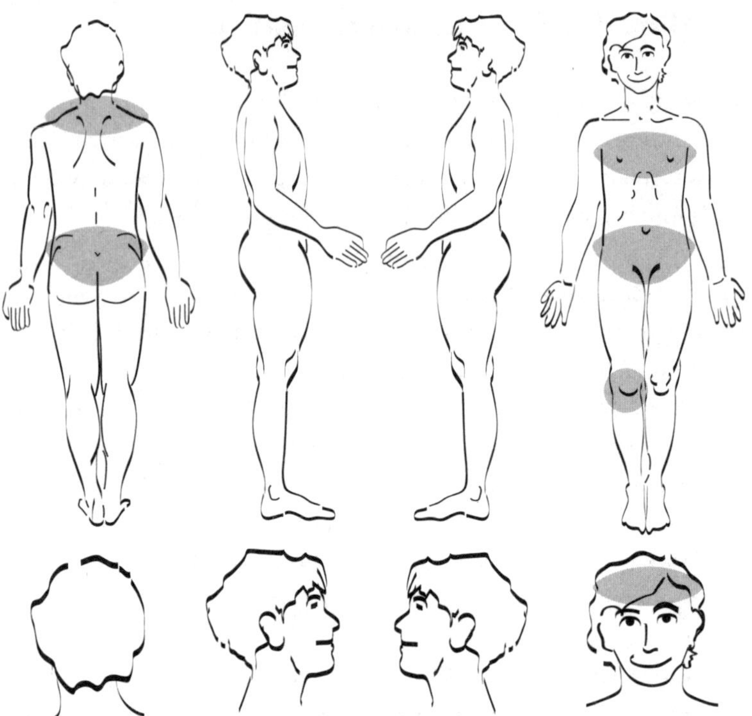

Abb. 2-2 Schmerzzeichnung 1: Die graue Markierung stellt die Ausbreitung des Schmerzes dar. *Dorsal:* Wir sehen typische Markierungen, die in Verbindung mit Nacken- und Rückenbeschwerden stehen. *Frontal:* Schmerzausbreitung in den Brustkorb und Unterbauch. Markierung des linken Knies repräsentiert eine Gonarthrose. *Kopf:* Markierung im Stirnbereich steht für den Spannungskopfschmerz.

Versuche, die Schmerzzeichnungen operationalisiert auszuwerten, stoßen auf Schwierigkeiten. In der Praxis hat sich folgende Herangehensweise bewährt: Wir unterscheiden lokale Schmerzen von neuromuskulären und dissoziativen Schmerzen. Ein Beispiel ist die Schraffierung des linken Knies. Es handelt sich um eine Gonarthrose. Schmerz und Lokalität sind identisch. Wir nennen diesen Schmerztyp nozizeptiv. Hiervon weichen neuromuskuläre Schmerzen ab. Es handelt sich typischerweise um Schmerzen in Nacken-Schulter-Bereich sowie in den lumbalen Zonen, die auf Körperhaltungen zurückzuführen sind. Der »survival modus« (▸ Kap. 1.9.1) kann beispielsweise mit sich führen, dass die Schultern nach vorne

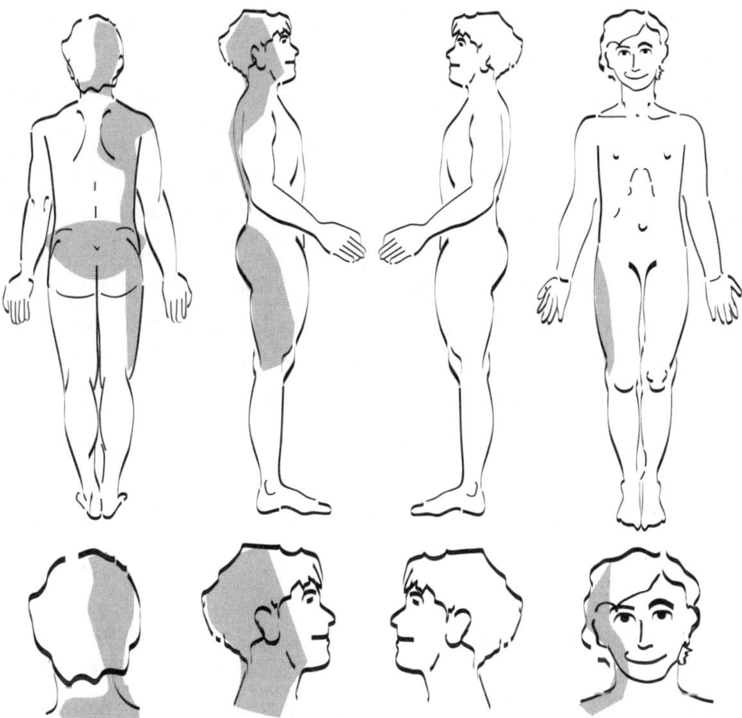

Abb. 2-3 Schmerzzeichnung 2: Die graue Markierung stellt die Ausbreitung des Schmerzes dar. *Dorsal:* Halbseitige Schmerzempfindung, die von Beschwerden der Halswirbelsäule und Lendenwirbelsäule überlagert sind. *Lateral:* Ausbreitung der halbseitigen Schmerzsymptome. *Frontal:* Diese Ansicht macht deutlich, dass keine Ausbreitung auf frontale Ansicht gegeben ist. *Kopf:* Halbseitige Schmerzausbreitung im Kopf- und Halsbereich ohne Kontakt zur Mittellinie.

rotiert sind und der Kopf eingezogen ist (Schutzhaltung) und dieser Modus weist gleichzeitig Streckungen (zu starke Krümmung der Halswirbelsäule) auf, um den Aufmerksamkeitsmodus zu erhöhen. Blicken wir auf die Beispiele (Abb. 2-2 und 2-3), so können wir in beiden Zeichnungen im Schulter, Nacken und Kopf sowie im lumbalen Bereich Schraffierungen erkennen. Bei neuromuskulären Schmerzen weichen Schmerzort und Schmerzursache oft voneinander ab. Neuromuskuläre Schmerzen sind zu verstehen auf der Grundlage von unterschiedlichen Regulationen der Muskelketten. Die Schmerzzeichnungen sind ein wichtiger diagnostischer Baustein für die Myoreflextherapie, die sich an den Faszien und Muskelketten orientiert. Wir nennen diese Schmerzen neuromuskulär.

Dissoziative Störungen können Schmerzen verursachen. Sie folgen keiner Logik zentraler Läsionen von radikulären oder peripheren Leitungsbahnen. Sie können Ausdruck traumatischer Erinnerungen oder Bewältigungsversuche sein. Im zweiten Fallbeispiel (▸ Abb. 2-3) sehen wir eine rechtsseitige halbseitige Schraffierung, die weder einer zentralen Läsion der radikulären noch der peripheren Leitungsbahn entspricht. Wir verstehen sie als Ausdruck einer dissoziativen Symptomatik. Wir empfehlen, in der Interpretation der Schmerzzeichnungen in den Dialog mit den Betroffenen zu treten. Die Schmerzzeichnung fungiert als Türöffner für einen Dialog, um »vorbewusste« Prozesse der Körperwahrnehmung bewusst werden zu lassen. Wir kennen kein psychometrisches Verfahren, was diese Differenzierung leistet.

Fragebogen zum Körperbild (FKB-20). Der FKB-20 von Clement und Löwe (1996) dient der ökonomischen Erfassung von Körperbildstörungen und Beeinträchtigungen des körperlichen Selbstkonzepts. Thematisiert werden das körperliche Empfinden und die Einstellung zum eigenen Körper mit Aspekten von Bewegung, Vitalität, Attraktivität und subjektiver Stimmigkeit. Die Autoren (Clement & Löwe 1996) nehmen bezüglich des Konstrukts des Körperbildes eine relative Zeitstabilität an. Das heißt: Der FKB-20 sucht nicht die flüchtigen körperlichen Befindlichkeiten zu messen, sondern körperliche Aspekte des Selbstkonzeptes, die als situationsunabhängig, aber nicht als unveränderbar zu verstehen sind. Die standardisierte Integration der Diagnostik von Körperbild ist ein zentraler Bestandteil zur Erfassung der komplexen PTBS.

2.8 Zur Sozialisation

Wir haben gute Erfahrungen gemacht, die familiäre Belastung und das Erinnerte elterliche Erziehungsverhalten zu erfassen. Beide Instrumente liefern Hinweise auf die Komplexität der Traumafolgestörung. So haben wir bei der Borderline-Persönlichkeitsstörung häufig familiäre Belastung, die Verbindungen zur komplexen PTBS und Abgrenzung zur klassischen Verlaufsform erlauben.

Fragebogen zum erinnerten elterlichen Erziehungsverhalten (FEE). Der FEE ist ein Selbstbeurteilungsinstrument mit 24 Items, das die Erinnerungen erwachsener Personen an das Erziehungsverhalten ihrer Eltern erfasst. Als Ausgangspunkt des FEE diente die schwedische Originalversion »EMBU«: »Egna Minnen Beträffande Uppfostran«, was folgender Übersetzung nach Schumacher et al. (1999) entspricht: »Meine Erinnerungen an die Erziehung«. Hintergrund für die Entwicklung des EMBU war die klinisch-psychiatrische Forschung mit Blick auf den Zusammenhang zwischen elterlichen Erziehungspraktiken und der Manifestation von psychischen Störungen.

Der FEE beurteilt das wahrgenommene elterliche Erziehungsverhalten getrennt für Mutter und Vater hinsichtlich der drei faktorenanalytisch konstruierten Dimensionen »Ablehnung und Strafe«, »emotionale Wärme« sowie »Kontrolle und Überbehütung«. Jede der drei Skalen umfasst acht Items. Der FEE-Fragebogen mit den einzelnen Items kann dem Anhang entnommen werden (▸ FLebensg./Soz. in Abb. 2-1). In Verbindung mit der komplexen PTBS bietet der FEE ein differenziertes Bild zu Fragen der Vernachlässigung, Ablehnung und Strafe durch die primären Bezugspersonen.

Genogramm. Das Genogramm dient der übersichtlichen Darstellung von Beziehungen und Besonderheiten in der Herkunftsfamilie von Patientinnen. Zweck des Einsatzes des Genogramms war in der vorliegenden Arbeit, psychische Erkrankungen in der Familie des jeweiligen Probanden zu erfassen. Wir empfehlen, dass der Proband alle Familienmitglieder aufführt, die jemals an einer psychiatrischen Erkrankung gelitten haben oder noch leiden. Jeder psychischen Störung wurde eine Ziffer zugeteilt und diese im Genogramm vermerkt: Schizophrenie (= 1), Depression (= 2), Suchterkrankungen (= 3), Suizid (= 4), Angststörungen (= 5) und sonstige psychische Erkrankungen (= 6). Die Ziffer 6 umfasst alle psychischen Erkrankungen, die mit den ersten fünf Ziffern nicht erfasst wurden. So wurden beispielsweise Demenz, die Alzheimer-Erkrankung oder Persönlichkeitsstörungen unter 6 subsumiert (▸ FLebensg./Soz. in Abb. 2-1). Beispiele für Vorlagen zur Anfertigung eines Geogramms und Vorschläge für Symbole finden sich im Internet.

2.9 Zur Risikobestimmung von Verläufen

Der Kölner Risikoindex (KRI). Der KRI ist eine Checkliste, die im Rahmen des Kölner Opferhilfe-Modells am Lehrstuhl für Klinische Psychologie und Psychologische Diagnostik der Universität zu Köln entwickelt wurde (Bering & Fischer 2005). Mithilfe des KRI können professionelle Helfer rasch und unkompliziert einschätzen, wie groß das Risiko bei Gewalt- und Unfallopfern ist, eine PTBS zu entwickeln (Fischer et al. 1999). In Abhängigkeit von dem im KRI erhobenen Belastungsscore erfolgt die Einteilung in die Selbsterholergruppe, Wechslergruppe und Risikogruppe. Während bei der Selbsterholergruppe der Verarbeitungs- und Erholungsprozess in der Regel unproblematisch verläuft, entscheidet bei der Wechslergruppe das Gleichgewicht von Risiko- und Schutzfaktoren über die weitere Entwicklung. Die Risikogruppe ist besonders gefährdet, eine PTBS zu entwickeln, und erfordert dementsprechend besondere Aufmerksamkeit. Durch die Identifizierung von Risikofaktoren wird eine abgestufte zielgruppenorientierte Intervention möglich.

Den KRI gibt es in unterschiedlichen Varianten. Es werden alle Faktorengruppen (▸ Abb. 2-1) und die Symptomebene der peritraumatischen Dissoziation erfasst (SDiss.). Der KRI verfolgt das Ziel, eine Beziehung zwischen den Faktorengruppen herzustellen, einschließlich der peritraumatischen Dissoziation und der Symptomebene im Prozessverlauf (▸ S PTBS/S Erholung in Abb. 2-1).

Peritraumatic Dissociative Experiences Questionnaire (PDEQ). Das PDEQ von Marmar et al. (1997; deutsche Übersetzung Maercker 1994) ist ein standardisierter Selbstbeschreibungsfragebogen, der zur retrospektiven Erfassung des Dissoziationserlebens während eines traumatischen Ereignisses dient. Es handelt sich um einen Fragebogen, der speziell die peritraumatische Dissoziation quantifiziert. Zu diesem Zweck beinhaltet das PDEQ zehn Items. Ferner gibt es ein Zusatzitem, bei dem der Proband angeben muss, als wie belastend er das Ereignis zum aktuellen Zeitpunkt (der Befragung) empfindet. Die Auswertung erfolgt quantitativ. Je höher die erreichte Gesamtpunktzahl (bei maximal 50 Punkten) ausfällt, desto stärker waren die Dissoziations- und Depersonalisationserlebnisse während des Ereignisses. Für das PDEQ sind uns keine klinisch validierten Grenzwerte bekannt. Die klinische Bewertung beruht auf der praktischen Erfahrung der Verfasser im Umgang mit dem Erhebungsinstrument. Wir unterscheiden zwischen klinisch unauffälliger, geringer und starker peritraumatischer Dissoziation. Es handelt sich also um ein Instrument, welches dissoziative Symptome in der traumatischen Situation beschreibt (▸ SDiss. in Abb. 2-1).

Skripten-Selbstbeurteilungsbogen. Der Skripten-Selbstbeurteilungsbogen von Bering und Köhler (2011) wurde entwickelt, um Schemata zu identifizieren, die den Therapieverlauf positiv oder negativ beeinflussen können. Folgende Schemata haben sich bei der Behandlung einer PTBS positiv auf den Therapieverlauf ausgewirkt: Ressourcenorientierung, Aufarbeitung von »Altlasten«, Zukunftsorientierung, nachhaltig positive Beziehung zum Therapeuten, Unterstützung durch das soziale Umfeld. Folgende Faktoren haben sich negativ auf den Therapieverlauf ausgewirkt: Wunsch nach Berentung, geringe Anerkennung durch Funktionsträger, Komorbidität mit einer Persönlichkeitsstörung. Die Studie wurde auf der Grundlage eines Mixed-method-Designs durchgeführt. In der täglichen Arbeit am Zentrum für Psychotraumatologie hatte das Konzept bei der Beurteilung von Therapieindikationen und Verläufen eine große Bedeutung gewonnen.

2.10 Rehabilitationsdiagnostik der komplexen PTBS nach der ICF

Im Unterschied zur Behandlungsdiagnose zielt die Rehabilitationsdiagnose darauf ab, festzustellen, welche Gesundheitsstörung die Teilhabe am meisten beeinträchtigt. Mit Teilhabe ist das Einbezogensein in gesellschaftliche Zusammenhänge gemeint. Zum Beispiel können bei einer kPTBS Affektregulations- und Beziehungsstörungen sowie das negative Selbstbild die Interaktion und Beziehungsgestaltung maßgeblich behindern. Im Unterschied zur Diagnose nach ICD-11, die biomedizinisch geprägt ist, liegt hier der Fokus in der Rehabilitation auf der Bedarfsfeststellung, d.h. auf die Frage, welche Beeinträchtigung der Teilhabe vorliegt. Wir fokussieren einige Instrumente, die eine strukturierte Erhebung möglich machen. Wir stellen die Instrumente nach einer Ordnung vor, die sich nach der ICF orientiert. Hierbei stehen wir in dem Dilemma, dass eine ICF-Orientierung gesetzlich vorgeschrieben ist, allerdings sind die Instrumente hierfür in der Entwicklung. Wir müssen anerkennen, dass eine vollumfängliche Klassifikation nach der ICF für einen praktischen Alltag in Klinik und Praxis zu umfangreich ist. Daher müssen wir uns auf Kompromisse einstellen. Während wir z.B. auf über 50 Jahre Erfahrung mit der Anwendung der SCL-90-R nach Derogatis blicken können, ist die ICF mit ihrer Verabschiedung im Jahre 2001 noch ein junges Klassifikationsmodell. Durchaus sind Instrumente mit langer Tradition verbreitet, die Funktionen abbilden, allerdings lassen sie eine ICF-Orientierung vermissen. Wir rekapitulieren kurz, was wir unter ICF-Orientierung verstehen: Es geht um Schädigungen der psychomentalen Funktionen und Organsystemen, die die Aktivität und Teilhabe beeinträchtigen. Entscheidend für die ICF-Orientierung ist die Möglichkeit, Variation im Kontext von Umwelt und Persönlichkeit zu berücksichtigen. Wir haben eine Auswahl von Instrumenten getroffen, die Funktionen abbilden und auf die wir unsere praktischen Erfahrungen stützen können.

Wir beginnen mit einem einfachen Screening zur funktionalen Gesundheit. Hierbei stützen wir uns auf die Sheehan Disability Scale (SDS) als Screeninginstrument. Mit dem Fragebogen zur Lebensqualität (FLZ) nimmt die Komplexität zu. Der Fragebogen zum arbeitsbezogenen Verhaltens- und Erlebensmuster (AVEM) erfasst zentrale Aspekte der personenbezogenen Faktoren; allerdings liegt keine Konzeption nach der ICF vor.

Schließlich gewinnen wir mit der Mini-ICF nach Linden eine ICF-Orientierung. Der Q-FIS-SR nach Bering et al. (2011) vereint Praktikabilität mit ICF-Orientierung auf Ebene der einzelnen Kategorien, allerdings können wir uns nicht auf eine Validierung stützen, die für die Mini-ICF vorliegt.

Sheehan Disability Scale (SDS). Die SDS ist ein kurzes Selbstbeurteilungsinstrument, das entwickelt wurde, um Beeinträchtigungen in drei miteinander verbundenen Bereichen zu bewerten: Arbeit/Schule, soziales Leben und Familienleben. Es handelt sich um eine visuelle Analogskala mit 10 Punkten. Die Skala wurde von Sheehan et al. (1996) entwickelt. In unseren Zusammenhängen bietet der Einsatz der SDS einen schnellen Überblick über die Ausprägung von Funktionsfähigkeit, Arbeit und Behinderung. Der Nachteil der Skala liegt in der geringen Ausdifferenzierung und dem fehlenden ICF-Bezug.

Fragebogen zur Lebensqualität (FLZ). Der FLZ von Fahrenberg et al. (2000) dient der Erfassung relevanter Aspekte der Lebenszufriedenheit in zehn Lebensbereichen (Gesundheit, Arbeit und Beruf, finanzielle Lage, Freizeit, Ehe und Partnerschaft, Beziehung zu den eigenen Kindern, eigene Person, Sexualität, Freunde/Bekannte/Verwandte, Wohnung). Jede der zehn Subskalen umfasst sieben Items, die auf einer 7-stufigen Antwortskala (von »sehr unzufrieden« bis »sehr zufrieden«) beantwortet werden müssen. Es handelt sich um ein etabliertes Erhebungsinstrument aus dem deutschen Sprachraum. Neben der Erfassung der bereichsspezifischen Lebenszufriedenheit gestattet der FLZ die Abschätzung der allgemeinen Lebenszufriedenheit.

Der FLZ ist ein wertvolles Instrument, die Lebenszufriedenheit in den verschiedenen Domänen der Teilhabe abzubilden. Er bietet ein differenziertes und standardisiertes Bild, das empirisch abgesichert ist. Er bietet für Therapeutinnen und Sozialarbeiter eine wertvolle Stütze, Barriere- und Förderfaktoren zu identifizieren. Er erlaubt Verlaufsmessungen, die einen Rehabilitationserfolg durchaus abbilden können.

Arbeitsbezogene Verhaltens- und Erlebensmuster (AVEM). In der Rehabilitation ist der Einsatz des Selbstbeurteilungsinstrumentes AVEM (Schaarschmidt & Fischer 2008) etabliert. Es werden elf Dimensionen von arbeitsbezogenem Verhalten und Erleben beschrieben, die den drei Bereichen Arbeitsengagement, Distanzierungsfähigkeit und arbeitsbezogene Emotionen zugeordnet werden können. Es werden vier Muster arbeitsbezogenen Verhaltens und Erlebens erhoben: Gesundheit (G), Schonung (S), Risikomuster A: Überforderung, Risikomuster B: Resignation. In der Verbindung mit einer Rehabilitationsdiagnostik, die auf die Integrationsfähigkeit in das Arbeitsleben ausgerichtet ist, bildet der AVEM eine wichtige Grundlage. Gute Erfahrungen mit dem AVEM haben wir insbesondere zur Feststellung der Indikation für eine medizinisch-beruflich orientierte Rehabilitation (MBOR) gemacht. Der AVEM wird sehr gern in Verbindung mit dem Assessment vor Beginn einer beruflichen Rehabilitation eingesetzt.

Brenner et al. zeigten 2021 an einer Stichprobe von Personen mit komplexer PTBS in einer psychosomatischen Rehabilitationsklinik, dass diese sich auf den Domänen »Resignationstendenzen«, »offensive Problembewältigung« und »Lebenszufriedenheit« deutlich von den PTBS-Betroffenen unterschieden. Die Autoren zogen daraus den Schluss, dass diese Rehabilitanden im Arbeitskontext besonders belastet sind. Sie erklären dies damit, dass die Probleme im Bereich der Selbstorganisation zu problematischen Erlebens- und Verhaltensweisen am Arbeitsplatz führen. Ihrer Schlussfolgerung nach benötigen Patientinnen mit einer komplexen PTBS besondere Interventionen in einer medizinisch-beruflich orientierten Rehabilitation.

Mini-ICF-App. Das Mini-ICF-App (Mini-ICF-Rating für Aktivitäts- und Partizipationsstörungen bei psychischen Erkrankungen) kommt zum Einsatz zur Beurteilung bei Arbeits- und Leistungsfähigkeitseinschränkungen und wurde durch Linden et al. (2015) entwickelt. Es handelt sich um ein Fremdbeurteilungsinstrument. Die Deutsche Rentenversicherung (2018c) beschreibt das Instrument als reliabel und valide sowie in der sozialmedizinischen Beurteilung gut einsetzbar. Es gibt 13 zu beurteilende Fähigkeitsdimensionen, die bei psychischen Funktionseinschränkungen von Relevanz sind. Diese können in fünf verschiedenen Abstufungen ausgeprägt sein. Das Mini-ICF ist sicherlich ein Türöffner für eine ICF-orientierte Diagnostik im Kontext psychischer Störungen.

In der deutschen Leitlinie zur Begutachtung von psychosomatischen Störungsbildern wird das Mini-ICF-APP als ein Instrument benannt, mit der man die Bereiche Aktivität und Partizipation erfragen und die Fähigkeitsbeurteilung im z. B. jeweiligen Arbeitskontext erfassen kann (DGPM et al. 2019). Brenner et al. (2019) zeigten in einer Population von Patienten einer psychosomatischen Rehaklinik in Deutschland, dass bei 662 eingeschlossenen Rehabilitanden in der Stichprobe 13 % der Rehabilitanden Symptome einer komplexen PTBS nach ICD-11 aufwiesen. Die Klinik war keine spezifische Rehabilitationsklinik für Patienten mit Traumafolgestörungen. Die Rehabilitanden erschienen in allen Dimensionen der Mini-ICF-App deutlich eingeschränkter als die gesunden Kontrollen sowie die PTBS-Gruppe.

Aus unserer Sicht bietet das Mini-ICF-App einen wertvollen Ansatz, die ICF in den klinisch-rehabilitativen Kontext zu implementieren. Das Mini-ICF-App findet zunehmend Verbreitung, weil es sich um einen guten Kompromiss zwischen Anwendungsfreundlichkeit, Relevanz und ICF-Orientierung handelt.

Questionnaire of Disabilities and Functioning on Stress Response (Q-FIS-SR). Dieser Fragebogen gründet sich auf den ICF-Kategorien der mentalen Funktionsfähigkeiten, Behinderung und Kontextfaktoren: Umweltfaktoren. Dieses Instrument wurde von uns entwickelt (Bering et al. 2011). Wir haben 27 Kategorien identifiziert, um eine Stressantwort nach traumatischen Ereignissen zu beschreiben. Der Q-FIS-SR zeichnet sich durch seine stringente ICF-Orientierung aus, allerdings fehlt eine Adaptation an das diagnostische Profil der komplexen PTBS.

2.11 Diagnostik der Traumafolgestörung

Die Diagnose einer Traumafolgestörung basiert auf Exploration, Psychopathologie und Psychometrie. Im Herausgeberwerk veröffentlichen Sack, Sachsse und Schellong (2022) zu komplexen Traumafolgestörungen, wie die Rahmenbedingungen und Gesprächsführung ausgestaltet sein sollten, um eine vertrauensvolle Atmosphäre herzustellen. Das Wissen um die Diagnosekriterien einer komplexen PTBS einschließlich der Differenzialdiagnosen hilft uns, gezielte Fragen zu stellen. Die Haltung einer »parteilichen Abstinenz« (Fischer 2000b) stützt die positive Übertragung. Dies drückt die Solidarität zu den Betroffenen aus, gleichwohl »eine kontrollierte, aber ausreichend einfühlsame Haltung mit Selbstreflexion wäre angemessen und wünschenswert« (Sack & Ebbinghaus 2022, S. 58).

Das Vorgehen sollte sich an der Patientin orientieren und kultursensibel sein.

Wir konzentrieren uns auf eine kurze Darstellung. In der Regel möchten wir uns in den ersten Gesprächen einen Überblick über die in der Lebensgeschichte enthaltenen Traumatisierungen und ihre Auswirkungen verschaffen. Wir versuchen, dabei einen Raum zu öffnen, in dem der Patient Zugang zu seinem Binnenerleben und gleichzeitig Beziehung zum Therapeuten knüpfen kann. Unter einfühlsamer Beobachtung verschaffen wir uns Zugang. Hierbei folgen wir der Empfehlung, Ressourcen zu mobilisieren und das traumakompensatorische Schema zu identifizieren, damit das Arbeitsbündnis in der Eröffnungsphase von einer positiven Übertragung geprägt ist. Wenn wir uns das Kapitel zur Neurobiologie des traumatischen Gedächtnisses in Erinnerung rufen (▸ Kap. 1.9), so wissen wir, dass es den Patienten schwerfallen kann, ein Narrativ für das Erlebte zu finden.

Im Parallelschwung zur Exploration empfehlen wir, über kurative und rehabilitative Möglichkeiten der Vor- oder Anschlussbehandlung zu informieren. Vielen Betroffenen ist der Unterschied zwischen Therapie und Richtlinienpsychotherapie nicht bekannt. Die medizinische Rehabilitation firmiert unter »Kur«. Rehabilitative Leistungen im Sinne der Eingliederungshilfe, Jugendhilfe, beruflichen Rehabilitation sowie der Anspruch auf Bildung ist oft unbekannt. Durch Psychoedukation kann falschen Erwartungenen vorgebeugt werden und finden sich gute Lösungen für die Behandlungs- und Rehabilitationsplanung.

Nach der Exploration, psychopathologischen Befundung sowie Psychoedukation erfolgt die Psychometrie. Es hat sich bewährt, die Psychometrie nicht in Verbindung mit der Erstexploration, sondern in einem Folgetermin durchzuführen. Die psychometrische Testung kann für ambulante Patienten in beispielsweise einer psychiatrischen Institutsambulanz in einem Gruppensetting durchgeführt werden, das durch eine erfahrene Psychologin begleitet werden sollte, sodass die Patienten sich bei Schwierigkeiten jederzeit an diese wenden können. Zuvor sollte es für alle Teilnehmenden gemeinsam Informationen zum weiteren Prozedere geben.

Nach der Exploration, Psychometrie und ausführlicher Aufklärung des Patienten über Möglichkeiten des kurativen und rehabilitativen Gesundheitssystems erfolgt eine Zusammenschau mit einer Durchsicht der Ergebnisse und gemeinsamen Behandlungs- und Rehabilitationsplanung. Im Zuge der Diagnostik sollten wir bereits Distanzierungsübungen vermittelt haben.

Die psychometrische Testung kann im Einzel- oder Gruppensetting stattfinden. Wichtig ist auch hier, eine Atmosphäre von Vertraulichkeit sowie Sicherheit zu schaffen und den Patienten ausreichend Zeit zur Bearbeitung der Fragebögen zu geben. Die Therapeuten sollten »ein Gefühl von Sicherheit, Vertrauen und Kontrolle über die Situation« vermitteln (Sack & Ebbinghaus 2022, S. 55).

Es muss zu jedem Zeitpunkt Transparenz über das Vorgehen im diagnostischen Verfahren geben. Der Patient muss darüber aufgeklärt werden, in welchem Rahmen die Diagnostik erhoben wird und wie hinterher mit den erhobenen Daten verfahren wird. Der Raum, in dem die Testung sowie Exploration stattfindet, sollte ausreichend groß und möglichst reizarm sein. Ein hohes Kontrollbedürfnis seitens der Patienten ist meist inhärent, sodass es hilfreich sein kann, zu Beginn der Exploration ein Stopp-Zeichen zu vereinbaren oder Pausen einzuplanen, wenn möglich. Die meisten Patienten bevorzugen es, so zu sitzen, dass sie die Türe beispielsweise immer im Blick haben können. Anwendungsübersicht und Durchführung der Psychometrie findet somit in einem komplexen Rahmen statt, der von parteilicher Abstinenz und Professionalität in der therapeutischen Haltung geprägt ist.

2.12 Anwendungsübersicht der Testothek

Ob in der eigenen Praxis, im stationären oder rehabilitativen Setting, es stellt sich immer die Frage, welche psychometrischen Tests gewählt werden sollten. Im Folgenden verweisen wir auf eine Standarddiagnostik. Hierdurch gewinnen wir ein Beispiel für den stationären, rehabilitativen und ambulanten Bereich.

Im ambulanten Setting wurde das psychometrische Diagnostikmodul nachfolgend in einem zweiten Termin in der psychiatrischen Institutsambulanz durchgeführt. Zuvor erfolgte die klinische Exploration im Rahmen einer Notfallsprechstunde. In ▸ Tabelle 2-2 haben wir zwei Varianten berücksichtigt. Für den Fall knapper Ressourcen empfehlen wir, die grau schraffierten Tests anzuwenden. Für den Fall, dass die Möglichkeiten Spielraum zulassen, empfehlen wir, die vollumfängliche Psychometrie durchzuführen.

Zur Sicherung der Diagnose empfehlen wir das CAPS-*Interview*, das wir dem SCID-Interview vorgezogen haben. Ein Vorteil des CAPS-Interviews liegt in der Metrik, die über ein Punktsystem Verbesserungen oder Verschlechterungen der Symptomatik und somit die Ausprägung der Diagnose erlaubt.

Um die Komplexität der Ereigniskriterien operationalisiert zu erfassen, empfehlen wir den KTI *bzw.* ETI.

Ist die Diagnose gesichert, so geht es um die Frage der Symptomausprägung. Zur Orientierung über die *spezielle psychotraumatologische Symptombelastung* empfehlen wir den PCL-5 sowie den ITQ. Zur Erfassung der peritraumatischen Dissoziation legen wir Wert darauf, dass der PDEQ Anwendung findet. Alternativ oder ergänzend zum PCL-5 kann die IES-R oder die PTSS-10 durchgeführt werden.

Insbesondere in Opferschutzambulanzen sind wir mit akuten Fällen einer Belastungsreaktion konfrontiert. Insbesondere in der Ein-

Tab. 2-2 Psychometrie zu verschiedenen Messzeitpunkten. In den grauen Feldern sind Tests aufgeführt, die sich bei knappen Ressourcen eignen.

T0-Testung Ambulanz	T1-Testung Akutstationär	T2-Testung Akutstationär	T3-Testung Rehabilitation	T4-Testung Rehabilitation
Verhaltens-Beobachtung	Verhaltensbeobachtung	Verhaltensbeobachtung	Verhaltensbeobachtung	Verhaltensbeobachtung
	CAPS		CAPS	
	KTI/ETI		KTI/ETI	
PCL-5	PCL-5	PCL-5	PCL-5	PCL-5
ITQ	ITQ	ITQ	ITQ	ITQ
PDEQ	PDEQ		PDEQ	
SCL-90-R	SCL-90-R	SCL-90-R	SCL-90-R	SCL-90-R
BDI-II	BDI-II	BDI-II	BDI-II	BDI-II
Taxon	Taxon		Taxon	
SES	SES	SES	SES	SES
Schmerzgrafik	Schmerzgrafik	Schmerzgrafik	Schmerzgrafik	Schmerzgrafik
SOMS 7T	SOMS 7T	SOMS 7T	SOMS 7T	SOMS 7T
	FKB		FKB	
	FEE			
	Genogramm			
PSSI	PSSI		PSSI	
FPI-R	FPI-R		FPI-R	
BPI	BPI		BPI	
Sheehan (SDS)	Sheehan (SDS)	Sheehan (SDS)	Sheehan (SDS)	Sheehan (SDS)
KRI				
	Skript-Sbu		Skript-Sbu	
			FLZ	FLZ
			AVEM	AVEM
			Mini-ICF	Mini-ICF
			Q-FIS-SR	Q-FIS-SR

wirkungsphase der ersten Wochen nach einem traumatischen Ereignis hat die Risikobestimmung einen großen Wert. Hierfür empfehlen wir den *Kölner Risikoindex (KRI),* der z. B. mit dem ITQ kombiniert werden kann. Gern kombinieren wir den KRI mit dem PDEQ, weil beide Instrumente die peritraumatische Dissoziation erfassen und sich darüber eine Reliabilität abschätzen lässt.

Zur Erfassung der *allgemein psychopathologischen Symptomatik* empfehlen wir den SCL-90-S so wie das Beck Depressions-Inventar II. Zur Erfassung der *somatischen Beschwerden* empfehlen wir den SOMS bzw. die Anfertigung einer Schmerzzeichnung. Zur Erfassung von *Persönlichkeitsmerkmalen* haben wir gute Erfahrungen mit der Kombination aus PSSI und FPI-R gemacht. Dazu empfehlen wir, das *Funktionsniveau* mit der Sheehan Disability Scale (SDS) einzuschätzen. Zur Beurteilung von Erfolgs- und Misserfolgsskripten empfehlen wir den Einsatz des Skript-Selbstbeurteilungsbogens von Bering und Köhler (2011).

Zur begleitenden Psychometrie hatten wir diese Testbatterie auch für die akutstationäre Behandlung in einer Prä-post-Konstellation implementiert. Wesentliche Unterschiede bestehen zwischen der Krankenhausbehandlung und der medizinischen Rehabilitation. Hier liegt der Schwerpunkt auf der Erfassung der *funktionalen Gesundheit.* Grundsätzlich empfehlen wir, die Mini-ICF-App durchzuführen. Erweiterungsmöglichkeiten bestehen in der Durchführung des Q-FIS. Im Kontext der Indikationsstellung für die berufliche Rehabilitation führen wir den AVEM durch.

Für die Praxis empfehlen wir, Psychometrien durchzuführen, um den eigenen Therapieerfolg zu dokumentieren. Wir haben die Erfahrung gemacht, dass die Verbesserung der psychometrischen Ergebnisse sowohl aufseiten des Therapeuten als auch aufseiten des Patienten die Zufriedenheit mit der Therapie und mit dem therapeutischen Bündnis festigt und die Perspektive eines objektiven Dritten schafft. Durchaus sind unterschiedliche Ergebnisse zu erwarten. Es können Verbesserungen, Verschlechterungen oder gar keine Änderungen sichtbar sein.

Die Besprechung der Ergebnisse mit den Patienten hat einen besonderen Wert. Zum Beispiel kann eine Nichtverschlechterung nach einer Exposition durchaus positiv interpretiert werden. Wir müssen berücksichtigen, dass ein Therapieabschluss oder eine Entlassung aus dem stationären Setting Belastungsmomente schafft, die eine Momentaufnahme der Psychometrie stark beeinflusst. Gleichzeitig haben wir Fälle zu berücksichtigen, die reale Verschlechterungen repräsentieren. In solchen Fällen schafft die Psychometrie einen Ausgangspunkt, authentisch mit Misserfolgen umzugehen. Wir empfehlen, Misserfolge mit dem Patienten kommunikativ zu validieren, um gegebenenfalls eine offene Reflexion über den Therapieverlauf zuzulassen. Oft profitieren Patienten mit einer komplexen PTBS von einer authentischen selbstkorrigierenden Haltung, da ihre Beziehungserfahrung oft von Vernachlässigung und Gewalt geprägt sind. Misserfolge, die sich durch eine Verschlechterung der Psychometrie im Prä-post-Vergleich zeigen, bieten auch eine Chance des offenen Diskurses mit den Patienten.

2.13 Wodurch zeichnet sich die komplexe PTBS psychometrisch aus?

Komplexe Verläufe einer PTBS zeichnen sich in der Psychometrie durch bestimmte Merkmale aus. Sie lassen sich am besten durch bestimmte Schnittmuster erkennen. Wir unterscheiden Beurteilungen zwischen »within-test« und »cross-test«. Within-test meint die manualbasierte Interpretation des Testergebnisses, die auf Eichstichproben beruhen. Cross-test meint die Interpretation unter Berücksichtigung der Ergebnisse aller durchgeführten Tests. Psychometrische Ergebnisse der Selbstbeurteilung werden dafür kritisiert, dass sie vor Verdeutlichungstendenzen oder sogar Simulation und Dissimulation nicht geschützt sind. Diese Aussage ist sicherlich für die Within-test-Perspektive zutreffend. Für die Cross-test-Perspektive sind die komplexen Zusammenhänge für den Probanden schwer durchschaubar. Aus diesem Grunde fokussieren wir die Cross-test-Perspektive, die auf Erfahrungswissen und Forschung gründet. Die Symptommuster im Cross-test-Vergleich zeichnen sich dadurch aus, dass Betroffene einer komplexen PTBS zu Strukturstörungen und

Dissoziationen neigen, die wiederum das Ankreuzverhalten prägen. Wir verweisen auf Gysi (2021), der zwischen fünf Trauma- und Dissoziationsachsen unterscheidet. Umso stärker das Störungsbild von Anteilen einer Persönlichkeitsstörung geprägt ist und strukturelle Dissoziation dominiert, umso mehr hilft die Cross-test-Perspektive, komplexe Verläufe aufzudecken. Aus unserer Sicht sprechen wir über Verlaufstypen. Hierbei sind insbesondere die Verlaufstypen einer komplexen PTBS mit Borderline-Muster und dissoziativen Merkmalen gemeint. Im Folgenden möchten wir uns mit neun Punkten auseinandersetzen, die für die Praxis relevant sind.

Multiple Ereigniskriterien. Komplexe Verlaufsformen einer PTBS zeichnen sich durch eine Mehrzahl von psychotraumatologischen Ereignissen aus, die sich im CAPS, KTI und ETI abbilden. Hierbei dominieren Frühtraumatisierungen, Missbrauch, Vernachlässigung in Mustern der sequenziellen oder andauernden Traumatisierung.

Symptomgeneralisierung. Grundsätzlich sind wir mit der Schwierigkeit konfrontiert, dass die psychometrischen Tests der speziellen psychotraumatologischen Diagnostik, allgemeinpsychopathologischen Diagnostik und Diagnostik zur funktionalen Gesundheit stark korrelieren (Bering 2011). Hohe Werte im PTSS-10 und IES-R ziehen z.B. einen hohen generellen Symptomindex im SCL-90-R und im BDI-II mit sich. Hierdurch werden wir noch einmal gewarnt, dass die Interpretation der Ergebnisse nicht allein durch die Normierung der einzelnen Testverfahren bestimmt sein soll. Zum Beispiel sollte dringend vermieden werden, dass eine Abstufung des Ergebnisses in der BDI-II in leicht, mittel und stark ausgeprägte Depressionen eine entsprechende Diagnose in der Abstufung leichtgradig, mittelgradig und schwergradig nach sich zieht. Symptomgeneralisierung bei komplexen Verläufen führt dazu, dass wir aus einem hohen PTSS-10, IES-R oder PCL-5 nicht auf eine spezifische Symptomatik schließen können, die sich auf das klassische Symptombild bezieht. Die Grenze zum SCL-90-R, BDI-II oder zu anderen Skalen werden unscharf und verlieren im Generalisierungseffekt an Kontur.

Deckeneffekt. Umso komplexer die Symptomatik, d.h. umso stärker primitive Abwehrmechanismen überwiegen, umso schwieriger ist es, dass die Probanden ihre Symptomatik differenziert wahrnehmen. Hierdurch neigen Betroffene von komplexen Störungen dazu, hohe Ausprägungsgrade anzukreuzen. Hierdurch können Normierungen an Aussagekraft verlieren und ein sogenannter Deckeneffekt eintreten. Daraus resultiert, dass zwischen diesen Individuen und solchen mit einer extremeren Merkmalsausprägung aufgrund dieses Tests nicht differenziert werden kann, weil die »Testdecke« oder die Testobergrenze zu niedrig ist. Aus diesem Grunde empfehlen wir, von den T-Werten der Normierungen abzurücken und die Rohwerte zu interpretativen Zwecken zu verwenden. Der Deckeneffekt hat uns dazu veranlasst z. B. für den SCL-90-R eigene Normierungen durchzuführen.

Diffusion von Ereigniskriterium und Folgesymptome. Die Aussagekraft der speziellen psychotraumatologischen Diagnostik von PCL-5, PDEQ oder PTSS-10 hängt stark davon ab, wie stark die Kopplung der Symptome wirklich an das Ereigniskriterium gebunden ist. Werfen wir einen Blick auf die Instruktion des PCL-5: »Bitte lesen Sie jedes Problem sorgfältig, *denken Sie dabei an Ihr schlimmstes Ereignis,* und markieren Sie dann eine der Zahlen auf der rechten Seite, um anzugeben, wie stark Sie im letzten Monat durch dieses Problem belastet waren.«

Der PDEQ instruiert die Probanden auf folgende Weise: »Im Folgenden werden 10 Aussagen aufgeführt, die beschreiben, wie Sie das Ereignis erlebt haben.« Betroffene einer komplexen PTBS können diese Instruktion oft schwerlich umsetzen, weil sie nicht wissen, auf welches traumatische Ereignis sie die Frage beziehen sollen und weil die dissoziative und projektive Abwehr verhindert, dass die Kopplung von Ereignis und Symptomatik wahrgenommen wird. Diese so wichtige Beurteilung können Probanden überfordern bzw. ist in der Testung nicht operationalisiert. Dies erfordert eine spezifische einfühlsame Nachexploration, an welches Ereignis die Patientinnen gedacht haben, als sie den Test ausgefüllt haben. Umso komplexer die PTBS ausgeprägt ist, umso diffuser ist der konkrete Zusammenhang zwischen Ereigniskriterium und Entstehung der Symptome. Dies gilt insbesondere für die Interpretation des PDEQ, der konkret nach einer peritraumatischen Dissoziation als Folge von psychotraumatologischen Ereignissen fragt. Betroffene einer komplexen PTBS sind in diesem Punkt häufig überfordert und neigen dazu, hohe Werte anzukreuzen, ohne dass ihnen die Kopplung von Ereignis und Symptomen bewusst ist.

Neigung zu Psychotizismus und paranoides Denken. Die Auswertung des SCL-90-R ist stark von der Strukturstörung des Patienten geprägt. So wissen wir, dass eine hohe Ausprägung der Borderline-Persönlichkeitsstruktur hohe Werte des GSI bzw. BDI begründen kann. Während die Subskalen Psychotizismus und paranoide Ängste im SCL-90-R bei komplexen Verläufen stark ausgeprägt sind, so ist die Skala Aggressivität niedrig ausgeprägt. Dieses Phänomen nennen wir Aggressionsknie und interpretieren, dass Betroffene einer komplexen Verlaufsform dazu neigen, Schuld- und aggressive Impulse nach innen zu lenken.

Dissoziationsneigung. Wir empfehlen, insbesondere auf die Ausprägung des Taxons zu achten. Ein auffälliges Ergebnis im Taxon deutet auf einen erhöhten Dissoziationsgrad hin, die zu einer erweiterten Diagnostik führen sollte. Ein hohes Taxon sollte zeitnah die Aufmerksamkeit auf die Schmerzzeichnung lenken.

Dissoziative Schmerzen. Die Schmerzempfindungsskala, die Schmerzzeichnung sowie der SOMS liefern wichtige Hinweise für körperliche Schmerzen bzw. die Ausprägung der Somatisierung. Wir empfehlen einen Blick auf die Schmerzzeichnung, ob sich psychometrische Hinweise auf Dissoziation im Schmerzerleben niederschlagen. Schließlich liefert uns eine orientierende Persönlichkeitsdiagnostik durch den PSSI bzw. FPI Hinweise auf Persönlichkeitsakzentuierungen bzw. für die Notwendigkeit, eine Nachexploration zur Erfassung einer Persönlichkeitsstörung durchzuführen.

Beeinträchtigung der funktionalen Gesundheit. Die Diagnostik zur funktionalen Gesundheit bietet wichtige Hinweise, wie die Lebensqualität vonseiten der Patientin aufgenommen wird. Hierbei haben wir besonders gute Erfahrungen mit den Skalierungen des Fragebogens zur Lebensqualität (FLZ) gemacht. Die Selbsteinschätzung zur eigenen Gesundheit, die Selbsteinschätzung zur Sozialisation sowie die Zufriedenheit mit Wohnverhältnissen und dem Arbeitsplatz bieten eine Perspektivenerweiterung. Häufig zeigt der Fragebogen zur Lebensqualität, dass Betroffene einer komplexen PTBS unter Einbußen der sozialen Bezüge in Partnerschaft und Sexualität leiden. Aus Sicht der ICF dominieren psychomentale Funktionsstörungen, die zur Beeinträchtigung der Aktivität und Teilhabe in allen Lebensbereichen führen. Dominant sind Beeinträchtigungen der interpersonellen Interaktion und Beziehungsgestaltung, die auch für die komplexe PTBS typisch sind.

Simulation und Dissimulation. Abschließend haben wir zu beurteilen, ob der psychometrische Befund zur Psychopathologie, Exploration und Verdachtsdiagnose stimmig ist. Wir müssen vermeiden, den umgekehrten Weg zu gehen und vorschnell aus psychometrischen Ergebnissen Schlüsse auf Diagnosen zu ziehen, da die Methodik in Bezug auf Simulations- und Aggravationstendenzen nicht geschützt ist. Hierbei helfen Korrespondenzen zwischen den Tests, z.B. Depressivität im SCL-90-R und BDI-II, Somatisierung im SOMS und der Subskala im SCL-90-R.

KAPITEL 3

Therapie der komplexen PTBS

3.1 Einführung

Verschiedene psychotherapeutische Schulrichtungen werden in der Psychotherapie von Traumafolgestörungen eingesetzt. Hierzu zählen vorrangig kognitiv-behaviorale Verfahren, das EMDR und psychodynamische Verfahren. Internationale Behandlungsleitlinien und Therapiemanuale neigen dazu, sich an einem idealen linearen Standardverlauf »Stabilisierung, Exposition und Integration« zu orientieren. Hierfür gibt es gute Gründe und dies geschieht vor dem Hintergrund der praktischen Handhabung. In Wirklichkeit wissen wir, dass Psychotherapien wesentlich besser durch zyklische Modelle beschrieben werden als lineare Modelle. Unerwartete Strömungen, Hindernisse und Fortschritte führen in den Therapien zu spontanen Kursänderungen. »Fortschritte« und »Rückschritte« in der Therapie haben eine dialektische Relation, in denen der Rückschritt manchmal die Voraussetzung für den Fortschritt ist. Besonders in Krisensituationen kann es dazu kommen, dass man auf schon bearbeitete Therapieinhalte zurückkommen muss oder den Fokus auf Techniken der Emotionsregulation, Fähigkeiten der Selbstberuhigung und Ressourcenorientierung lenken muss. Wir konstatieren:

- Die eigene Erfahrung zeigt, dass wir gern Methoden aus unterschiedlichen Schulen und Manualen kombinieren.
- Ein »one size fits all approach« kann es in der Therapie der komplexen PTBS aus unserer Erfahrung heraus nicht geben.
- Wir unterscheiden zwischen psychotherapeutischen Methoden im Sinne der Richtlinienpsychotherapie und Techniken der praktischen Anwendung.

Wir schlussfolgern: In der klinischen Praxis ist das erwähnte phasenorientierte Vorgehen in der Behandlung der komplexen PTBS anerkannt (Cloitre et al. 2011, 2012). Um Vereinheitlichung einerseits mit einem flexibilisierten methodenübergreifenden Ansatz andererseits zu kombinieren, plädieren wir für einen modularen Ansatz der Psychotherapie. Der modulare Aufbau steht für Vereinheitlichungen, und die regelgeleitete Austauschbarkeit der Module steht für die Flexibilisierung. Auf dieser Grundlage verbessern wir unsere ökologische Validität, das abzubilden, was sich in den Therapien wirklich zuträgt. Zur Behandlung und Rehabilitation der komplexen PTBS kombinieren wir die Zukunftsorientierung der ICD-11 mit einem modularen Verständnis zur Überwindung von psychotherapeutischen Schulen. Die modulare Psychotherapie ist auf Schulenintegration ausgerichtet; die Module geben der individuellen Anpassung der Therapie Flexibilität. Diese Flexibilität umfasst auch die Aufmerksamkeit auf Misserfolgsskripte und Therapiedilemma.

In den Leitlinien der Internationalen Society for Traumatic Stress Studies (ISTSS) geben Cloitre et al. (2020) den aktuellen Stand der Behandlungsleitlinien der komplexen PTBS vor. Auch in den Leitlinien der Deutschsprachigen Gesellschaft für Psychotraumatologie (DeGPT; Schäfer et al. 2019) ist der aktuelle Stand der »State of the Art«-Behandlung abgebildet. In den deutschsprachigen Leitlinien lautet die Best-practice-Behandlungsempfehlung:

> »Für eine komplexe PTBS nach ICD-11 sollte die psychotherapeutische Behandlung mit einer Kombination traumafokussierter Techniken erfolgen, bei denen Schwerpunkte auf der Verarbeitung der Erinnerung an die traumatischen Erlebnisse und/oder ihrer Bedeutung liegen (siehe Leitlinienempfehlung PTBS) sowie auf Techniken zur Emotionsregulation und zur Verbesserung von Beziehungsstörungen im Sinne der Bearbeitung dysfunktionaler zwischenmenschlicher Muster.« (Schäfer et al. 2019, S. 40)

Es wurde beschrieben, dass es noch nicht zu spezifischeren Empfehlungen kommen kann, da die empirische Evidenz noch fehlend ist und die Studienlage eher heterogen.

In der aktualisierten Behandlungsleitlinie der amerikanischen Fachgesellschaft (ISSTS; Cloitre et al. 2020, S. 365–382) wird dargestellt, dass es sich bei der komplexen PTBS um eine neue Diagnose handelt und dass es noch keine Evidenz gibt, wie die Behandlung aussehen sollte. Jedoch wird darauf hingewiesen, dass wir uns als Behandler, wie in jeder Behandlung, dazu verpflichten sollten, die bestmögliche Behandlung anzubieten. Wie sieht diese Behandlung aus? Ist die Diagnose der komplexen PTBS wirklich so neu, dass wir uns nicht auf empirische Evidenz stützen können?

Im klinischen Alltag wird die komplexe PTBS unter Verwendung von Vorläuferdiagnosen (z. B. Typ-II-Trauma oder komplexe PTBS nach Judith Herman) seit Jahrzehnten behandelt und in wissenschaftlichen Publikationen beschrieben. Somit können wir uns auf best practice und Erfahrungswissen stützen, das wir über 20 Jahre am Zentrum für Psychotraumatologie in Krefeld gesammelt haben. Für die Belange der komplexen PTBS gilt, dass wir insbesondere die Struktur- und Beziehungsstörung der Patienten mit schweren Formen der Identitätsproblematik zu berücksichtigen haben. Es ist die Störung der Selbstregulation, die für Patienten mit einer komplexen PTBS so typisch ist.

Nach den amerikanischen Behandlungsleitlinien ist ein multimodaler Ansatz zu wählen, der sowohl die Symptomtrias der PTBS als auch die Störung der Affekt- und Beziehungsregulation sowie die Identitätsproblematik berücksichtigt. Die Therapie ist an der Balance zwischen der Arbeit am Trauma im Dort und Damals sowie der Arbeit im Hier und Jetzt (Cloitre et al. 2020) auszurichten.

Analog zu den zitierten Leitlinien ist in der britischen Behandlungsleitlinie (NICE 2018) zu lesen, dass es aktuell eine limitierte Evidenz über das beste Verfahren gibt, wie die Stabilisierung und Reintegration von Menschen mit einer komplexen PTBS erreicht werden kann. Unter den Expertinnen besteht ein Konsens, dass die Behandlung der komplexen PTBS ähnlich der Behandlung der PTBS Stabilisierungselemente, traumakonfrontierende Behandlungselemente sowie Elemente der Reintegration enthalten soll. In Bezug auf die Relevanz für das britische Gesundheitssystem wird beschrieben, dass Betroffenen von komplexer PTBS Einrichtungen des Gesundheitswesens in verschiedenen Fachrichtungen und Einrichtungen des Sozialwesens häufig nutzen. Sie werden als sogenannte »heavy users« charakterisiert. Hier wird die Hypothese postuliert, dass sich eine adäquatere Therapie der komplexen PTBS auf die Kosteneffektivität positiv auswirken könne.

In den Leitlinien der großen Fachgesellschaften, beispielsweise der DeGPt, werden zwischen den Therapieverfahren der kognitiv-behavioralen Ansätze, des EMDR, der Pharmakotherapie und den psychodynamischen Ansätzen künstliche Trennlinien gezogen. Der therapeutische Umgang mit unterschiedlichen Verlaufstypen zieht nach sich, dass die Anwendung der unterschiedlichen Verfahren neu überdacht und patientenbezogen rekombiniert werden müssen. Cloitre (2021) berichtete in einer Arbeit über die Behandlung der komplexen PTBS, dass die Behandlung der Patienten multimethodal und flexibel in den Interventionsmethoden sein soll, um eine »personalisierte Behandlung« der komplexen PTBS möglich zu machen. In der Behandlung der komplexen PTBS-Patienten wird eine erweiterte Auswahl von Interventionen benötigt sowie möglicherweise ein längerer Behandlungszeitraum.

Schrittweise werden wir unseren modularen Ansatz entwickeln. Dieser ist darauf ausgerichtet, dass die psychodynamisch ausgerichtete Fallkonzeption fester Bestandteil der Stabilisierungsphase ist. Ausgewiesene Methoden der Traumaexposition werden schulenübergreifend angewendet. Die Wahl der Methode ist frei, sollte aber zum Patienten und zur Therapeutin passen. Die Integrationsphase umfasst auch die Einleitung der Rehabilitation. Sukzessive werden die kognitiv-behavioral orientierten Therapien, das EMDR, die narrative Expositionstherapie sowie psychodynamische Ansätze der Therapie von Patienten mit komplexer PTBS vorgestellt. Die Möglichkeiten einer symptomlindernden Pharmakotherapie besprechen wir ebenso in diesem Kapitel. Parallel zur psychotherapeutischen Behandlung verweisen wir auf die Integration von komplementären Behandlungsmethoden.

Definition: Modulare Psychotherapie der komplexen PTBS

Wir verstehen unter modularer Psychotherapie der komplexen PTBS, dass wir eine psychodynamische Fallkonzeption mit Varianten der Expositionsverfahren unterschiedlicher Schulen von Fall zu Fall kombinieren. Hierbei ist die psychodynamische Fallkonzeption das Standbein und die Varianten der Expositionsverfahren das Spielbein. Welche Kombinatorik gewählt wird, hängt von der Ausrichtung des Therapeuten und Passung zwischen Klienten und Expositionsmethode ab.

3.2 Psychodynamische Therapieverfahren

Bei der Beurteilung der Psychodynamischen Traumatherapie (PTT) gilt folgende Ausgangslage: Die Anwendung eines unmodifizierten psychoanalytischen Verfahrens gilt als obsolet (Fischer et al. 2003). Die Symptome einer komplexen PTBS in einer Übertragungsbeziehung gezielt zu aktualisieren, könnte zu einer Reaktualisierungsdynamik führen, die sich nicht mehr auflösen lässt. Es kommen Modifikationen der tiefenpsychologischen bzw. analytischen Therapie für die Psychotraumatologie infrage.

Die psychodynamische Schule hat in den letzten Jahren mehrere Ansätze hervorgebracht: Hierzu gehören die Konfigurationsanalyse (KA) von Mardi Horowitz, die Psychodynamische Imaginative Traumatherapie (PITT) von Luise Reddemann und die Mehrdimensionale Psychodynamische Traumatherapie (MPTT) von Gottfried Fischer. Zuletzt hinzugekommen ist ein von Wöller et. al. (2021) verfasstes Manual zur Psychodynamischen Therapie der komplexen posttraumatischen Belastungsstörung. Die Autoren und Autorinnen haben ein Manual zur Behandlung nach Kindheitstrauma verfasst, das an Behandlungsphasen orientiert ist. Trotz psychodynamischer Ausrichtung haben alle Verfahren ein schulenübergreifendes Profil.

Aus Sicht psychodynamischer Schulen ist für die Behandlung einer komplexen PTBS zunächst eine Strukturanalyse wichtig, um die komplexe Vorgeschichte zu eruieren. Hierzu eignet sich auch die Herangehensweise der operationalisierten psychodynamischen Diagnostik (Arbeitskreis OPD 2014). Schon in der Exploration zeigen sich szenische Informationen und komplexe Übertragungsfiguren auf den Behandler. Bei den Patienten liegen meist tief gestörte Abwehrmechanismen auf niedriger struktureller Ebene vor (Rudolph 2020).

3.2.1 Von der »Brief Psychodynamic Therapy« zur Konfigurationsanalyse

Mardi Horowitz ist einer der ersten Psychoanalytiker, der sich systematisch mit der Erforschung und Therapie psychotraumatischer Störungen befasst hat. Sein Werk »Stress Response Syndromes«, das 1976 erstmalig erschienen ist, bildete eine wichtige Grundlage für die Psychotraumatologie. Das Buch ist die Basis für die Entwicklung einer differenzierten, psychodynamisch fundierten Traumatherapie, die wir »brief psychodynamic traumatherapy« nennen. Horowitz stellte einen Katalog von Techniken zusammen, der auch heute noch zum Grundbestand der psychodynamischen Traumatherapie zählt. Hierbei spielt sein Zyklus der Traumaverarbeitung eine entscheidende Rolle. Nach Horowitz stehen Intrusion auf der einen und Vermeidung/Verleugnung auf der anderen Seite nicht unverbunden nebeneinander. Die psychodynamische Bedeutung erschließt sich, wenn man sie als Wechselspiel von Impuls und Abwehr auffasst. Intrusives Wiedererinnern entspricht dann dem dynamischen Agens, gegen das sich als Abwehr/Vermeidung/Verleugnung richten. Das Ziel der psychodynamischen Traumatherapie besteht darin, die Abwehr- und Kontrollmechanismen so weit zu stärken, dass eine »dosierte Erinnerung« möglich wird und die traumatische Erfahrung durchgearbeitet werden kann, ohne dass eine erneute traumatische Reizüberflutung zu befürchten ist. Die »Schaukelbewegung« zwischen Intrusion und Vermeidung kann psychodynamisch als ein Selbstheilungsversuch des verletzten psychischen Systems verstanden werden, der möglicherweise auch ohne therapeutische Hilfe zu seinem »relativen Abschluss« gelangen würde. Das ist auch der

Grund, warum die »Impact of Event Scale« ursprünglich in diesen beiden Dimensionen der Intrusion und Vermeidung formuliert wurde. Dem entspricht die Tatsache, dass nach traumatischen Ereignissen ein Teil der betroffenen Personen die traumatische Erfahrung überwindet, ohne therapeutische Hilfe in Anspruch nehmen zu müssen. Man kann in diesem Sinne von einer Art »natürlichem Wundheilungsprozess« auch bei psychischer Traumatisierung sprechen analog zur spontanen Heilungstendenz körperlicher Wunden. Mardi Horowitz hat in seinem Buch »Stress Response Syndromes«, das zwischenzeitlich in der fünften Auflage erschienen ist (2013), an reichhaltigem Fallmaterial die Traumadynamik aufgezeigt und die Wirksamkeit der Therapie im experimentellen Design, in Feld- und Einzelfallstudien belegt.

Horowitz hat sein Therapiemanual auf dem Modell des Zyklus der Traumaverarbeitung aufgebaut. Aus diesem Grunde unterscheidet er Interventionen, die indiziert sind, wenn Vermeidungssymptome oder Erregungssymptome im Vordergrund stehen. Zustände intrusiven Wiedererlebens können nach seinen Vorarbeiten mit folgenden Interventionen günstig beeinflusst werden:

- Ereignisse strukturieren, Informationen strukturieren und organisieren
- Den Patienten von äußeren Belastungen befreien
- Für Ausruhen und Erholung sorgen
- Sich als Identifikationsmodell anbieten und zeitweilige Abhängigkeit und Idealisierung zulassen
- Kognitive Restrukturierung unterstützen, z.B. Selbstanklagen und eigene Schuldzuschreibung der Opfer infrage stellen sowie psychoedukative Deutungen bieten
- Dem Patienten bei der Differenzierung zwischen Gegenwart und Vergangenheit behilflich sein
- Situationselemente, die assoziativ mit dem Trauma in Verbindung stehen analysieren und anleiten, diese Situationen zu vermeiden
- Dosierungstechniken lehren, damit Patient dosiert mit traumatischen Erinnerungen umgehen kann

- Positive Gefühle hervorrufen, die sich von den negativen Affekten im Zusammenhang mit dem Trauma unterscheiden
- Desensitisierung und andere stressreduzierende Techniken verwenden, wie etwa Entspannungstechniken
- Gegebenenfalls Psychopharmaka einsetzen, um sehr schwerwiegende Symptome zu mildern, die die Psychotherapie gefährden

Verleugnungs- und Vermeidungsphänomene können mit folgenden Interventionsstrategien behandelt werden:

- Exzessive Kontrollen reduzieren durch die Interpretation von Abwehrmanövern und Verhaltensweisen, die kontraproduktiv sind
- Katharsis fördern

Der Therapeut unterstützt eine detaillierte Beschreibung der traumatischen Situation und der Situationsfaktoren durch Einfälle, Sprache, Bilder, Rollenspiel, künstlerische Gestaltung oder erneute szenische Darstellung der traumatischen Situation. So wird die Rekonstruktion des traumatischen Geschehens gefördert. Die Exploration des emotionalen Erlebens in der traumatischen Situation ist ebenfalls ein Kernziel in der Therapie. Die Ermöglichung und Unterstützung der Aufnahme sozialer Beziehungen, um der emotionalen Erstarrung und Isolation entgegenzuwirken, ist ein weiterer zentraler Bestandteil der Traumaverarbeitung.

Für Horowitz ist »Stress Response Syndroms« ein grundlegender Schritt zur Entwicklung der Konfigurationsanalyse (KA). Aus Sicht der heutigen psychodynamischen Traumatherapie sind die zitierten Regeln von Horowitz zu modifizieren (Fischer et al. 2003). Für die KA hat das Konzept der States of Mind eine zentrale Bedeutung. Horowitz (1979) hat dieses Thema in seinem gleichnamigen Buch systematisiert. Im deutschen Sprachraum wird dieses Konzept in Verbindung mit der Bearbeitung von Erlebniszuständen gebracht. Horowitz konnte in zahlreichen Einzelfallstudien zeigen, wie die individuellen Erlebniszustände den Alltag der Klienten bestimmen und mit welchen Kontrolloperationen Erlebniszustände eingenommen bzw. vermieden werden. Die KA liefert Handwerkszeug, wie die Erlebniszustände im therapeutischen Prozess modifiziert werden können. Für unsere Terminologie gibt es eine enge Beziehung zwischen dem Zyklus der Traumaverarbeitung, der Erlebniszustände und die Beschreibung von Kontrollstilen. Horowitz hat eine Terminologie entwickelt, Erlebniszustände zu klassifizieren: Er nennt sie overmodulated states (überkontrollierte Erlebniszustände), undermodulated states (unbeherrschte Erlebniszustände), shimmering states (maskierte Erlebniszustände) und well modulated states (ausgewogene Erlebniszustände). Die Begriffe beziehen sich auf die Fähigkeit, Affekte zu kontrollieren. Bei shimmering states unterscheidet sich das Binnenerleben stark von Affekten und Handlungen, die für Außenstehende zu beobachten sind.

Horowitz hat 2005 ein Manual herausgegeben, das die Entwicklung der KA der letzten 30 Jahre nachzeichnet. Die Grundkonzeption ist erstaunlich einfach. Horowitz unterscheidet drei Kategorien und drei Phasen: Zu den Kategorien zählen die Erfassung der Phänomene und Erlebniszustände, die Aufdeckung der zentralen (Lebens-) Themen und Abwehrmanöver und die Analyse der Rollen- und Beziehungsmodelle der Patientinnen. Diese drei Kategorien werden in der Behandlung in drei Phasen durchlaufen. Im ersten Durchlauf wird die Fallkonzeption aus Sicht der drei Kategorien aufgestellt, im zweiten Durchlauf werden die Veränderungsschritte je nach Verlauf bearbeitet und modifiziert. Im abschließenden Durchlauf geht es um die katamnestische Beurteilung. Das heißt: Welche Phänomene und Erlebniszustände haben sich durch die Therapie verändert? Wie ist die Veränderung von zentralen Themen und Abwehrmanöver zu beurteilen und wie hat sich die Therapie auf das eigene Verständnis von Rollen und Beziehungen ausgewirkt?

Horowitz bezeichnet sein Therapieverfahren als kognitive Psychodynamik. Sein Ansatz ist schulenübergreifend. Explizit beruft er sich auf die psychodynamische, die kognitive und die interpersonelle Theorie. Die Lektüre der Einzelfalldarstellung ist sehr aufschlussreich und macht deutlich, dass die Fallkonzeption und Durchführung der Therapie auf psychodynamischen Grundmauern stehen. Allerdings ist die KA nicht ausschließlich auf erlebnisreaktive Störungen ausgerichtet, sondern ein Beitrag zur allgemeinen Psychotherapie.

3.2.2 Die Mehrdimensionale Psychodynamische Traumatherapie

Die Mehrdimensionale Psychodynamische Traumatherapie (MPTT) beruht auf einem tiefenpsychologisch orientierten Persönlichkeitsmodell und wurde von Gottfried Fischer entwickelt (2000b, 2007). Die MPTT zeichnet sich durch folgende Merkmale aus: Im Mittelpunkt steht der Verlauf der PTBS. Die Integration anderer Therapieschulen beruht auf der Grundlage einer ätiologischen Fallkonzeption. Die MPTT ist ein Plädoyer für eine dialektische Psychotherapie. Sie knüpft an die Konzeption von Horowitz an.

Die Basissymptome einer komplexen PTBS, wie sie in der ICD-11 beschrieben werden, äußern sich in Vermeidungsverhalten, Intrusionen und einem erhöhten Erregungsniveau, das sich in einer höheren Angstspannung niederschlägt. Hinzukommen die Symptome der affektiven Dysregulation, ein negatives Selbstkonzept und Schwierigkeiten in den interpersonellen Beziehungen. Nach dem Verlaufsmodell der psychischen Traumatisierung können die psychopathologischen Merkmale der Vorgeschichte, der traumatischen Situation, der peritraumatischen Reaktion, der Einwirkungsphase und des traumatischen Prozesses betrachtet werden. Die vier Dimensionen der MPTT sind das Herzstück der psychotraumatologischen psychodynamischen Fallkonzeption – so wie sie von uns zur Behandlung der komplexen PTBS angewendet wird. Wir unterscheiden Dimension I: Stand des natürlichen Heilungs- bzw. Krankheitsverlaufs; Dimension II: Situationsdynamik; Dimension III: Traumadynamik und Dimension IV: Idealtypischer Therapieverlauf.

Dimension I: Natürlicher Verlauf der Heilung/Krankheit. Die Interventionsplanung und die Einschätzung des natürlichen Heilungsverlaufs ist davon abhängig, ob es sich um eine Krisenintervention in der Akutphase, eine Intervention in der Einwirkungsphase oder um eine Therapie zu einem Zeitpunkt handelt, wo sich das Psychotrauma bereits verfestigt hat (▸ Abb. 3-1, Zeitachse). Bei der Behandlung einer komplexen PTBS handelt es sich um eine Therapie zu dem Zeitpunkt, wo sich das Psychotrauma bereits deutlich verfestigt hat.

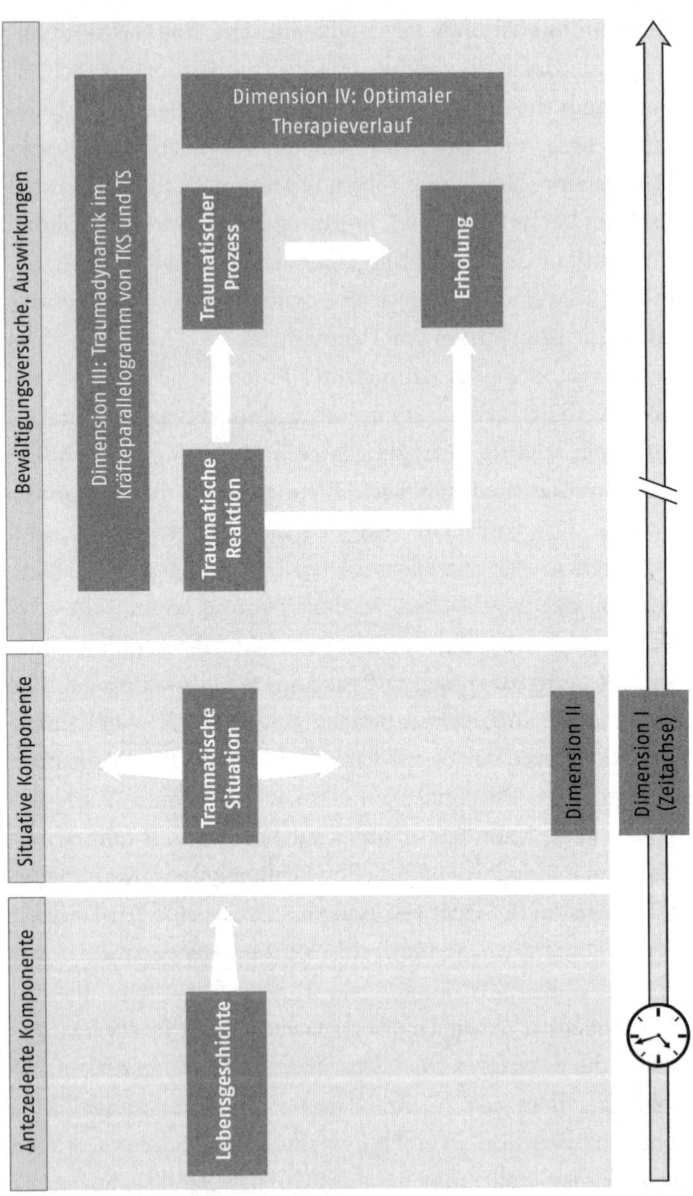

Abb. 3-1 Traumatherapie im Verlaufsmodell. Dimension I setzt den Erstkontakt des Patienten in Beziehung zur Zeitachse des Verlaufsmodells (grauer Pfeil). Dimension II beschreibt die Situationsdynamik. Dimension III bezieht sich auf das Kräfteparallelogramm von Traumaschema (TS) und traumakompensatorischem Schema (TKS). Dimension IV definiert den optimalen Therapieverlauf (aus Bering 2011, modifiziert von del Monte).

Dimension II: Die Situationsdynamik. Die Einzigartigkeit einer traumatischen Situation ergibt sich aus der individuellen Konstellation von subjektiven und objektiven Situationsfaktoren (▸ Abb. 3-1). Somit ist für die Therapieführung die spezielle Psychodynamik der traumatischen Situation zu bedenken. In Bezug auf die komplexe PTBS ist zu bedenken, dass es sich hier nicht um ein singuläres Ereignis handelt, sondern viele aufeinanderfolgende Traumatisierungen erfolgt sind oder sich die Patientin in einer anhaltend traumatisierenden Situation befunden hat, wie beispielsweise Aufenthalt in einem Konzentrationslager oder Opfer organisierter Kriminalität.

Dimension III: Traumadynamik. Die dritte Dimension bezieht sich auf die Psychodynamik des Traumas. Hierbei steht das sogenannte Kräfteparallelogramm von Traumaschema und traumakompensatorischem Schema im Mittelpunkt (▸ Abb. 3-2). Wir haben das Konzept von Fischer (2000b) aufgegriffen und modifiziert. Die Symptomatik der komplexen PTBS, einschließlich des individuellen Verlaufstyps,

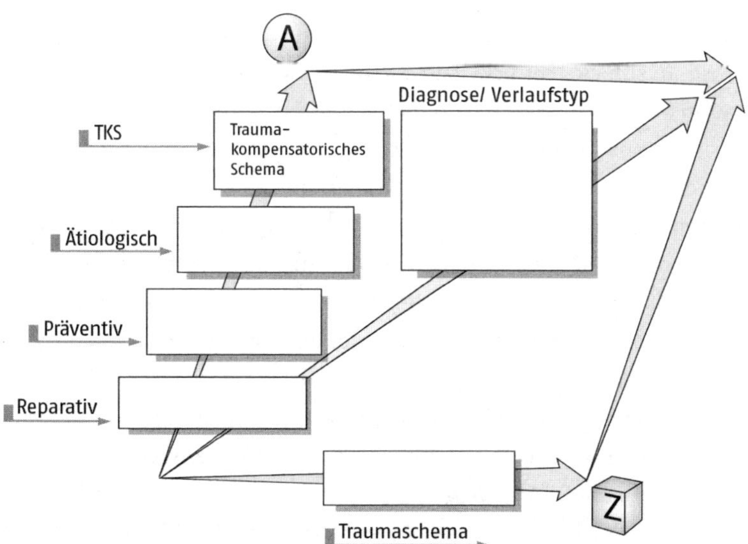

Abb. 3-2 Traumaschema auf der Z-Achse und traumakompensatorisches Schema (TKS) auf der A-Achse. Die Symptomatik bzw. Diagnose nach ICD-11 wird als Emergenz von TKS und TS verstanden.

wird hierbei als Kompromissbildung in diesem Kräftefeld verstanden. Sie ist zwischen den Achsen mit den Polen A und Z abgebildet.

Das Traumaschema (TS) ist ein »unterbrochenes« Wahrnehmungs- und Handlungsschema auf der Z-Achse. Es dient ursprünglich dazu, sich gegen die situativ bedingten Bedrohungsfaktoren zur Wehr zu setzen oder zu flüchten oder auch in einem Wechsel beider Zustände zu sein. Auf der Zeitachse des Handlungsstrangs unterscheiden wir drei Phasen des TS:

- Letzter Moment von Sicherheitsempfinden
- Handlungsabbruch
- Wiederaufnahme der Handlung mit Wiedererlangen von relativer Sicherheit

Das traumakompensatorische Schema (TKS) ist auf der A-Achse aufgetragen und kann als eine Art Bewältigungsversuch bzw. Selbstheilungsversuch der Patienten begriffen werden. Hierzu sind drei Ebenen zu nennen: ätiologische Ebene, präventive und reparative Ebene. Auf der ätiologischen Ebene zeigt sich die eigene Erklärung, wieso die traumatischen Erfahrungen den Patienten getroffen haben. Es ist ein subjektiver Erklärungsversuch des Patienten. Wie ist es zu diesen andauernden Situationen gekommen? Die präventive Ebene beschreibt die Kompensation, um nicht wieder Opfer einer traumatischen Situation zu werden: »Wie kann ich in Zukunft Wiederholungen der Situation vermeiden?« Auf der reparativen Ebene zeigt sich der individuelle Heilungsversuch des Patienten oder der Versuch, die Situationen ungeschehen zu machen: »Was können die traumatischen Situationen heilen oder ungeschehen machen?«

Dimension IV: Idealtypischer Therapieverlauf. Eine basale Interventionslinie wird festgelegt. Wie beim Vermessen von unwegsamem Gelände wird eine Route festgelegt, die im besten Fall vom pathologischen Bild der komplexen PTBS zur Erholung bzw. zum posttraumatischen Wachstum führt (▸ Abb. 3-1).

Während die Krisenintervention in der traumatischen Situation und Präventionskonzepte der psychotraumatologischen Akutversorgung zuzuordnen sind, greift die psychotraumatologische Behandlung der komplexen PTBS im engeren Sinne auf der Achse der Dimension IV zu einem Zeitpunkt ein, an dem der traumatische Prozess schon verfestigt ist. Es stellt sich nachfolgend die Aufgabe, eine basale Interventionslinie zu formulieren, die sich am Grundsatz orientiert, das individuelle traumakompensatorische Schema (TKS) zu stärken. Hierbei handelt es sich um eine Art *psycho*-logischen Schutzreflex, der dazu dient, die Unfassbarkeit des Psychotraumas zu bewältigen. Für die Bewältigung werden eigene Bewältigungsversuche gesucht, um traumabezogene Situationen und Reize möglichst zu vermeiden.

Hierdurch definiert sich das Trauma als unterbrochene Handlung, das durch die Momente »Letzter Moment von Sicherheitsempfinden« und »Wiederaufnahme der Handlung mit Wiedererlangen von relativer Sicherheit« eingerahmt ist. Die Symptomatik bzw. Diagnose nach ICD-11 einschließlich der Verlaufstyp wird als Emergenz von TKS und TS verstanden.

Das Kölner Dokumentationssystem für Psychotherapie und Traumabehandlung (KÖDOPS) von Fischer (2000a) ermöglicht die individuelle, patientenbezogene Planung, Prozessbegleitung und Evaluation psychotherapeutischer und klinisch-psychologischer Interventionen und orientiert sich an den vier Dimensionen der MPTT. KÖDOPS liegt als Dokumentations- und Planungsmanual in Buchform vor. Das System umfasst neben quantitativen Verfahren zahlreiche strukturierte, qualitative Formate zur Erhebung der Baseline, zur Planung und Eigensupervision und zur Ergebnisbewertung von Psychotherapien mit Schwerpunkt im Bereich der psychotraumatologisch fundierten Psychotherapie. Die Konzepte und Planungsformate wurden aus der Psychotherapie-Prozessforschung und der psychotraumatologischen Forschung gewonnen. Zugrunde liegt die Annahme, dass Planung und Durchführung von Psychotherapien neben der individuellen und störungsspezifischen Komponente eine ätiologiespezifische Ausrichtung haben sollten, damit eine kausale, nicht nur symptombezogene Behandlung möglich wird. In KÖDOPS werden die vier ätiologischen Einflüsse erfasst – psychotraumatisch,

Übersozialisation (zu starke Orientierung an Normen und Moralvorstellungen), biologisch und Untersozialisation (zu geringe Orientierung an Normen und Moralvorstellungen) – und werden in die Therapieplanung einbezogen. Diese Komponenten werden bei der Therapieplanung individuell berücksichtigt und zu einer ätiologisch-kausal ausgerichteten Behandlungsstrategie gebündelt.

In der therapeutischen Ausgangslage werden Formate erhoben, die sowohl für eine psychodynamische als auch eine verhaltenstheoretische Intervention zentral sind, insbesondere trauma- und konfliktbezogene Formate. Den theoretischen Hintergrund bilden Konzepte einer dialektischen Psychologie und Psychotherapie. Dementsprechend wird der therapeutische Prozess als dialektische Transformation oder »Aufhebung« der traumatisch-konflikthaften Ausgangslage abgebildet. Nach den KÖDOPS-Formaten wird zu Therapiebeginn eine Verlaufskonzeption erstellt, die im weiteren psychotherapeutischen Geschehen gleichsam als Kompass dient, um optimalen Kurs zu halten und Abweichungen vom idealen Behandlungsverlauf registrieren zu können. Weitere Eingabeformate, etwa zur Traumadynamik, dienen dazu, die Therapieplanung ätiologiespezifisch abzuwandeln. Ein ätiologieorientiertes Vorgehen in der Psychotherapie wird durch klinische Erfahrungen und Forschungsergebnisse nahegelegt, die darauf hindeuten, dass psychotherapeutische Fehlschläge vor allem dann zu erwarten sind, wenn der ätiologische Hintergrund eines Störungsbildes in der Therapieplanung unberücksichtigt bleibt. So führt etwa die analytische Technik der Übertragungsneurose bei neurotischen Patienten mit einer Ätiopathogenese vom Typ Übersozialisation zu therapeutischen Erfolgen, bei Patienten mit psychotraumatischer Ätiopathogenese in der Regel jedoch zu therapeutischen Fehlschlägen. Das zentrale Anliegen von KÖDOPS ist es, die dynamische Spannung der Dimensionen I bis III systematisch zu dokumentieren und in Beziehung zur Therapieplanung und zum Therapieverlauf (Dimension IV) zu bringen. Hieraus entsteht eine Fallkonzeption, die den Verlauf der Traumabehandlung vom traumatischen Prozess in die Erholung psychodynamisch aufschlüsselt. Am Beispiel von Frau E. werden wir die Fallkonzeption im Kapitel 4 in einer modifizierten Form erläutern.

3.2.3 Psychodynamisch Imaginative Traumatherapie

Die Psychodynamisch Imaginative Traumatherapie (PITT; Reddemann 2021) orientiert sich am klassischen Aufbau der Traumatherapie im Sinne von Stabilisierung, Traumakonfrontation und Integration. Die PITT nutzt die Fähigkeiten vieler Traumapatienten, innere Gegenwelten zu den erschreckenden traumatischen Erfahrungen aufzubauen. Die Imaginationen werden zur gezielten Methode der Klientinnen, die psychotraumatischen Erlebniszustände durch die eigene Vorstellungskraft zu bewältigen. Diese Abwehrmanöver werden unter salutogenetischen Aspekten gewürdigt. Die Fähigkeit, innere Bilder aufzubauen, ist ein wichtiger Bestandteil der psychotherapeutischen Arbeit. Hierdurch werden die Binnenwahrnehmung geschärft und Affekte besser steuerbar. So werden z. B. den Täterintrojekten innere Helfer zur Seite gestellt. Vernachlässigungen in Kindheit und Jugend werden z. B. dadurch behandelt, dass innere Helfer im Erlebniszustand der Vernachlässigung Unterstützung bieten. Die Wirksamkeit dieses Verfahrens beruht darauf, Imagination gezielt einzusetzen, bevor die Patienten die unmittelbare Verbalisation der Psychotraumatisierung bewältigen können. Im Unterschied zu den Empfehlungen von Horowitz (▸ Kap. 3.2.1) wird die detaillierte Wahrnehmung traumaassoziierter Inhalte der Abreaktion (Katharsis) vorgezogen. Die Implementierung von Helfersystemen auf der inneren Bühne erzeugt das Gefühl, Kontrolle wieder herzustellen. Hierbei können Patienten sehr profitieren, wenn sie z. B. Märchenfiguren zur Hilfe nehmen. Nachdem die Täterintrojekte identifiziert und durch innere Helfer eine Binnenwelt aufgebaut worden ist, kann die Bearbeitung der Psychotraumatisierung beginnen. Auf der inneren Bühne wird das Gefühl von Unterlegenheit mit Rückgriff auf Märchenwelten in einen »inneren Sieg« verwandelt (Sieg über den bösen Wolf oder über den Zyklopen). Ist dieser Schritt bewältigt, bestehen gute Aussichten, Psychotraumata in die Lebensgeschichte einzubetten. Hierunter versteht Reddemann (2021) die Integration der Psychotraumatisierung.

3.2.4 Psychodynamische Therapie der komplexen PTBS

Ein im deutschsprachigen Raum bekannter Expertenkreis (Wöller et al. 2021) hat sich mit der psychodynamischen Behandlung der komplexen PTBS ausführlich auseinandergesetzt und ein Behandlungsmanual erstellt. Die Forschungsgruppe beschreibt ein am Störungsbild orientiertes Vorgehen mit Nutzung von Elementen strukturbezogener Psychotherapie sowie einem ressourcenaktivierenden Vorgehen.

Einschränkend teilt sie mit, dass es noch an Nachweisen der Wirksamkeit der psychodynamischen Therapie bei der PTBS in Form von randomisierten klinischen Studien gibt. Allerdings weist sie auch darauf hin, dass die psychodynamische Therapie bei Patienten mit einer komplexen PTBS nach Kindheitstrauma erfolgreich angewendet wird (Schottenbauer et al. 2006). Wie auch unsere klinische Erfahrung zeigt, müssen die Behandlungsansätze bei Patienten mit einer komplexen PTBS biopsychosozial angelegt sein.

3.3 Kognitiv-behaviorale Ansätze

Nachfolgend stellen wir mögliche verhaltenstherapeutische Ansätze in der Behandlung von Betroffenen der komplexen PTBS dar. Insbesondere fokussieren wir uns hier in der Darstellung der Elemente von Traumaexposition im Rahmen der psychotherapeutischen Behandlung.

3.3.1 Kognitive Therapie

Wir beginnen mit der Beschreibung der kognitiven Therapie der komplexen PTBS auf der Grundlage von Ehlers und Murray (2020). Die kognitive Therapie der komplexen PTBS fokussiert sich auf die Denkprozesse der Betroffenen, die häufig von traumaspezifischen, sehr belastenden Gedankenprozessen geprägt sind. In der Behandlung der komplexen PTBS stehen drei Therapieziele im Vordergrund:

- Modifikation der kognitiven Bewertung des Traumas und dessen Auswirkungen
- Reduktion des Wiedererlebens der Traumainhalte und der Trigger
- Reduktion kognitiver Strategien und Verhaltensweisen, die ein Bedrohungsgefühl im Hier und Jetzt fokussieren

In der kognitiven Therapie der komplexen PTBS wird zunächst die individuelle Fallkonzeption gemeinsam mit dem Patienten erarbeitet. Die Integration der traumatischen Ereignisse in die Lebensgeschichte wird ab der ersten Therapiesitzung thematisiert. Der Patient wird unterstützt beim Aufbau bzw. Wiederaufbau von Aktivitäten und sozialen Kontakten. Wie kann der Patient sein Leben zurückerobern?

Traumakonfrontierende Arbeit geschieht in der kognitiven Therapie durch Identifizierung der schlimmsten Momente innerhalb der traumatisierenden Situation und wie das Erleben von Bedrohung sich im »Hier und Jetzt« auf den Patienten auswirkt. Des Weiteren werden Kognitionen identifiziert, die die Traumatisierungen repräsentieren. Ein gutes Beispiel für die komplexe PTBS sind negative Kognitionen, die sich auf den Selbstwert beziehen (»Ich bin vollkommen wertlos«) und somit ein Teil der chronischen Symptomatik selbst sind. Mit dem Patienten wird gemeinsam mittels kognitiver Umstrukturierung erarbeitet, welche Sichtweise derjenige im Hier und Jetzt über sich einnehmen kann (»Ich bin gut so, wie ich bin«). Die kognitive Therapie stößt Veränderungsprozesse an. In der Exposition selbst wird auf den schlimmsten Moment der Traumaerinnerung fokussiert und das kognitive Schema wird umstrukturiert. Die Identifizierung von Triggern und Differenzierung von Triggern im sicheren »Hier und Jetzt« sowie in der traumatischen Situation des »Dort und Damals« wird regelhaft eingeübt, um eine schnellere Diskrimination zu ermöglichen. Wenn es die Situation sicher zulässt, kann auch der Ort, an dem die Traumatisierung geschehen ist, besucht werden. Diese Form der Exposition kann auch schrittweise erfolgen. Zum Beispiel können die Orte des Geschehens virtuell, etwa über »google maps« aufgesucht werden.

Herausfordernd in der Veränderung sind dysfunktionale Verhaltensweisen und kognitive Prozesse. Hierbei wird auf die Disputation dieser Verhaltensweisen mit kurzfristigen sowie langfristigen Vor- und Nachteilen abgezielt sowie Verhaltensexperimenten, um dysfunktionale Strategien zu reduzieren, beispielsweise Reduktion von Vermeidungsverhalten (Vermeiden von angstauslösenden Situationen).

Zum Behandlungsende wird gemeinsam eine Zusammenfassung erarbeitet über alles, was in der Therapie gelernt wurde, und über Interventionsmöglichkeiten bei Rückschlägen, die von den Patienten eigenverantwortlich durchgeführt werden können. Die kognitive Therapie der PTBS in komplexeren Fällen wird in einer Studie von Ehlers et al. (2013) als sichere und effiziente Behandlung beschrieben.

3.3.2 Prolongierte Expositionstherapie (PE)

Die prolongierte Expositionstherapie (prolonged exposure: PE) stellt ein traumakonfrontatives Verfahren dar, das in der Behandlung der PTBS regelhaft zur Anwendung kommt und schon seit circa 30 Jahren Bestand hat. Die PE zeigte sich in Studien nicht nur effektiv in Bezug auf die Reduktion von PTBS-Symptomen, sondern auch von Depression, Angst und anderen traumabezogenen Symptomen (Hembre & Foa 2020).

Die Behandlungselemente der PE stellen sich wie folgt dar: Zunächst wird der Fokus auf die Psychoedukation der Traumasymptomatik gelegt. Dann wird gemeinsam mit dem Patienten die individuelle Symptomatik erarbeitet. Der Patient wird über die Technik der PE informiert und die Expositionen in sensu mittels Imagination beginnen. Der Therapeut leitet den Patienten an, im Präsens über die traumatischen Situationen zu sprechen. Im Verlauf der Therapiesitzung werden die auftretenden Emotionen, die durch die Exposition ausgelöst worden sind, prozessiert. Der Therapeut fokussiert während der Exposition auf das Hier und Jetzt, um ein Gefühl der Sicherheit herzustellen (»Erinnern Sie sich, Sie sind hier in meinem Behandlungszimmer in Sicherheit.«)

Die Expositionsbehandlung kann auch in vivo erfolgen (Situationen, Plätze, Personen oder Aktivitäten). Für diesen Fall empfehlen wir, dass die Örtlichkeiten sicher erreicht und insbesondere wieder sicher verlassen werden können. Wir müssen bedenken, dass In-vivo-Expositionen durchaus Dissoziationen anstoßen können, die vor Ort wieder aufzulösen sind.

Im Fall der Patienten mit komplexer PTBS ist dieser eher selten bis gar nicht möglich, sodass eine sich wiederholende imaginative Exposition die Intervention der Wahl ist. Die traumatischen Erlebnisse werden gemeinsam mit der Therapeutin prozessiert und die dazugehörigen Gefühle und Gedanken während der Exposition. Das Ziel der Exposition liegt darin, traumabezogene Gefühle und Gedanken zu verarbeiten. Es gilt, eine Perspektive im Hier und Jetzt in Bezug auf die gemachten traumatischen Erfahrungen zu gewinnen und diese mit Abstand betrachten zu können, ohne in emotionalen Disstress zu kommen (Hembre & Foa 2020). In Bezug auf die spezifische komplexe PTBS-Symptomatik kann insbesondere die PE beitragen, dass intensive Emotionen besser reguliert und toleriert werden können. Bei Patienten, die eher emotionsvermeidend sind, wird sich darauf fokussiert, die emotionale Verbindung zu erhöhen. Und bei Patienten, die ein »Zuviel« an Emotionen verspüren wird sich darauf fokussiert, die Emotionalität besser regulieren zu können. Des Weiteren werden Schwierigkeiten in interpersonellen Beziehungen behandelt; diese werden in der Therapeuten-Patienten-Beziehung sichtbar und können hier thematisiert werden, sowie die Aufnahme von weiteren sozialen Beziehungen, beispielsweise durch Rollenspiel (Hembre & Foa 2020).

Ist die PE für Patienten mit komplexer PTBS effizient und sicher? Hendriks et al. (2018) untersuchten 73 Personen mit komplexer PTBS, die von mehrfacher sexueller oder physischer Gewalterfahrung betroffen waren. Sie konnten zeigen, dass im Rahmen einer 4-tägigen Intensivbehandlung mittels PE sowie nachfolgenden Booster-Sitzungen einmal in der Woche über 4 Wochen die Symptomatik der komplexen PTBS gesenkt werden konnte. Es konnten Risikogruppen identifiziert werden, die nicht auf die PE ansprachen. 29 % der Studienpopulation waren Non-Responder. Eine Erklärung dafür könnte sein, dass für diese Betroffenen kein Extinktionslernen möglich ist.

3.3.3 Narrative Expositionstherapie (NET)

Die narrative Expositionstherapie (NET) wurde an der Universität Konstanz von Schauer, Neuner und Elbert (2011) entwickelt, um Überlebenden komplexer und multipler Traumatisierungen eine traumatherapeutische Behandlung zu ermöglichen. Erwachsene und Kinder können gleichermaßen mit einigen Modifikationen behandelt werden (NET/KIDNET). Ein niederschwelliger Zugang zu den Interventionen soll gewährleistet sein, indem kein Ausschluss von Personen aufgrund von Alter, Geschlecht, Bildung, Ethnie oder sozialem Status erfolgt. Die NET wird als robustes und einfach anzuwendendes Therapieverfahren beschrieben, das sich auch für Populationen mit wenig Ressourcen eignet (Schauer et al. 2020). Sie ist nicht ausschließlich ärztlich und psychotherapeutisch Tätigen vorbehalten, sondern kann auch von weiteren therapeutisch arbeitenden Berufsgruppen erlernt und angewendet werden.

Die narrative Expositionstherapie wird in drei Phasen unterschieden. In der ersten Phase werden diagnostische Interviews mit den Betroffenen geführt. In der zweiten Phase wird die Lebenslinie im Rahmen eines autobiografischen Interviews gezeichnet. Hierbei werden die Traumatisierungen und Ressourcen sichtbar gemacht, indem Symbole genutzt werden um »die Lebensgeschichte eines Menschen zunächst in ritualisierter Weise mit den Metaphern ›Steine‹ (schwer, kalt, hart, schmerzhaft) und ›Blumen‹ (schön, bunt, lebendig) für negative und positive Lebensereignisse« (Schauer & Ruf-Leuschner 2014, S. 228) nachvollziehbar zu machen:

- Steine = Symbol für erlittene Traumatisierungen
- Stöckchen = Symbol für eigene Täterschaft
- Blumen = Symbol für Ressourcen

Ein Bestandteil der NET ist die Möglichkeit, im Rahmen der Intervention den Umgang mit möglicher eigener Täterschaft und Schuld zu bearbeiten. Dies ist insbesondere im Kontext von Kriegen hilfreich. In den folgenden narrativen Expositionssitzungen wird der Fokus auf das Pendeln zwischen dem Hier und Jetzt sowie dem Dort und Damals gelegt. Im Narrativ des Hier und Jetzt wird der Fokus auf das konkrete Erleben gelegt mit Kognition, Emotion, physiologischer Reaktion, Sinneseindrücken sowie der individuellen Bedeutung. Der Patient wird eingeladen, seine Lebensgeschichte von Geburt an zu schildern, um das autobiografische explizite, episodische Gedächtnis zu stärken und ein komplettes Narrativ zu entwickeln. Eine gute therapeutische Achtsamkeit ist bei der Erarbeitung der Lebenslinie geboten. Hier besteht die Herausforderung, nicht das traumatische Furchtnetzwerk zu aktivieren, ohne eine Möglichkeit der Habituation und Bewältigung der Angst zu ermöglichen. Die Lebenslinie soll als »ordnender Überblick mit starker Kontextbetonung sowie emotional guter Distanzierung und Realitätsbezug durchgeführt werden« (Schauer & Ruf-Leuschner 2014, S. 235). Für dieses Therapieverfahren wird eine Sitzungslänge zwischen 90 und 120 Minuten empfohlen. Die Anforderungen an den Therapeuten charakterisieren sich durch aktives Zuhören, mitfühlendes Verstehen, positive Zuversicht und Ermutigung.

3.3.4 Brief Eclectic Psychotherapy (BEPP)

Die Brief Eclectic Psychotherapy für PTBS-Patienten (BEPP) vereint verschiedene therapeutische Schulen mit dem Ziel, sich mit der Trauer durch die traumatischen Ereignisse auseinanderzusetzen. Hierbei kommen Methoden aus der Krisenintervention, kognitiven Therapie, Trauertherapie sowie psychodynamischen Therapie zum Einsatz. Zuerst wird sich auf die Bearbeitung der Angst und weiterer Emotionen konzentriert, danach erfolgt innerhalb von 16 Sitzungen die Bearbeitung der Bedeutung der traumatischen Ereignisse und was aus diesen gelernt werden kann. Es gibt feste Elemente, die zur Anwendung kommen: Psychoedukation und imaginative Exposition sind die ersten beiden Elemente. In der imaginativen Exposition wird darauf geachtet, dass die Patientin das Trauma von Hot-Spot zu Hot-Spot über mehrere Sitzungen bearbeitet, bis alle intensiven und relevanten Emotionen gefühlt und ausgedrückt worden konnten (Nijdam et al. 2013). Hierbei konzentrieren sich die Therapeutin und der Patient auf Gefühle von Hilflosigkeit, Kummer und Trauer, die mit dem Trauma verbunden sind. Angstreaktionen verringern sich im Verlauf. Die Intervention des Briefe-Schreibens soll eine Möglichkeit darstellen, alle Gefühle von Wut und Ärger gegenüber den für das Trauma Verantwortlichen auszudrücken. Diese Briefe werden im therapeutischen Prozess genutzt, aber nicht an die Verantwortlichen gesendet. In der Frage nach der Sinnfindung wird in der BEPP verdeutlicht, dass es kein Zurück zum »alten Selbst« geben kann. Es solle eine Perspektive auf die Welt hin erarbeitet werden. In diesem Zuge können auch Fragen der eigenen Identität und vorhergehender traumatischer Ereignisse vor dem Indexereignis aufkommen und in dieser Therapiephase bearbeitet werden. Zum Abschluss der Therapie wird ein Verabschiedungsritual durchgeführt, um einen Perspektivenwechsel zu initiieren, und zwar hin zum Hier und Jetzt und in die Zukunft (Gersons et al. 2020).

Ursprünglich wurde die BEPP für die Behandlung von Polizeibeamten mit PTBS entwickelt. Es zeigte sich im Verlauf, dass die BEPP auch bei anderen Personengruppen und bei breiterem Traumaspektrum wirksam ist. Einige Patienten, die mittels BEPP behandelt wurden, zeigten die typischen Symptome einer komplexen Traumatisierung mit Schwierigkeiten in der Affektregulation, negativem Selbstkonzept und problematischen Beziehungen. Diese Symptome konnten mit der BEPP bearbeitet werden (Gersons et al. 2020).

3.4 Eye Movement Desensitization and Reprocessing (EMDR)

Das Eye Movement Desensitization and Reprocessing (EMDR) geht auf Francine Shapiro zurück. Auf einem Spaziergang 1987 entdeckte sie, dass belastende Gedanken, die aufgrund eines eigenen Krebsleidens aufkamen, durch sakkadische Augenbewegungen deutlich leichter wurden. Sie begann, diese zufällig gemachte Beobachtung systematisch zu erforschen und zu erproben. Daraus entwickelte sie das EMDR, das in acht Therapiephasen die traumatische Erinnerung zu verarbeiten versucht (▶ Übersicht S. 202). Durch eine große Zahl wissenschaftlicher Studien konnte die gute Anwendbarkeit und der Erfolg dieser Methode bei verschiedenen Gruppen von Traumapatienten, unter anderem auch bei Kindern und Jugendlichen, belegt werden. Auch bei anderen Störungsbildern eignet sich diese Technik, beispielsweise bei depressiven Erkrankungen (Carletto et al. 2021) oder auch in der Therapie von Suchterkrankungen (Pilz et al. 2017).

Wichtig ist zunächst eine ausführliche Psychoedukation zum Verarbeitungsprozess im EMDR sowie Indikation und möglichen Nebenwirkungen. Kernstück der Methode ist, dass sich der Patient auf relevante Teile der traumatischen Erinnerung konzentriert und gleichzeitig mit den Augen den Fingerbewegungen des Therapeuten nach links und rechts folgt. Der Verarbeitungsprozess ist aber auch mit anderen Formen der bilateralen Stimulation induzierbar (z. B. abwechselendes Berühren der Hände, wechselseitige Töne in beide Ohren).

Nach dem Standardprotokoll des EMDR wird ein Informationsverarbeitungsprozess (AIP = adaptive information process) ausgelöst, der bei vielen Patienten zu einer zügigen gefühlsmäßigen Entlastung führt. Eine Hypothese besagt, dass die bilaterale Stimulation der traumabedingten Lateralisation entgegenwirkt und die Zusammenführung von linkshemisphärischer (sprachlicher) und rechtshemisphärischer (sensorisch-emotionaler) Information unterstützt. Das therapeutische Vorgehen ist manualisiert und durchstrukturiert.

Im Mittelpunkt steht, dass die Patientin so präzise wie möglich mit dem vorherrschenden Bild des traumatischen Ereignisses, mit der zentralen negativen Kognition (etwa: »Ich bin schuld«) und der therapeutischen Zielkognition (etwa: »Ich habe mein Möglichstes getan«) ihr vorherrschendes Gefühl und Körpererleben in Berührung bringt, dann werden bilaterale Stimulationen initiiert. Zwischen den jeweiligen Stimulationsserien von vielleicht 20 bis 30 lateralen Augenbewegungen wird möglichst wenig gesprochen. Eine vollständige Sitzung wird mit Evaluation hinsichtlich des Ausmaßes der noch relevanten Belastung abgeschlossen. Beim Vorliegen einer klassischen PTBS werden eine bis drei Sitzungen empfohlen. Bei der komplexen PTBS liegt die Anzahl höher. Die Exposition des Patienten geschieht innerhalb der Sitzung und der Therapeut nimmt dabei eine co-regulierende Rolle ein und interveniert mit verschiedenen Techniken falls notwendig.

Beim EMDR in der Behandlung von Patienten mit komplexer PTBS wird sich zunächst auf die Vorbereitung des Patienten konzentriert, um dann das traumafokussierte Prozessieren in den Therapieverlauf einzubinden. Hier muss der Therapeut ein gutes Gefühl für die Dauer einer Stabilisierungsperiode entwickeln, um nicht gemeinsam mit dem Patienten die Konfrontation zu vermeiden. In einer Studie von van der Kolk et al. (2007), in der 42 % der Studienpopulation die Kriterien einer komplexen PTBS erfüllten, benötigte nur ein Proband eine verlängerte Stabilisierungsphase. De Jongh et al. (2019) beschreiben zunehmende Evidenz, dass das EMDR als First-line-Psychotherapie für Patienten mit komplexer PTBS effektiv eingesetzt werden kann.

Karatzias et al. (2019) beschreiben das EMDR verglichen mit gewohnter Behandlung als überlegen in der Behandlung der grundlegenden PTSB-Symptomatik. Zusätzlich konnte in der Metaanalyse festgestellt werden, dass EMDR moderate Effekte auf die Veränderung dysfunktionaler Beziehungen sowie Effekte auf emotionale Dysfunktion hatte.

Acht Behandlungsphasen des EMDR (modifiziert nach Hofmann 2014a)

1 Vorgeschichte und Behandlungsplanung

Die Traumavorgeschichte, Ich-Stärke und Behandlungsindikation werden festgestellt; Kontraindikation und relative Kontraindikation werden ausgeschlossen, bei vorliegender relativer Kontraindikation wird das Verfahren deutlich modifiziert; das EMDR wird in den psychotherapeutischen Gesamtbehandlungsplan integriert.

2 Vorbereitung des Patienten

Der Patient wird aufgeklärt über den Behandlungsplan und die Behandlungsmethode, ebenso über mögliche unerwünschte andere Wirkungen trotz korrekter Anwendung der Methode. Der

Patient wird durch Entspannungstechniken, imaginative Verfahren und/oder Medikation stabilisiert. Die Indikation und Motivation werden nochmals überprüft.

3 Evaluation der traumatischen Erinnerung

Ein bestimmtes, meist in einer Sitzung zu bearbeitendes Trauma wird in seinen visuellen, kognitiven, affektiven und sensorischen omponenten und dem aktuell erlebten Belastungsgrad erfasst.

Negative Kognitionen, die beispielsweise die Verletzung des Selbstwertgefühles durch das Trauma erfassen (z. B. »Ich bin wertlos«, »Ich bin schuldig«) werden gesucht. Im Anschluss daran wird das positive Gegenstück zu dieser negativen Kognition bestimmt (»Ich bin wertvoll«; »Ich habe mein Möglichstes getan«). Der Betroffene muss beurteilen, wie stimmig er diese positive Kognition für sich selbst empfindet (VOC = validity of cognition). Diese Stimmigkeit liegt vor der Durcharbeitung des Traumas in aller Regel recht niedrig.

4 Desensibilisierung und Durcharbeitung

Die PatientIn wird aufgefordert, sich an das repräsentative Bild des Traumas bzw. Traumateiles sowie seine affektive und sensorische Komponente und die erarbeitete negative Kognition zu erinnern. Simultan wird, über visuelle, auditive oder taktile Stimulation, eine bilaterale Stimulation induziert mit der Aufforderung, zu registrieren, was geschieht, und es geschehen zu lassen. Ein Set bilateraler Stimulation endet üblicherweise nach circa 30 Sekunden. Der folgende Prozess verläuft sehr individuell.

Bei Patienten mit einer komplexen PTBS kann es im Rahmen des Durcharbeitens zur Dissoziation, zum emotionsvermeidenden Verhalten oder zu anderen defensiven Verhaltensweisen kommen (Korn & Shapiro 2020). Hierbei ist es wichtig, dass der Therapeut aktiv regulierend arbeitet, damit der Patient im Fenster der Toleranz verbleiben kann und weder in das Hypo- noch in das Hyperarousal kommt. Hier wird das prozessorientierte Einweben als Intervention angewendet.

Möglich ist hier die Anwendung von EMD, wenn Patienten Schwierigkeiten haben, die übliche Vorgehensweise zu tolerieren (Shapiro 2018). Hier werden kürzere Sets an bilateraler Stimulation appliziert und nach jedem Set zur Ausgangserinnerung zurückgekehrt und der aktuell erlebte Belastungsgrad erfragt. Der Patient hat die Möglichkeit, sich nur auf einen kleinen Aspekt der Erinnerung zu fokussieren (beispielsweise das Bild oder das Körpergefühl). Durch den Therapeuten wird der Patient angeleitet, nur zur Zielerinnerung zu prozessieren.
Herausfordernd bei Patienten mit einer komplexen PTBS kann sein, dass sie in Aspekten von Traumaerinnerungen während des Prozessierens »hängen bleiben«. Häufig zeigen sich dabei die Themen Verantwortung und Unvollkommenheit, Sicherheit und Verletzlichkeit sowie Kraft und Kontrolle (Shapiro 2018). Hier hat sich die Technik des kognitiven Einwebens auf inhaltlicher Ebene als hilfreich erwiesen. Der Therapeut bietet aktiv Fragen an, die den Patienten dazu anregen sollen, die Perspektive zu verändern. Bei einigen Patienten kommt es zum Teil nach starken Abreaktionen zu einer affektiven Entlastung und Stärkung des Selbstwertgefühles. Der Betroffene muss angeben, wie stimmig er nun die positive Kognition bezogen auf sich selbst erlebt. In aller Regel wird die Kognition wesentlich stimmiger als vor der Durcharbeitung des Traumas erlebt.

5 Verankerung
Der Betroffene soll sich auf die positive Kognition konzentrieren. So wie negative Kognitionen durch bilaterale Stimulation abgeschwächt werden können, so kann die positive Kognition durch das gleiche Verfahren verstärkt und nachhaltig verankert werden.

6 Körper-Test
Hier werden eventuell noch persistierende sensorische Erinnerungsfragmente (Körpererinnerungen) gesucht und bearbeitet. Dies ist die finale Überprüfung, ob die Zielerinnerung vollständig prozessiert wurde.

7 Abschluss
Die Nachbesprechung ist für den Integrationsprozess sehr relevant. Überdauernde Bestandteile der traumatischen Erinnerung können durch imaginative Selbstexpositionen nachbearbeitet werden. Hier kommt es zum Einsatz von Distanzierungstechniken (z. B. Tresorübung).
Der Therapeut fragt nach, was der Patient im Rahmen des EMDR als am wichtigsten wahrgenommen und welche Erfahrung er gemacht hat. Auch hier ist es wichtig, mit der Patientin zu besprechen, welche Strategien der Selbstfürsorge sie bis zur nächsten Sitzung anwenden kann. Hilfreich kann es sein, die Patientin zu ermutigen, ein Tagebuch zu führen, in dem sie Beobachtungen, die mit der aktuellen Traumaarbeit zusammenhängen, einträgt. Auch der Therapeut teilt im Abschluss seine Beobachtungen der Sitzung mit.
Sollte die traumatische Erinnerung nicht komplett prozessiert worden sein, was bei der komplexen PTBS nicht ungewöhnlich ist, sollte man diese Erinnerung in der nächsten Sitzung erneut bearbeiten.

8 Nachbefragung (meist zu Beginn der nächsten Stunde)
Es können sich Ansätze für die nächsten zu bearbeitenden Traumaanteile ergeben, die entweder direkt in den Behandlungsplan einbezogen oder erst zu einem späteren Zeitpunkt bearbeitet werden. Die Nachbefragung zur vorangegangenen Sitzung stellt eine wichtige Evaluation des Behandlungsverlaufes dar.
Das EMDR fokussiert nicht nur auf die Minderung traumatischer Symptome, sondern ist auch wertvoll in der Integrationsphase zur Unterstützung des posttraumatischen Wachstums.

3.5 Pharmakotherapie der komplexen PTBS

3.5.1 Pharmakotherapie allgemein

Im Grundsatz gilt:

Tipp für die Praxis: Psychopharmakotherapie

Die S3-Leitlinie für die Posttraumatische Belastungsstörung gibt folgende Empfehlungen (Schäfer et al. 2019):
»Eine Psychopharmakotherapie soll weder als alleinige noch als primäre Therapie der Posttraumatischen Belastungsstörung eingesetzt werden« (S. 6). Empfehlungsgrad A.
»Falls nach einem informierten und partizipativen Entscheidungsprozess trotz der geringen Effekte eine Medikation bevorzugt wird, so sollte lediglich Sertralin, Paroxetin oder Venlafaxin angeboten werden« (S. 7). Empfehlungsgrad A.
»Benzodiazepine sollen nicht eingesetzt werden« (S. 7). Empfehlungsgrad A.

Im klinischen Alltag zeigt sich meist, dass die Patienten länger benötigen, bis es zu einer ausreichenden Antwort auf die Medikation kommt und dass man die Medikation allgemein langsamer in der Dosierung steigern sollte nach dem Motto »start low, go slow«. Die Therapeuten sollten die Patienten immer wieder zur Therapie motivieren, gemeinsam sollte sie das Für und Wider der Medikation abwägen und zu einer Entscheidung kommen. Wichtig ist dabei auch, mögliche Nebenwirkungen der einzelnen Substanzklassen zu erörtern und mögliche Wechselwirkungen mit anderen Medikamenten im Blick zu behalten.

Zur Pharmakotherapie der komplexen PTBS werden verschiedene Substanzgruppen angewendet. Primär kommen selektive Serotonin-Wiederaufnahmehemmer (SSRI) infrage. Auch trizyklische Antidepressiva (Amitriptylin, Trimipramin, Doxepin) finden vereinzelt Anwendung. Hinzu kommen aktivierende oder schlaffördernde Antidepressiva mit dualem Wirkmechanismus (z. B. Duloxetin, Venlafaxin, Mirtazapin). Zur Reizabschirmung werden sedierende Wirkstoffe wie beispielsweise niederpotente Antipsychotika (z. B.

Perazin) eingesetzt. Auf Benzodiazepine (z. B. Lorazepam) sollte verzichtet werden; Hypnotika (Zolpidem, Zopiclon u.a.) sollten nur vorübergehend eingesetzt werden.

Antidepressiva. Antidepressiva werden primär zur Behandlung von depressiven Störungen angewendet. Die Substanzgruppe hat sich jedoch auch für die Behandlung von Angst- und Zwangserkrankungen sowie bei Schmerzsyndromen bewährt. Aus der Stoffgruppe der Antidepressiva werden selektive Serotonin-Wiederaufnahmehemmer (SSRI), selektive Serotonin-Noradrenalin-Wiederaufnahmehemmer (SSNRI), trizyklische Antidepressiva und Monoaminooxidase-Hemmer (MAO-Hemmer) angeführt. SSRI haben in den vergangenen Jahren große Bedeutung gewonnen. Dies ist insbesondere darauf zurückzuführen, dass sie ein günstigeres Nebenwirkungsprofil als trizyklische Antidepressiva aufweisen. Stein et al. (2009) kommen zum Schluss, dass die Wirksamkeit von SSRI in Metaanalysen (z. B. Mooney et al. 2004; Stein et al. 2006) sowohl im Ergebnis als auch in der Qualität der Durchführung überzeugen.

Erste kontrollierte Studien sind auch für die Anwendung von Mirtazapin veröffentlicht (Davidson et al. 2003). In einigen Fällen profitieren die Patienten von der schlafanstoßenden Wirkung. Nach unserer klinischen Erfahrung tritt eine stärkere Gewichtszunahme bei Mirtazapin häufiger auf als bei den SSRIs und es kann zu einer Demaskierung eines Restless-legs-Syndroms unter Mirtazapin-Einnahme kommen. Bei Personen mit einer klassischen und bei Personen mit einer komplexen PTBS dient die antidepressive Behandlung als Grundausrichtung der somatologischen Behandlungsstrategie. Hierbei ist zu beachten, dass in Deutschland nur Paroxetin und Sertralin zur Behandlung der PTBS zugelassen sind. Die Indikation für andere antidepressive Substanzklassen beruht auf der Diagnose des depressiven Verlaufstyps.

Benzodiazepine. Benzodiazepine (z. B. Diazepam, Lorazepam) gehören zu den häufigsten eingesetzten Psychopharmaka. Hauptindikation ist die Behandlung von Angst-, Spannungs- und Erregungszuständen. Benzodiazepine sind effektive Anxiolytika und bewirken typische Antiarousal-Effekte, ohne jedoch Intrusionen und Vermeidungssymptome zu reduzieren. Aus unserer Sicht bringen Benzodiazepine das Risiko mit sich, dass sich ein iatrogener suchtkompensatorischer Verlaufstyp entwickelt. Häufig werden Benzodiazepine in der Schockphase einer akuten Belastungssituation bei singulärem Trauma verabreicht. Dies erfolgt mit dem Ziel, sowohl mutistische Bilder zu lösen (z. B. Lorazepam) als auch ausgeprägte Erregungszustände zu kompensieren. Eine dissoziative Symptomatik kann durch Gabe von Benzodiazepinen verstärkt werden.

Phasenprophylaktika. Carbamazepin, Valproinsäure und Lamotrigin haben ihre Hauptindikation ursprünglich bei Epilepsie. Diese Substanzen haben jedoch in der Vergangenheit bei der Behandlung von affektiven Erkrankungen zunehmend Bedeutung gewonnen. Im heutigen Gebrauch werden die sogenannten mood stabilizer eher in einer Augmentationsstrategie angewendet und nicht als singuläre Medikation. Primär werden diese Medikamente im psychiatrischen Fachgebiet bei bipolar affektiven Störungen eingesetzt.

Antiadrenergika. Zu der Gruppe der antiadrenergen Substanzen sind Studien zu Clonidin, Propanolol und Prazosin veröffentlicht worden. Clonidin (Alpha-2-Antagonist) reduziert Intrusionen, Hyperarousal und möglicherweise auch dissoziative Phänomene (Harmon & Riggs 1996). Eine Metaanalyse von De Berardis et al. (2015) lässt darauf schließen, dass Prazosin (Alpha-1-Antagonisten) therapieresistente Schlafstörungen sowie Albträume günstig beeinflussen können. Prazosin ist in Deutschland nicht verfügbar. Aus eigenem Erfahrungsschatz möchten wir auf Doxazosin aufmerksam machen (Kuschel et al. 2006), das nach unserer Beobachtung in 30 bis 40 % der Fälle bei therapieresistenten Insomnien mit Albträumen eine Hilfestellung leistet. Doxazosin, ein Chinazolin-Derivat, hemmt die sympathische Erregungsübertragung auf postsynaptische Alpha-1-Adrenorezeptoren, wie auch Prazosin. Indikationsgebiete sind die Hypertonie sowie die benigne Prostatahypertrophie. Diesen Substanzen gemeinsam ist die Eigenschaft, den Blutdruck allein durch periphere Vasodilatation ohne Verminderung des Herzfrequenzminutenvolumens zu senken. Nebenwirkungen sind Schwindel, Asthenie, Somnolenz und Schwellung der Nasenschleimhäute. Ein Übermaß an Alpha-1-adrenerger Stimulation führt in der PTBS-Pathophysiologie zu erhöhtem Ausstoß von Corticotropin-Releasing-Faktor, gestörter Schlafphysiologie und beeinträchtigter Modulation von kognitiven Funktionen im präfrontalen Kortex (Peskind et al. 2003). Die Zulassung von Doxazosin in Deutschland beschränkt sich zurzeit auf die Indikationsgebiete essenzielle Hypertonie und die klinischen Symptome der benignen Prostahypertrophie. Somit bedeutet der Einsatz von Doxazosin außerhalb der zugelassenen Indikation einen off-label-use. Wichtig ist im klinischen Alltag eine Eindosierung der Medikation mit niedrigst möglicher Dosis und Aufdosierung nach Verträglichkeit unter regelmäßigen Blutdruckkontrollen.

Antipsychotika. Der Einsatz von Antipsychotika bei Patienten mit einer komplexen PTBS wird sehr zurückhaltend beurteilt. Sie sollten als Monotherapeutikum zur Behandlung einer komplexen PTBS nicht angewendet werden. In Einzelfällen mögen sie als Adjuvanz bei psychotischen Symptomen und Impulsivität sinnvoll sein (Monnelly et al. 2003). Hierbei stellt sich jedoch die Frage, ob es sich wirklich noch um einen psychotischen Verlaufstyp einer Psychotraumastörung handelt oder ob nicht eine schizophrene oder schizoaffektive Psychose dem Störungsbild zugrunde liegt. Für einen psychotischen Verlaufstyp einer PTBS spricht ein pseudohalluzinatorischer Charakter der Symptome, die bei spezifischen Erlebniszuständen auftreten und taktile, olfaktorische, visuelle und gustatorische Sensationen auslösen können. Klinische Beobachtungen lassen eher darauf schließen, dass die Resistenz gegenüber antipsychotischer Medikation und eine psychodynamische Bedeutung der Symptome typisch für den psychotischen Verlaufstyp einer komplexen PTBS sind. In wenigen Fällen nutzen wir atypische Antipsychotika, um psychotische Partialsymptome zu behandeln. Häufig wird bei Personen mit einer komplexen PTBS aus unserer klinischen Erfahrung heraus auch Quetiapin in unretardierter und retardierter Form in niedriger bis mittlere Dosierung (25–250 mg) angewandt. Diese Verordnung fällt in den Bereich des off-label-uses, wenn keine psychotische Erkrankung oder bipolar-affektive Störung komorbid besteht. Häufig profitieren die Patienten von der Eindosierung insbesondere bei Symptomen von Hyperarousal mit Angst und Irritierbarkeit, intrusivem Erleben und Schlafstörungen. Dies konnte bisher in einer Kohorte von Veteranen der US-Armee mit der Diagnose PTBS nachgewiesen werden (Baig et al. 2019; Villarreal et al. 2016).

Niederpotente Antipsychotika wie beispielsweise Pipamperon oder Promethazin haben ihr Indikationsspektrum als Adjuvanz, wenn die Patienten von Symptomen des Übererregungsspektrums gequält werden und eine ausreichende Sedierung sichergestellt werden muss. Sie bieten den Vorteil, dass die Problematik der Abhängigkeitsentwicklung, die beispielsweise die Anwendung von Benzodiazepinen mit sich bringt, umgangen wird. Trotzdem gehört zu jeder Eindosierung einer Psychopharmakotherapie eine hinreichende ärztliche Aufklärung über Indikation, Wirkweise, mögliche unerwünschte Wirkungen, Auswirkung auf die Fahrtüchtigkeit sowie mögliche Wechselwirkungen.

Opiatantagonisten. Der Opiatantagonist Naltrexon wird im Kontext der Behandlung von dissoziativen Zuständen diskutiert. Vermehrten Einsatz findet die Substanz bei der Borderline-Persönlichkeitsstörung, um zur Reduktion von Selbstschädigungshandlungen und zur Affektstabilisierung beizutragen.

Experimentelle Substanzen. Der Einsatz von experimentellen Substanzen und die Forschung unter der Indikation der PTBS wird schon seit Längerem durchgeführt. Aktuelle Studien mit der Indikation der komplexen PTBS sind uns zum jetzigen Zeitpunkt nicht bekannt. In Bezug auf Substanzen, die uns bei suchtkompensatorischen Verläufen häufig begegnen, wie beispielsweise Cannabis oder MDMA, gibt es im experimentellen psychiatrischen und psychotherapeutischen Setting einige Studien, die diese Substanzen gezielt im Rahmen therapeutischer Interventionen einsetzen.

Aus unserer klinischen Erfahrung berichten die Patienten, THC-haltige Produkte besonders am Abend zu konsumieren. Tetrahydrocannbinol (THC) ist die psychoaktive Komponente von Cannabis. Die Wirkung wird durch Endocannabinoid-Rezeptoren im zentralen Nervensystem vermittelt. Diese berichten über einen verbesserten Schlaf, weniger Albträume und der Möglichkeit, sich von Unruhe und Anspannung zu distanzieren. Dies wird auch in einer Studie, die synthetische Cannabinoide bei PTBS-Patienten eingesetzt hat, berichtet (Cameron et al. 2014). Es wird vermutet, dass Cannabinoide den REM-Schlaf unterdrücken (Feinberg et al. 1976). Das Auftreten von PTBS-assoziierten Albträumen geschieht in der REM-Schlafphase (Singareddy & Balon 2002).

Diskutiert wird die anxiolytische Wirkung von Cannabidiol (CBD). CBD ist eine nichtpsychoaktive Komponente des Cannabis und kann keinen Rausch erzeugen. In Versuchen mit Nagetieren zeigte sich nach Cannabidiolgabe, dass adverse Erinnerungen gelöscht werden konnten und dass die Rekonsolidierung des Gedächtnisses durch das Endocannabinoidsystem verändert werden kann (Stern et al. 2012). In dem Review von Bitencourt und Takahashi (2018) wurde die Möglichkeit der Reduktion von PTBS-Symptomen durch Veränderungen der als advers erlebten Erinnerungen durch die Gabe von Cannabidiol angesprochen.

Esketamin ist aktuell als Nasenspray zur Behandlung mittelgradiger und schwerer depressiver Episoden, die als therapieresistent gelten, in Kombination mit einem SSRI oder SSNRI zugelassen. Bedingung ist, dass die Patientinnen auf mindestens zwei Antidepressiva nicht angesprochen haben. Das Medikament kann auch zur akuten Kurzzeitbehandlung eingesetzt werden zur schnellen Reduktion depressiver Symptome, »die nach ärztlichem Ermessen einen psychiatrischen Notfall darstellen« (Fachinformation Spravato – Esketamin Nasenspray). Allerdings ist die Anwendung bei Patienten mit einer komplexen PTBS mit komorbid bestehender Major-Depression kritisch zu betrachten, da eine Hauptwirkung von Esketamin das Auslösen eines dissoziativen Zustandes ist. Meist klingt das dissoziative Erleben nach circa 90 Minuten ab und hat bei 40 Minuten seinen Peak (Janssen-Cilag 2021).

Sexualität und Psychopharmakotherapie der komplexen PTBS. Der Einfluss der Medikation auf die Sexualität durch unerwünschte Arzneimittelwirkung sollte berücksichtigt werden. Schon vorbestehende sexuelle Funktionsstörungen können durch die psychiatrische Pharmakotherapie verschlechtert werden. Verschiedene Neurotransmittersysteme können hemmend oder fördernd auf die sexuelle Funktion wirken. Eine Aktivierung des serotonergen Systems durch selektive Serotonin-Wiederaufnahmehemmer (SSRI) sowie selektive Serotonin-Noradrenalin-Wiederaufnahmehemmer (SSNRI) können die sexuelle Funktion stören. Unter Einnahme von serotonerg wirkenden Medikamenten kann es zu Störungen der Erregungsbildung kommen, sodass beispielsweise keine Erektion zustande kommt oder keine ausreichende Lubrikation. Auch kann es zu Einschränkungen der sexuellen Appetenz kommen, die medikamentös verursacht ist und weniger aus einer depressiven Verlaufsform der komplexen PTBS.

Verschiedene Strategien können hilfreich sein, medikationsinduzierte sexuelle Dysfunktionen zu verbessern. Wichtig ist die Aufklärung über die Möglichkeit sexueller Dysfunktion unter Einnahme psychiatrischer Medikamente und die Möglichkeit, Alternativen miteinander zu besprechen. Die Nachfrage nach diesen unerwünschten anderen Wirkungen ist während der psychiatrischen Verlaufskontrolle essenziell, weil ein Großteil der Patienten aus unserer Erfahrung dies nicht von sich aus anspricht. Wenn möglich könnte man bei beispielsweise stabiler Remission eine Dosierungsreduktion anstreben oder sogar ein langsames Abdosieren und Absetzen der Medikation. Eine Umstelllung auf Bupropion oder Augmentation mit Sildenafil kann bei männlichen Patienten sinnvoll sein oder alternativ eine Umstellung auf nicht-serotonerg wirkende Antidepressiva (Wenzel-Seifert et al. 2015).

Phytopharmakotherapie. Es gibt aktuell keine Studien zur Anwendung von Phytopharmakotherapie bei der komplexen PTBS. In der klinischen Erfahrung zeigt sich bei Betroffenen, die möglicherweise einer Pharmakotherapie gegenüber sehr skeptisch sind oder Ängste in Bezug auf Psychopharmakotherapie äußern, dass diese sich gut auf einen Einsatz von Lavendelölkapseln 80 mg einlassen können, die einen positiven Effekt auf Symptome wie Schlafstörung und Ängstlichkeit zeigen können (Kasper et al. 2015; Yap et al. 2019).

3.5.2 Psychopharmakotherapie nach Verlaufstyp der komplexen PTBS

Die klinische Erfahrung macht deutlich, dass die Pharmakotherapie bei der komplexen PTBS als Ergänzung einer multimodalen Behandlungsstrategie mit dem Fokus auf Psychotherapie indiziert ist. Nach einem Ansatz von Bering et al. (2005, 2009) sollten pharmakologische Behandlungsstrategien in die Verlaufsbetrachtung eingebettet werden. Es werden die traumatische Situation (A), die Einwirkungsphase (B) und die Auswirkungen (C) unterschieden.

Phase A. In der akuten traumatischen Situation (A) werden häufig Benzodiazepine oder niederpotente Antipsychotika verabreicht, um Erregungszustände zu kupieren. Hierbei ist kritisch anzumerken, dass Benzodiazepine möglicherweise dissoziative Zustände verschlimmern können und Kreislaufreaktionen in Bezug auf Blutdruck und Herzfrequenzabfälle bei Antipsychotika mit anticholinergen Nebenwirkungen schwer vorhersehbar sind. Patientinnen, die an einer komplexen PTBS leiden, kommen nur in Ausnahmefällen in einer akut traumatischen Situation in die Behandlung, da hier von einer sequenziellen oder anhaltenden Traumatisierung auszugehen ist.

Phase B. In der Einwirkungsphase (B) stellt sich die Frage, ob eine Psychopharmakotherapie sekundäre Prävention leisten kann. Diskutiert wird der Einsatz von Cortico-Releasing-Factor, Neuropeptid-Y-Agonisten, Oxytozin, Glukokortikoiden und Antiadrenergika in der Anwendung zur sekundären Prävention einer PTBS. Es steht ebenfalls zur Disposition, ob die Einstellung der Risikogruppe auf ein Antidepressivum indiziert ist. Bisher fehlen evidente Befunde (Bering et al. 2009). Guth und Jox (2014) haben ethische Problembereiche in der medikamentösen Prophylaxe der PTBS definiert, die aber laut Autoren insgesamt dem postulierten Nutzen einer Medikation unterliegen.

Phase C. Die Literatur beschäftigt sich primär mit der manifesten PTBS im traumatischen Prozess (C). In der Summe kommen die angeführten Studien zu dem Schluss, dass primär Antidepressiva eingesetzt werden sollten. Sowohl die spezifischen Symptome einer PTBS als auch das Komorbiditätsspektrum sind hierdurch am günstigsten abgedeckt. Die Psychopharmakotherapie muss sich in traumatische Prozessverläufe sinnvoll einbetten. Hierzu sind Substanzklassen mit stabilisierenden Langzeiteffekten (1) erforderlich. Die festgefahrenen Extrempositionen von überflutender Intrusion und exzessiver Vermeidung (Numbing, emotionale Anästhesie) müssen abgemildert werden (2). Dies ist nur in Verbindung mit einem psychotherapeutischen Vorgehen möglich, das darauf abzielt, den psychobiologischen, selbstregulativen Prozess der Traumaverarbeitung in Gang zu halten bzw. wieder in Gang zu setzen. In beiden Punkten wird die Behandlung mit antidepressiv wirksamen Substanzen bevorzugt.

- Zu 1: Die Entscheidung einer antidepressiven pharmakologischen Einstellung impliziert die Applikation für eine Zeitspanne von mindestens einem halben Jahr.
- Zu 2: Antidepressiva haben möglicherweise Eigenschaften, die zwischen den festgefahrenen Extrempositionen von Erregung und Vermeidung vermitteln. Dieser Gedanke stellt Interventionsstrategien infrage, die von Klassikern der antidepressiven Psychopharmakotherapie (z. B. Kielholz-Schema) definiert worden sind. Sie haben lediglich die Auslenkung des depressiven Syndroms (ob z. B. Antriebsarmut oder Agitation im Vordergrund steht) beschrieben und danach die pharmakologische Intervention ausgerichtet. Bei dieser »linearen« Beschreibung bleibt der »zyklische«, dynamische Verlauf der PTBS außer Acht.

Es geht um die Frage, ob sich eine spezielle Psychopharmakotherapie aus dem »Verlaufstyp« der komplexen PTBS ableiten lässt? Bei der psychodynamischen Therapieführung hat die gezielte Definition des Verlaufstyps eine besondere Bedeutung. Zu den Verlaufstypen zählen der suchtkompensatorische, der psychotische, der depressive, der ängstliche, der anankastische, der dissoziative und der somatoforme Verlaufstyp. Allen Verläufen ist gemeinsam, dass eine antidepressive Medikation und Einstellung als psychopharmakologische Basisintervention grundsätzlich im Indikationsspektrum liegt. Bei der Wahl der pharmakologischen Interventionslinie ist das Komorbiditätsspektrum bzw. der Verlaufstyp zu berücksichtigen (▸ Tab. 3-2).

Beim *suchtkompensatorischen* Verlaufstyp ist psychopharmakologisch Zurückhaltung geboten. Adverse Interaktionseffekte psychotroper Substanzen mit Antidepressiva oder anderen Psychopharmaka gestatten nur einen geringen Spielraum. Ein erneuter Substanzkonsum psychotroper, abhängig machender Substanzen kann

Tab. 3-2 Psychopharmakologische Intervention und Verlaufstyp. Bei der antidepressiven Einstellung ist der Verlaufstyp zu berücksichtigen (Bering 2011).

Verlaufstyp der komplexen PTBS	Antidepressive Einstellung	Vorschläge Co-Medikation
»Sucht« (ICD-11: 6C4*)	Unter aktivem Substanzgebrauch ergibt sich eine relative Kontraindikation; bei anhaltender Abstinenz sinnvoll: z. B. Doxepin	Ggf. Opiatantagonisten: Naltrexon, Acamprosat zur Abstinenzunterstützung
»Psychotisch« (ICD-11: 6A2*)	Differenzialdiagnostik	
»Depressiv« (ICD-11: 6A7*)	Z. B. SSRI	Ggf. niederpotentes Antipsychotikum
»Ängstlich« (ICD-11: 6B0*),	Z. B. SSRI	Ggf. niederpotentes Antipsychotikum
»Anankastisch« (ICD-11: 6B2*)	Z. B. SSRI	Ggf. niederpotentes Antipsychotikum
»Dissozativ« (ICD-11: 6B6*)	Z. B. SSRI	Ggf. Opiatantagonisten im Niedrigdosierungsbereich
»Somatoform« (ICD-11: 6C2*)	Relative Indikation für SSRI	

zu gefährlichen Interaktionseffekten wie beispielsweise Ateminsuffizienz bei gleichzeitiger Einnahme von Opioiden und Benzodiazepinen führen. Dies gilt auch für Personen, die an einer Alkoholabhängigkeit leiden. Hier gilt es, die Abstinenzmotivation zu fördern und engmaschige Kontrollen auf Substanzkonsum durchzuführen. Beispielsweise wäre die Möglichkeit der Eindosierung von Doxepin (trizyklisches Antidepressivum) gegeben, das auch in der qualifizierten Entgiftungsbehandlung von Alkohol angewandt werden kann.

Der *psychotische Verlaufstyp* ist psychopharmakologisch differenziert zu betrachten. Die Indikation und Kontraindikation zur Medikation liegen dicht beieinander. Falls eine Indikation zur Medikation vorliegt, setzen wir vorrangig Antipsychotika der zweiten Generation aufgrund eines etwas günstigeren Nebenwirkungsprofils ein.

Der *depressive Verlaufstyp* zeichnet sich häufig durch schwerwiegende depressive Symptome aus. Rückzugsverhalten aufgrund von Scham- und Schulderleben als traumakompensatorische Strategie erklärt die Symptomatik auch der Verlaufsachse. Bei diesem Verlaufstyp ist eine antidepressiv wirksame Einstellung mittels SSRI häufig geboten und sollte initial bei schweren Schlafstörungen mit einem niederpotenten Antipsychotikum (beispielsweise Pipamperon) oder schlafförderndem Antidepressivum kombiniert werden.

Der »PTBS-*Angsttyp*« erfordert häufig eine adjuvante Co-Medikation mithilfe eines niederpotenten Antipsychotikums zusätzlich zu einem Antidepressivum, das für Angststörungen zugelassen ist, z. B. Sertralin, das auch für die Diagnose PTBS zugelassen ist. Eine schlafinduzierende Medikation unter zu Hilfenahme eines Hypnotikums beispielsweise der Non-Benzodiazepinhypnotika wie Zopiclon sollte nach Möglichkeit vermieden werden.

Der *anankastische Verlaufstyp* bietet häufig auch die Indikation für eine Einstellung mit einer primär antidepressiv wirksamen Substanz. Hierbei ist zu berücksichtigen, dass nach Benkert und Hippius (2019) bei schweren Zwangssymptomen eine relativ hohe Dosierung bzw. Maximaldosierung eines Antidepressivums indiziert ist und diese über einen längeren Zeitraum verabreicht werden muss, um einen Effekt zu erzielen. Hier ist es wichtig, die Betroffenen zur weiteren Einnahme zu motivieren.

Ob der *dissoziative Verlaufstyp* von einer Co-Medikation durch Opiatantagonisten (z. B. Naltrexon) profitiert, kann weiterhin nicht hinreichend beantwortet werden. Häufiger wird diese Medikation bei Personen eingesetzt, die komorbid eine Borderline-Struktur besitzen, um dissoziative Erlebniszustände zu verringern, die selbstschädigendes Verhalten zur Folge haben (Bolm & Piegler 2001). Bei einer Co-Medikation von Naltrexon beim dissoziativen Verlaufstyp kommt es zur Anwendung von Niedrigdosierungen mit 2 bis 6 mg/Tag (Pape & Wöller 2015).

Der *somatoforme Verlaufstyp* bietet häufig nur eine relative Indikation für eine antidepressive Einstellung. Aus unserer Sicht profitieren somatoforme Bilder einer komplexen PTBS weniger von einer Psychopharmakotherapie. Wenn aber neuropathisch anmutende Schmerzen eine Rolle spielen sollten, wäre ein Therapieversuch mit Duloxetin möglich.

3.6 Komplementäre Therapieverfahren

Gerne greifen wir auf komplementäre Therapieformen zurück, für die wir das Bild des Werkzeugkoffers verwenden wollen. Die Werkzeuge stammen aus den unterschiedlichsten Therapieschulen und werden gezielt in Abstimmung mit der psychodynamischen Fallkonzeption eingesetzt, jedoch variabel in Bezug auf den schulischen Hintergrund des Therapeuten und des individuellen Persönlichkeitsstils der Patientin. Wir unterscheiden die Zusammenarbeit mit anderen Berufsgruppen von komplementären Therapieverfahren. Zu den wichtigen Berufsgruppen gehören Pflegepersonal, Ergotherapeuten, Physiotherapeuten sowie das Teilhabemanagement. Zu den speziellen komplementären Methoden gehören die Physiotherapie, Stabilisierungstechniken, Myoreflextherapie, Pharmakotherapie, verhaltenstherapeutische Elemente und die Selbsthilfe.

Insbesondere die Zusammenarbeit mit der psychiatrischen Pflege ist im (teil)stationären Setting ein wichtiger Pfeiler der Behandlung.

Eine enge Zusammenarbeit im therapeutischen Team mit den Ärzten und Psychotherapeuten ist notwendig, um die Patienten bestmöglich zu begleiten. Zunächst gilt es auch hier, eine gute Arbeitsbeziehung im Rahmen der Bezugspflege aufzubauen. Arbeit an Ressourcen und das Einüben von Stabilisierungstechniken steht auch hier zu Beginn der Behandlung im Vordergrund. Die Abstimmung der Begleitung nach traumakonfrontativen Interventionen und Durchführung dieser ist ein essenzieller Bestandteil traumasensibler Pflege.

Im ambulanten Setting kann es hilfreich sein, ambulante psychiatrische Pflege zu verordnen. Die in der stationären Therapie erfahrenen Maßnahmen der Behandlungspflege mit traumasensiblen Inhalten können so im aktuellen häuslichen Lebensumfeld fortgeführt werden.

Die Ergotherapie ist im (teil-)stationären psychiatrisch-psychotherapeutischen Setting ein weiterer wesentlicher Behandlungsbaustein. Es kommen kompetenzzentrierte, ausdruckszentrierte oder interaktionelle Methoden zum Einsatz sowie kognitives Training. Die Ermittlung des Behandlungsbedarfes, die (Wieder-)Herstellung, Stabilisierung und Förderung von Fähigkeiten und Aktivitäten steht hierbei im Vordergrund (Deutscher Verband der Ergotherapeuten 2015). Die Ergotherapie orientiert sich hierbei am biopsychosozialen Modell der ICF. Psychische Grundleistungsfunktionen können in der Ergotherapie gefördert werden, wie beispielsweise Motivation und Ausdauer, emotionale Kompetenzen und kognitive Funktionen, Introspektion und realitätsbezogene Selbst- und Fremdwahrnehmung, positives Selbstbild, Selbstvertrauen und Ich-Stärke, Kommunikations- und Interaktionsfähigkeit sowie soziale Kompetenzen (Deutscher Verband der Ergotherapeuten 2015). Das Trainieren situationsgerechter Handlungsweisen, arbeitsrelevanter Fähigkeiten sowie lebenspraktischer Fähigkeiten in Bezug auf Etablierung von Selbstfürsorge, Selbstversorgung und Selbstständigkeit ist ein weiteres Themenfeld in der ergotherapeutischen Behandlung (Deutscher Verband der Ergotherapeuten 2015). All diese Fähigkeiten können bei von einer komplexen PTBS betroffenen Patienten eingeschränkt sein und im Rahmen von Ergotherapie verbessert werden.

Das Teilhabemanagement wird in den meisten Krankenhäusern klassischerweise durch den Sozialdienst vertreten. Den Fokus auf die Verbesserung der sozialen sowie beruflichen Teilhabe gemeinsam mit der Patientin schon während der Akutbehandlung zu setzen, ist bedeutsam. Trotz stationärer Behandlung muss die Orientierung in die aktuelle Lebenswelt des Patienten und die darin enthaltenen Einschränkungen und Herausforderung im Vordergrund sein, um die Transition des in der stationären Therapie Erfahrenen und Gelernten nach Abschluss der stationären Behandlung in der häuslichen Situation anwenden zu können.

Der körperbezogene Ansatz der Myoreflextherapie (Mosetter & Mosetter 2000) stellt eine neurophysiologisch begründete Weiterentwicklung von Techniken der Akupressur und der konzentrativen Bewegungstherapie dar. Grundlage für diese Behandlungsstrategie ist die Vorstellung einer neuromuskulären Äquivalenz des Psychotraumas bzw. des motorischen Flügels des Traumaschemas (Flucht, Kampf oder Totstellreflex). Das neuromuskuläre Erinnerungsbild imponiert häufig als Schmerzsyndrom – bevorzugt im Bewegungsapparat. Bei Frau E. ist es zu einer chronischen Schmerzstörung gekommen aufgrund der gemachten traumatischen Erfahrungen. Analog zum dialektischen Wirkprinzip der verbalen Interventionslinie des MPTT nutzt die Myoreflextherapie neuronale Regelkreise, um durch zusätzliche Spannung (Akupressur) auf definierte Muskelgruppen Selbstregulation anzustoßen und Entspannung zu bewirken. Im Rahmen des Myoreflextherapie ist die Anleitung zur eigenständigen Übung, um chronische Schmerzsymptome zu lindern, in den »Kraft in der Dehnung«-Übungen zu finden (Mosetter & Mosetter 2012). Diese werden in der stationären Behandlung angeleitet, um die eigenständige Durchführung zu ermöglichen.

Statement

Wir messen den komplementären Therapieverfahren bei der Behandlung und Rehabilitation der komplexen PTBS eine zentrale Bedeutung zu. Der Pflegedienst ist im Krankenhaus der primäre Ansprechpartner zur Schulung der Interaktion und Beziehungsgestaltung. Ergo- und Physiotherapeuten gewinnen durch Körperwahrnehmungen oft direkten Zugang zu den Betroffenen. Das Teilhabemanagement ist das zentrale Bindeglied zwischen Akutbehandlung und Rehabilitation.

3.7 Psychotherapie nach Verlaufstypen der komplexen PTBS

Die verschiedenen traumaassoziierten Verlaufstypen haben wir in Kapitel 1 eingeführt. Bisher haben wir uns auf schulenspezifische Adaptationen zur Behandlung der komplexen PTBS bezogen. Jetzt geht es um die Fragestellung, welche Varianten der Therapieführung durch den Verlaufstyp geprägt sind. Konkrete Vorschläge liegen für die Traumafolgestörungen vor, die auch die Kriterien einer Borderline-Persönlichkeitsstörung oder einer dissoziativen Störung nach ICD-11 erfüllen.

Verlaufstyp Borderline-Störung. Die psychotherapeutische Behandlung der Borderline Persönlichkeitsstörung kann durch verschiedene Verfahren ermöglicht werden. In der dialektisch behavioralen Therapie (DBT) nach Marsha Linehan kann modular um das Modul PTBS erweitert werden (DBT-PTBS). Dieses Modul wurde für Betroffene von komplexer PTBS entwickelt, die in Kindheit oder Jugend sexualisierter und physischer Gewalt ausgesetzt waren. Besonders Betroffene mit schweren dissoziativen Symptomen, selbstverletzendem Verhalten und chronischer Suizidalität können mit der DBT-PTBS behandelt werden. Dieses Modul wurde von Marsha Linehan und Martin Bohus entwickelt. Auch hier folgt die Behandlung der traumassoziierten Symptomatik am Phasenmodell der Stabilisierung,

Exposition und Integration. In der Stabilisierungsphase erfolgt die Commitment-Arbeit und die Arbeit an traumabezogenen Escapestrategien. Die Commitment-Arbeit umfasst die ausführliche Anamnese, Beginn des Skills-Trainings und Schließen des Therapievertrages. Die Exposition wird »skillsgestützt« durchgeführt. Die Nachbereitungsphase wird als »Entfaltung des Lebens« beschrieben (Steil et al., 2015). Bohus et al. (2020) konnten die DBT-PTBS als wirksame Behandlung bei Frauen, die Missbrauch im Kindesalter erlitten hatten und an PTBS litten sowie mindestens 3 oder mehr Kriterien DSM-5 Kriterien für eine Borderline-Persönlichkeitsstörung aufwiesen. Andere leitliniengerechte Psychotherapien stellen die Schematherapie, Übertragungsfokussierte Psychotherapie oder Mentalisierungsbasierte Psychotherapie dar, die auf Störungen der Selbstregulation ausgerichtet sind.

Dissoziativer Verlaufstyp. Es sind einige psychotherapeutische Konzepte zur spezifischen Behandlung von unterschiedlichen dissoziativen Störungsbildern verfasst worden (Boon et al., 2013; Steele et al., 2017; Gast et al. 2017). Grundlegend ist Ihnen gemeinsam, den Patienten zu befähigen, sein Leben größtmöglich selbstständig gestalten zu können. Um dieses Ziel zu erreichen, werden antidissoziative Skills erlernt, die emotionale Verwundbarkeit reduziert sowie das selbstfürsorgliche Verhalten gestärkt.

Depressiver Verlaufstyp. Die leitliniengerechte Behandlung einer unipolaren Depression orientiert sich an der Ausprägung der Schweregrade. Im klinischen Alltag begegnen uns häufig depressive Verlaufstypen. Diese können sich als rezidivierende Verlaufsform mit und ohne psychotische Symptome sowie mit und ohne somatisches Syndrom entfalten. Wir gehen von der Grundregel aus: Je periodischer der Verlauf, je mehr psychotische Symptome gegeben und je mehr die Kriterien für ein somatisches Syndrom erfüllt sind, je mehr werden wir neben der Psychotherapie psychopharmakologische Behandlungsstrategien einsetzen. In der psychotherapeutischen Behandlung der Depressionssymptomatik kann diese in allen vorhandenen Richtlinienverfahren mit den unterschiedlichsten Interventionen behandelt werden. Bei komplexer PTBS kann sich als Thema Trauer um die erlittenen Verluste zeigen. Ein weiteres typisches Thema kann die Arbeit an der gegen sich gerichteten Wut in der Depression sein.

Abhängiger Verlaufstyp. Bei suchtkompensatorischen Verläufen erfolgt primär die Behandlung der Substanzgebrauchsstörung. Oft ist der Substanzgebrauch als eine Art Selbstmedikation zu verstehen, um Symptome der komplexen PTBS zu bewältigen. Häufig werden Substanzen konsumiert, die dämpfend auf das ZNS wirken. Der Umgang mit Symptomen erhöhten Arousals und Flashbacks sowie intrusivem Erleben sollte innerhalb psychotherapeutischer Interventionen bearbeitet werden. Da diese Symptome eine gewisse Ähnlichkeit zu dem Symptom des cravings aufweist ist es wichtig verschiedene Fähigkeiten mit dem Betroffenen zu erarbeiten. Hierbei sind Techniken der Selbstberuhigung wichtig, um Symptomkontrolle erlangen zu können. Diese können aus den unterschiedlichsten therapeutischen Ansätzen entstammen. Wichtig ist es mit dem Betroffenen Möglichkeiten der eigenverantwortlichen Krisenbewältigung zu schaffen, indem ein Krisenplan erstellt wird und verschiedene Techniken eingeübt werden wie bspw. imaginative Verfahren, Entspannungsverfahren, Bewegungsübungen oder Ablenkung mittels der fünf Sinne.

Das Suchtbehandlungssystem in Deutschland sieht eine qualifizierte Entgiftungsbehandlung mit nachfolgender Entwöhnungsbehandlung vor. Zuvor sollen Kontakte im Rahmen der ambulanten Suchthilfe stattfinden, um beim Patienten Problembewusstsein und Behandlungsmotivation aufzubauen. Hier ist die Kernkompetenz der Suchtberatungsstellen zu finden, die ein sehr niederschwelliges Beratungsangebot machen. Hierbei zeigen sich in der Behandlung Überschneidungen zwischen Akutbehandlung und Entwöhnung.

Psychotischer Verlaufstyp. Die Differenzierung der Symptomatik in der klinischen Exploration ist von hoher Bedeutung, um keine Fehldiagnose zu verursachen. Bei manifester psychotischer Symptomatik und komorbid bestehender komplexer PTBS Symptomatik ist zunächst die Behandlung der Psychose führend. In den ersten Tagen der Akutbehandlung liegt der Fokus auf Begleitung des Erkrankten und Gabe einer spezifisch antipsychotischen Medikation sowie angstlösenden Medikation. Im Verlauf haben sich Psychoedukation und kognitive Verhaltenstherapie (Lincoln, 2019) als hilfreich erwiesen. Van den Berg et al. (2012) haben in einer Pilotstudie zeigen können, dass die Anwendung von EMDR sicher und effektiv bei Patienten mit einer Psychose sowie einer PTBS ist. Die Behandlung der PTBS zeigte auch positive Effekte auf psychotische und affektive Symptome.

Ängstlicher Verlaufstyp. Die Symptomatik der komplexen PTBS kann einer Angstsymptomatik insbesondere in Bezug auf innere Anspannung und Übererregbarkeit ähnlich sein. Es kann aber auch zu einer komorbid bestehenden Panikstörung mit Agoraphobie, spezifischen Phobien oder generalisierter Angststörung als ängstliche Verlaufstypen kommen. Hier haben sich Interventionen der Verhaltenstherapie mit dosiert konfrontierenden Elementen nach vorheriger Arbeit an der Angstbewältigung bewährt. Ähnlich wie bei der komplexen PTBS kommt es zu Vermeidungsverhalten, um dem angstauslösenden Reiz zu entgehen. In der klinischen Arbeit erleben wir häufig agoraphobische Elemente in Zusammenhang mit Panikattacken, die die Betroffenen in Ihrer Kompetenz sich selbst zu versorgen einschränken.

Zwanghafter Verlaufstyp. Zwangshandlungen oder Zwangsgedanken könne eine Möglichkeit sein Kontrollverlusterleben oder Ohnmachtsgefühle der komplexen PTBS abzuwehren. In der Psychotherapie der Zwangsstörung können aus modularer Sicht Interventionen der Verhaltenstherapie sowie Tiefenpsychologie zum Einsatz kommen.

Essgestörter Verlaufstyp. Die Essstörungsbehandlung zur komorbid bestehenden komplexen PTBS stellt für das ambulante Setting eine Herausforderung dar aufgrund der zeitlichen Limitationen in einer Richtlinienpsychotherapie. Patientinnen profitieren aus unserer klinischen Erfahrung von multimodaler Psychotherapie mit nonverbalen körperorientierten Zugängen wie bspw. Tanztherapie in stationären Settings. Die Ernährungstherapie bzw. Ernährungsberatung und das Erlernen eines funktionaleren Umgangs mit Nahrung ist hier ebenfalls ein Hauptbestandteil. Hier ist eine umfassendere Betreuung gewährleistet. Selbsthilfegruppen spielen im ambulanten Setting zusätzlich eine wichtige Rolle.

Schlafgestörter Verlaufstyp. Die Therapie vom schlafgestörten Verlaufstyp ist aus unserer Erfahrung heraus regelhaft ein Therapieschwerpunkt, insbesondere der Umgang mit Albträumen. Hierbei haben sich psychoedukative Elemente zur Schlafhygiene bewährt sowie das Erlernen von spezifischen Stabilisierungstechniken bei Albträumen. Zur Bewältigung von Albträumen kann die Methodik des imaginativen Umschreibens (Imagery Rehearsal Therapy – IRT Krakow & Zadra 2006) eingesetzt werden. Casement & Swanson konnten 2012 nachweisen, dass die IRT langfristig wirksam ist in Bezug auf Schlafqualität, Albtraumfrequenz und PTBS-Symptome.

Verlaufstyp sexuelle Störungen. Die Frage nach dem Umgang mit sexuellen Störungen wird im Verlauf häufig von den Patienten im psychotherapeutischen Prozess eingebracht. Falls unsere Patienten das Thema ausklammern sollten, ist ein behutsames Nachfragen wichtig. Häufig geht es die Themen Hyposexualität oder Asexualität nach Traumata oder Hypersexualität mit risikoreicher Sexualität sowie Schmerzsyndrome der Genitalregion und sexuelle Funktionsstörungen. Im Rahmen der Psychotherapie können diese Themen bearbeitet werden. Falls Patienten sich eine tiefergehende Therapie der aktuellen Ausdrucksform ihrer Sexualität wünschen, sollte eine traumasensible Sexualtherapie in Betracht gezogen werden.

KAPITEL 4

Behandlungsverlauf

Die Rahmenbedingung für eine in Deutschland durchzuführende ambulante Psychotherapie ist durch die Psychotherapierichtlinien des Gemeinsamen Bundesausschusses (G-BA 2021b) vorgegeben. Alle, die in Deutschland gesetzlich krankenversichert sind, haben ein Recht auf psychotherapeutische Behandlung (KV RLP 2022). Die Kosten für eine Psychotherapie übernimmt die gesetzliche Krankenversicherung, wenn sie der Behandlung einer psychischen Erkrankung dient.

Manuale zur Diagnostik und Behandlung der PTBS/komplexen PTBS sind bereits verfasst worden, auf die wir verweisen können (Gysi 2021; Horowitz 2005; Fischer 2000b; Wöller et al. 2021). Unser vorgelegtes Konzept zur modularen Psychotherapie der komplexen PTBS fokussiert auf die Besonderheiten der Eröffnung-, Exposition- und Integrationsphase. Folgende Besonderheiten möchten wir nennen:

- Eröffnung: Aufgrund der Störung der Selbstorganisation empfehlen wir eine psychodynamisch ausgerichtete Fallkonzeption als Grundlage der Therapie.
- Exposition: Zur Durchführung der Traumaexposition empfehlen wir, zwischen EMDR, CBT, NET und psychodynamischen Methoden modular zu wählen. Standardversionen dieser anerkannten Verfahren sollten auf die komplexe PTBS angepasst werden, um die Defizite der Selbstregulation besser bearbeiten zu können.
- Integration: Die Integration umfasst immer auch die Bedarfsfeststellung von rehabilitativen Teilhabeleistungen. Welche rehabilitativen Leistungen passend sind, hängt von der Bedarfsfeststel-

lung ab und ist modular strukturiert. Zentraler Bestandteil ist die Integration des Bearbeitungsgegenstandes der Traumatherapie sowie die weitere Entwicklung einer Lebensperspektive.

4.1 Übersicht Psychotherapieverlauf am Fallbeispiel

Im Folgenden wollen wir die Behandlung einer komplexen PTBS im ambulanten Setting anhand des Fallbeispiels Frau E. beschreiben. Die Beschreibung lässt sich durchaus auf die stationäre und teilstationäre Krankenbehandlung adaptieren. Analog zum Fallbeispiel 2 (▸ Kap. 1.3) verweisen wir auf die Kriterien der komplexen PTBS, die wir in der ▸ Tabelle 1-1 in Kapitel 1.3 festgehalten haben (die Bedeutung der Buchstaben in Klammern sind dort zu finden).

Fallbeispiel 8: Langjährige Gewalterfahrungen in der Kindheit
(ICD-11: Komplexe PTBS [6B41] vom depressiven [6A71.3] und dissoziativen Verlaufstyp [Amnesie, 6B61])
Frau E. ist eine 34-jährige Patientin, die langjährigen Gewalterfahrungen in Kindheit und Jugend in der Primärfamilie ausgesetzt war (A1). Sie habe vonseiten der primären Bezugspersonen aus den nichtigsten Anlässen physische Gewalt mit schwersten Schlägen auf Körperteile erhalten, die in der Regel von Kleidung bedeckt waren, damit diese nicht für die Außenwelt sichtbar wurden. Für verschiedene aus der Sicht der Eltern begangene Vergehen gab es mannigfaltige Bestrafungen und Demütigungen, die ohne jegliche Vorwarnung angewandt wurden, beispielsweise wurde sie tageweise in den Keller eingesperrt, ohne die Toilette aufsuchen zu dürfen, sowie Nahrung oder Flüssigkeit zu erhalten (A2). Auch wurde sie bei Fehlern aller Art tagelang mit Missachtung gestraft und vor den Geschwistern beschämt und entwertet. Beispielsweise habe man über sie gesagt und sie gleichzeitig verprügelt: »Seht euch eure Schwester an und passt gut auf: Sie ist ein Nichts und sie wird auch immer ein Nichts bleiben!« (A3).

Oft sei ihr so, als höre sie die Stimmen ihrer Schwestern (B). Seit ihrem 18. Lebensjahr habe sie kein Kontakt zur Primärfamilie (C). Oft habe sie Herzrasen und Konzentrationsschwierigkeiten (D). Sie könne nachts meist wenig schlafen. Immer wieder schrecke sie hoch und leide auch häufig unter Albträumen (D).
Oft sei sie wütend und wisse nicht warum (S1). Manchmal sei sie aber auch wie abgestumpft und nehme nichts mehr um sich herum wahr (S1). Immer noch höre sie die Stimmen ihrer Schwestern; sie glaube, sie hätten Recht (S2). Frau E. lebe zurückgezogen und habe kaum soziale Kontakte (S3).
Aktuell wohne sie allein in einer kleinen Mietwohnung. Sie sei arbeitsuchend. Früher habe sie in einer großen Bäckerei am Hauptbahnhof als Bäckereifachverkäuferin gearbeitet. Das könne sie nicht mehr (E). Ihr wichtigster Begleiter sei ihr kleiner Jack Russell Terrier Sparky. Nur ihn könne sie aushalten. Ihr Zustand halte schon lange an (F).

Das Kriterium für eine lang anhaltende Traumatisierung ist gegeben durch die langjährige physische und psychische Gewalterfahrung (A1–A3).

Auf der Symptomebene berichtet Frau E. über Symptome erhöhten Arousals, insbesondere Schreckhaftigkeit, Wiedererleben der traumatischen Erlebnisinhalte bei verschiedenen Triggern (B), Vermeidungsverhalten (C) sowie Arousal (D).

Im Bereich der Störung der Selbstorganisation (S1, S2, S3) zeigt sich, dass Frau E. Schwierigkeiten hat, negative Affekte zu regulieren: »Es dauert stundenlang, bis ich mich wieder beruhigen kann, wenn ich aufgebracht bin. Manchmal bin ich innerlich taub und spüre gar nichts. Meist hilft nur selbstverletzendes Verhalten, um mich aus diesen Zuständen zu befreien« (Störung der Affektregulation, S1). Frau E. hat ein ausgeprägtes negatives Bild von sich selbst. Sie sagt sich: »Ich bin verachtenswert! Das habe ich nicht besser verdient!« (S2, negatives Selbstbild). Frau E. fühlt sich wie abgeschnitten von allen anderen Menschen. Es fällt ihr schwer, sich anderen Menschen emotional nahe zu fühlen (S3, Beziehungsstörung). Es besteht eine Beeinträchtigung der Teilhabe am Arbeitsleben sowie eine

Beeinträchtigung der sozialen Teilhabe (E), die schon über viele Jahre besteht (F).

Zu den Verlaufstypen ergibt sich folgendes Bild: Frau E. leidet unter depressiven Symptomen (6A71). Diese seien schlimmer geworden, seitdem sie nicht mehr arbeite. Sie sei gedrückter Stimmung, antriebslos sowie interessen- und lustlos. Sie könne keine Freude mehr empfinden. Sie leide unter Schuldgefühlen und einem negativen Blick in die Zukunft. Es kommen Gefühle von Hoffnungs- und Sinnlosigkeit auf. Intermittierend komme es zu suizidalen Gedanken bei glaubhafter Distanzierung von Handlungsabsichten und Handlungsimpulsen. Differenzialdiagnostisch gibt es Symptome, die mit der komplexen PTBS eine Schnittmenge ergeben: beispielsweise Konzentrationsstörungen sowie die negative Sicht auf die Zukunft. In Bezug auf die im Fallbeispiel genannte dissoziative Amnesie (6B61) berichtet die Patientin, dass sich an einige Zeitpunkte aus ihrem Leben nicht erinnern könne, diese seien »wie leer«. »Keine Ahnung, was da los war mit 14 Jahren, da habe ich keine Erinnerung dran.« Es besteht also eine vorübergehende Unfähigkeit, Erinnerungen aus dem episodischen Teil des Gedächtnisses abzurufen.

Zunächst zeigen wir eine Standardtherapieplanung mit idealtypischem Sitzungsverlauf auf. Die Diagnosefindung beruht auf den Kriterien der ICD-11. Hiermit sind folgende Ziele verknüpft: Diagnosestellung, Reduktion von Primärsymptomen, Exposition der Indextraumatisierung sowie Verbesserung der Selbstregulation.

Die Traumatherapie von Frau E. erfolgt zyklisch in der Abfolge Eröffnung, Exposition und Integration. Ein Zyklus erfolgt über z. B. 10 bis 12 Behandlungsstunden. Bei der komplexen PTBS wiederholen sich die Expositionszyklen, sodass die Psychotherapie durchaus mit 60 bis 80 Stunden anzusetzen ist. In unserem Beispiel haben wir idealtypisch 10 bis 12 Stunden gewählt, weil wir hierdurch Anknüpfungspunkte zu einer stationären Akutbehandlung oder einer medizinischen Rehabilitation gewinnen. Wir zeigen an, dass eine abschließende Behandlung der komplexen PTBS nicht in einer kurzen Zeit leistbar ist. Allerdings – so unsere Erfahrung – ist es auch bei der komplexen PTBS durchaus möglich, einen Behandlungszyklus im stationären oder teilstationären Setting durchzuführen, um auf der Grundlage dieser Erfahrung, eine Richtlinienpsychotherapie im ambulanten Setting fortzusetzen.

Die Eröffnung erfolgt über die Stunden 1 bis 4 und umfasst das Erstgespräch, Fallkonzeption, Psychoedukation sowie die Erhebung der Traumabiografie. Die Exposition erfolgt exemplarisch über die Stunden 4 bis 6. In der Exposition wird die Indextraumatisierung durchgearbeitet. Die Integration der Traumatisierung in die Lebenslinie und die Vorbereitung der Rehabilitation erfolgen in den Stunden 9 bis 12. Als Hilfestellung für die Berichterfassung haben wir in der Synopsis und in Anführungszeichen einen Standardtext verfasst. Nicht jede Aussage in der folgenden Übersicht ist selbsterklärend. Wir verweisen zur näheren Erläuterung auf das darauffolgende Kapitel 4.2 »Therapieverlauf«.

Exemplarischer Therapieverlauf eines Expositionszyklus im stationären Setting

Eröffnung

1. Sitzung: Erstgespräch Anamneseerhebung mit Festlegung der Arbeitsdiagnose und des Verlaufstyps.
Hilfe für die Berichterfassung: »Herr/Frau X. wurde unter dem Bild einer komplexen PTBS vom depressiven, ängstlichen, anankastischen, impulsiven, dissoziativen bzw. suchtkompensatorischen Verlaufstyp in die stationäre Krankenhausbehandlung aufgenommen.«
Durchführung der psychometrischen Testung (prä) mit ITQ, SCL-90-S, Taxon, SOMS sowie der Schmerzzeichnung. Gegebenenfalls Erweiterung durch FPI, FLZ, FDS und BPI.
Wir empfehlen die Checkliste »Aufklärung« (▸ Kap. 4.2.1).

2. Sitzung: Stabilisierung Deutungen und Psychoedukation über den Zusammenhang zwischen traumatischen Situationsfaktoren und traumatischer Reaktion (z. B. Ekelgefühle bei der Situationsdynamik »negative Intimität«; Adipositas und negative Intimität); Schwerpunkt auf Kognition und Übersichtsbildung.

Falls keine Stabilisierung eingetreten ist, sollte das Arbeitsbündnis auf negative Übertragung überprüft werden. Für den Fall, dass eine negative Übertragung die Therapie hindert, empfehlen wir die Übertragungsdeutung, um sie zu dekonstruieren (z. B. »Ich habe den Eindruck, dass Sie mich möglicherweise gerade so wie ihre Mutter damals wahrnehmen, dass ich mich nicht ausreichend um sie kümmere.«)
Vervollständigung der Erlebniszustände und Identifikation der Abwehrmanöver. Ressourcenorientierung: Was hilft? Was könnte noch besser helfen? Wie sind Ergotherapie, Physiotherapie und Bezugspflege einbezogen? Habe ich mich nach den Schmerzen des Patienten erkundigt? Wie passen die Ergebnisse der Psychometrie zur Diagnose? Habe ich die Ergebnisse der Psychometrie mit dem Patienten besprochen?
Wir empfehlen die Checkliste »Krisen- und Notfallplan« (▸ Kap. 4.2.1).

3. Sitzung: psychodynamische Fallkonzeption Unter welchen states of mind leidet der Patient (vgl. Beschreibung der »Phänomene und Erlebniszustände« in der Konfigurationsanalyse nach Horowitz 2005). Traumakompensatorisches Schema identifizieren (Format: Dimensionen I, II, III nach Fischer 2000b). Basisinterventionslinie festlegen und interdisziplinäre Korrespondenz zur Ergotherapie, Physiotherapie, Teilhabemanagement sowie Bezugspflege aufnehmen (Dimension IV).
Hilfe für die Berichterfassung: »Die Behandlung erfolgte nach einer psychodynamisch orientierten modularen Komplexbehandlung, die auf den Schwerpunkt für Psychotraumatologie ausgerichtet ist. Unser Konzept ist prozessorientiert und definiert durch eine schulenübergreifende Interventionsstrategie.«
Screening von Misserfolgsskripten (Fragebogen zur Identifikation der Erfolgs- und Misserfolgsskripte von Bering & Köhler 2012).
Wie ist der Fall nach dem biopsychosozialen Modell der ICF zu beurteilen? Wie ist die Beziehung zwischen Gesundheitsstörung, Schädigung der Funktion und Struktur zu beurteilen? Welche Beeinträchtigungen der Aktivität und Teilhabe ergeben sich daraus

und welche Kontextfaktoren wirken sich als Förderfaktoren und Barrieren aus?

4. Sitzung: Traumabiografie Für den Fall, dass eine relative Stabilisierung erfolgt ist, kann die Arbeit mit der Traumabiografie beginnen. Hierbei empfehlen wir die Zeichnung einer »Traumalandkarte« (▸ Abb. 4.1). Aus den verschiedenen traumatischen Situationen wählt die Therapeutin und die Patientin eine Indextraumatisierung. Dann erfolgt die Erfassung des traumakompensatorischen Schemas (TKS) mit dem präventiven, reparativen und ätiologischen Anteil. Der Therapeut stärkt das TKS durch die Basisinterventionslinie. Erst im Anschluss erfasse ich das Traumaschema mit den Anteilen A, B und C. Hierbei beachte ich die Reihenfolge, dass ich zuerst C (Wiedererlangung von Sicherheit) und dann A (Übergang von Sicherheit zu Verlust von Sicherheit) wähle. Erst nachdem die Patientin A und C sicher benennen kann, erfolgt die Aufklärung über die Zeitspanne B. B repräsentiert das Moment der größten Unsicherheit, Starre bzw. das Moment, an dem die Dissoziation eintritt.
Hilfe für die Berichterfassung: »Gestützt auf die modular ausgelegte Traumatherapie haben wir eine Traumalandkarte angefertigt, die Situationstypologie (z. B. Gewalt und Deprivation), das Trauma- bzw. Traumakompensatorische Schema identifiziert. Die Basisinterventionslinie wurde unter Berücksichtigung des Persönlichkeits- und Abwehrstiles festgelegt. Wir haben die relevanten Erlebniszustände ausgearbeitet sowie Abwehr- und Kontrollmanöver identifiziert. Durch die Stärkung des traumakompensatorischen Schemas, Ressourcenmobilisation und Klärung negativer Übertragungsphänomene konnten wir eine sichere Ausgangsbasis für die Exposition mit traumaassoziierten Erlebniszuständen gewinnen.«
Faustregel: Erst wenn die negative Übertragung dekonstruiert und »neue« Beziehungserfahrungen mit dem Therapeuten konstruiert werden konnten, kann die traumatische Erfahrung auch *affektiv wirksam durchgearbeitet* werden. Aus diesem Grunde kann die Überleitung in eine Expositionsphase wesentlich mehr Vorbereitungszeit erfordern.

Exposition

5. bis 8. Sitzung: Expositionen Die Wahl des Expositionsverfahrens ist das modulare Herzstück des Konzepts. Hierbei kann grundsätzlich zwischen kognitiven Verfahren KBT, NET, EMDR und der psychodynamisch orientierten Exposition gewählt werden. Bei der Wahl des Verfahrens kommt es auf die Passung zwischen Therapeut, Patient und Verfahren an. Im Folgenden formulieren wir verschiedene Möglichkeiten als Hilfestellung für die Berichtabfassung:

- »In der Traumaexposition haben wir überwiegend Elemente aus der Kognitiv Behavioralen Psychotherapie angewendet.«
- »In der Traumaexposition haben wir das modifizierte Eye Movement Desensitization and Reprocessing (EMDR) angewendet.«
- »In der Traumaexposition haben wir überwiegend mit der Psychodynamischen Imaginativen Traumatherapie (PITT) gearbeitet.«
- »In der Traumaexposition haben wir überwiegend mit Techniken der Prolonged Exposure (PE) aus der verhaltenstherapeutischen Schule gearbeitet.«
- »Die Traumaexposition haben wir auf der Grundlage der narrativen Expositionstherapie (NET) durchgeführt.«
- »Von einer Traumaexposition im engeren Sinne haben wir aufgrund der schwerwiegenden Strukturdefizite abgesehen. Wir haben Fertigkeiten erarbeitet, die helfen sollen, traumaspezifische Erlebniszustände abzuwenden.«
- »Von einer Traumaexposition im engeren Sinne haben wir aufgrund der schwerwiegenden Strukturdefizite abgesehen und mit Konzepten aus der Gestaltpsychologie gearbeitet (d. h.: *Übersicht statt Gefangensein in der Situation*).«

Unabhängig von der Wahl des Verfahrens empfehlen wir, das Gleichgewicht zwischen TKS und TS zu suchen. Bevor ich die Exposition eröffne, sollte ich gemeinsam mit dem Patienten die Zeitpunkte C und A definiert haben, um auf B zu schließen.
In Abhängigkeit von der Stabilität der Patientinnen, kann die Ex-

position im ersten Durchlauf auch als Probehandlung verstanden werden, die sich an lebensbelastenden Ereignissen mit geringerer Ausprägung orientiert.

Reflexion und Integration

9.–11. Sitzung: Integration der Komplexität Zur Integration der traumatischen Erfahrung ist die Bearbeitung der Nachwirkungen einer Exposition relevant. Die kognitiven Verfahren, das EMDR und die psychodynamischen Verfahren verweisen einstimmig darauf, dass es wichtig ist, nach einer erfolgten Exposition die Erfahrungen in einer Folgesitzung zu besprechen (= integrieren). Gegebenenfalls ist eine Stabilisierungsphase erforderlich. Wir verweisen darauf, dass die Psychotherapie der komplexen PTBS mehrere Expositionszyklen erfordert.

Der Fokus verschiebt sich z. B. auf andere traumatische Situationen. Wir nähern uns daran, wie es sich anfühlt, aus den traumatischen Situationen nicht entkommen zu können. Dieses Gefühl nennen wir die »affektive Sollbruchstelle« des Patienten und setzen es in Beziehung zum komplexen traumatischen Situationsthema. Auf der Grundlage eines solchen Veränderungsschritts werden aktuelle Beziehungen hinterfragt und bisherige Beziehungserfahrungen überprüft. Das heißt, dass auch die Vergangenheit aufgrund der erreichten psychischen Konstruktionsschritte anders betrachtet wird. Fischer spricht hier von Rekonstruktion.

Zur Reflexion des Veränderungsprozesses gehört, mit Rücksicht auf die Mitteilungsfreiheit des Patienten bisher vermiedene Aspekte einzubeziehen.

Vor Abschluss des Therapiezyklus »impfen« wir gegen Rückfälle (z. B. Hinweis, dass sich die Symptomatik wieder verschlechtern kann).

Hilfestellung für die Berichterfassung: »Schrittweise ließ sich das Traumaschema aufarbeiten und in Beziehung zum komplexen traumatischen Situationsthema gestellt werden. Hierdurch konnten Ausbreitungstendenzen eingedämmt und ein Differenzierungslernen angestoßen werden. Die Übertragungsbeziehung und das Arbeitsbündnis haben sich soweit differenziert, dass negative

Übertragungsphänomene in der Psychotherapie angesprochen werden konnten. Zur Festigung nachhaltiger Therapieeffekte haben wir Erfolgs- und Misserfolgsskripte identifiziert. Systematisch haben wir Aspekte der Selbstorganisation besprochen.«
Stumme Selbstexploration des Therapeuten: Was geht in der Übertragungsbeziehung vor sich? Im Idealfall können negative Gefühle in der *Gegenübertragung* jetzt mit dem Patienten besprochen werden.
Gegebenenfalls sollte der Expositionszyklus wiederholt werden.

12. Sitzung: Vorbereitung der Rehabilitation In der 12. Sitzung oder zu einem späteren Zeitpunkt sprechen wir Möglichkeiten der Rehabilitation an. Das wesentliche Ziel der stationären Akutbehandlung ist die Konsensfindung mit dem Patienten über seine Rehabilitation (medizinische, berufliche und soziale Rehabilitation) im gegliederten Gesundheitssystem. Aus diesem Grunde ist die Anwendung des ICF-Modells auch als Bestandteil der Krankenbehandlung relevant.

- Wie sieht diese Konsensfindung aus?
- Wie sieht das Schnittstellenmanagement aus?
- Ist der Patient in ein psychotherapeutisches Richtlinienverfahren eingebunden?
- Wie sieht die Überleitung in die medizinische, berufliche oder soziale Rehabilitation aus?

Wir haben schematisch den Aufbau eines Expositionszyklus beschrieben. Davon müssen wir die systematische Durcharbeitung der Selbstorganisation des Patienten in seiner Affektregulation, Selbstwert und Beziehungsgestaltung unterscheiden. Sie ist Bestandteil einer Psychotherapie im Richtlinienverfahren, die in der Regel einen mittel- und langfristigen Prozess erfordert. Wir schaffen eine Kontinuität zwischen prä- und posttraumatischem Selbst auf emotionaler, kognitiver und körperlicher Ebene. Hierbei sind folgende Schritte mit dem Patienten zu bearbeiten:

- Modifizierung der Erlebniszustände
- Durcharbeiten der Themen und Abwehrmanöver
- Durcharbeiten der Affektregulation (S1), des negativen Selbstkonzeptes (S2) und der Beziehungsschemata (S3) als Ausdruck, den Status der Selbstregulationsstörung zu beurteilen
- Vervollständigung der Erfolgs- und Misserfolgsskripte

4.2 Therapieverlauf

4.2.1 Eröffnungsphase: Erstkontakt und Stabilisierung

In den ersten Sitzungen wird der Fokus auf die psychotraumatische und allgemeine Anamnese gelegt. Des Weiteren erfolgt die Fokussierung auf die Etablierung eines sicheren Behandlungssettings und eines gemeinsamen Arbeitsbündnisses. Gezielt soll im Erstkontakt die Einholung von anamnestischen Informationen in Form einer offenen Interviewphase sowie strukturierten Interviewphase erfolgen. Gleichzeitig sollen im Erstkontakt schon erste psychoedukative Informationen erfolgen, beispielsweise: »Dies ist eine normale Reaktion auf unnormale Ereignisse, die Ihnen wiederholt passiert sind.»Das Sicherheits- und Kontrollgefühl sollte unterstützt sowie Interventionen bei Hyper- oder Hypoarousal angewendet werden. Wir empfehlen die Vermittlung von bewährten Techniken, beispielsweise »Schmetterlingsumarmung« (Jarrero & Artegas 2021) aus dem EMDR oder von Reorientierungstechniken (z. B. die 5-4-3-2-1-Übung). Es geht darum, Sicherheit zu vermitteln, als verständnisvolle Gesprächspartnerin zur Verfügung zu stehen und das Verständnis für die Wirkungen und Folgen des Traumas zu fördern. Im Fall von Frau E. empfehlen wir im ambulanten Setting die Weiterführung von probatorischen Sitzungen und die Teilnahme an einem Termin zur psychometrischen Diagnostik.

In Verbindung mit den Ergebnissen der psychometrischen Untersuchungen kann die Diagnose gestellt werden. In unserem Falle handelt es sich um eine komplexe PTBS vom depressiven und dissoziativen Verlaufstyp.

Die Behandlungsbedürfnisse von Menschen mit einer Traumafolgestörung lassen sich in der psychotherapeutischen Regelversorgung nur schwer abdecken. Die Betroffenen haben meist einen interdisziplinären Behandlungsbedarf mit vielfältigen psychosozialen Fragestellungen der Rehabilitation. Zu Beginn unserer Darstellung fokussieren wir auf die Psychotherapie. Es geht um die Frage, mit welcher Haltung die Therapeutin dem Patienten begegnet. Im Vordergrund steht die Haltung der opferzentrierten »parteilichen Abstinenz« (Fischer 2000b; Wöller 2019). Insbesondere das Thema Grenzen und mögliche Grenzverletzungen im therapeutischen Setting wird uns begegnen und der professionelle Umgang hiermit. Wir werden durch die Arbeit mit den Patienten zu Zeugen des erlittenen Leides. Hier können sich verschiedene Gegenübertragungsgefühle zeigen. Entweder ein von Rettungs- und Größenfantasien geprägtes komplementäres Gegenübertragungsgefühl oder eine eher konkordante Gegenübertragung, in der wir uns mit der Hilflosigkeit und Ohnmacht unserer Patienten identifizieren.

Tipp für die Praxis: Parteiliche Abstinenz

Im Unterschied zur klassischen psychoanalytischen Haltung empfehlen wir in der Traumatherapie eine Haltung der parteilichen Abstinenz, d. h. abstinent sein von den eigenen Bedürfnissen und parteilich mit dem Traumaopfer, also auf seiner Seite sein.

In der Literatur wird der Begriff »compassion fatigue« von Figley (1995) beschrieben als eine Art Mitgefühlsmüdigkeit. Diese kann bei der Arbeit mit Menschen, die an einer Traumafolgestörung leiden, auftreten. Wichtig ist es, die Ebene des »professionellen Mitgefühls« zu halten: »Ich sehe und erkenne Ihr Leiden an. Ich kann mir vorstellen, wie schwierig dies für Sie sein muss. Ich möchte Sie dabei begleiten und unterstützen, um diese Leiden lindern zu können, verändern zu können.« Diese Ebene ist der dialektischen Betrachtungsweise und Haltung von Marsha Linehan in der Dialektisch behavioralen Therapie ähnlich.

Für uns ist manchmal die Metapher des Bergführers hilfreich, um dies zu verdeutlichen: »Ich bin ihr Bergführer und gehe den Weg gemeinsam mit Ihnen. Ich passe auf, dass Sie nicht den Berg hinunterstürzen und auch keine Gesteinsbrocken auf Sie fallen. Manchmal wird der Weg sehr beschwerlich werden, manchmal leicht, manchmal gehen wir vielleicht einen Umweg, und ich bin mit Ihnen auf diesem Weg und begleite Sie.«

Um eine angenehme Arbeitsatmosphäre im Praxisraum zu schaffen, ist es wichtig, diese Aufgabe mit den Betroffenen zu teilen. Wir empfehlen, nachzufragen, ob beispielsweise die Temperatur im Behandlungsraum angenehm ist oder ob der Abstand der Sessel anders sein sollte. Eine sensible Nähe-Distanz-Regulation gibt den Patientinnen Sicherheit.

In der Anfangsphase der psychotherapeutischen Behandlung steht der Aufbau einer therapeutischen Beziehung im Vordergrund. Die Patienten sollen durch ein klares, strukturiertes Setting und durch transparente Absprachen Sicherheit gewinnen. Sie sollen Halt spüren und die Möglichkeit, sich an eine stabile Bezugsperson wenden zu können.

Nach Abschluss der Exploration und psychometrischen Diagnostik ist ein essenzieller nächster Schritt die Diagnosesicherung. Die klinischen Befunde können durch eine psychometrische Untersuchung gestützt werden. Die Diagnosemitteilung kann eine besondere Belastung für die Patientinnen bedeuten. Aus unserer klinischen Erfahrung heraus hat es sich bewährt, die Diagnose und deren Kriterien klar und in wertschätzender Form mit dem Patienten zu besprechen.

Tipp für die Praxis: Diagnoseinstrumente

Wir empfehlen die Durchführung der Psychometrie (▸ Kap. 2). Zur Erfassung der Symptomausprägung der komplexen PTBS empfiehlt sich der »International Trauma Questionnaire« (ITQ, Cloitre et al. 2018) sowie die International Trauma Interviews (ITI, Roberts et al. 2018).

In der Behandlungsvorbereitung hat es sich bewährt, über das Setting, die voraussichtliche Dauer der Behandlung und die Methoden der Behandlung aufzuklären. Hierbei ist es wichtig, mögliche Nebenwirkungen einer psychotherapeutischen Behandlung mitzuteilen.

Tipp für die Praxis: Checkliste »Aufklärung«

Klären Sie Ihren Patienten auf über

- die Diagnose,
- das therapeutische Setting: Einzel- oder Gruppentherapie, Frequenz, Möglichkeit der telefonischen Erreichbarkeit in Krisensituationen,
- die Regeln im ambulanten Setting,
- die Grenzen im ambulanten Setting,
- die voraussichtliche Dauer der Behandlung,
- Wirkungen und Nebenwirkungen von Psychotherapie.

Wir gehen davon aus, dass sich die Patienten aus eigener Motivation in die Behandlung begeben. Manchmal kommt es aber dazu, dass es sich um einen sogenannten »geschickten Patienten« handelt, der fremdmotiviert zur Sprechstunde erscheint. Hier stehen die Motivationsklärung und Psychoedukation im Vordergrund. Wir haben gute Erfahrungen gemacht, die Möglichkeiten unserer Angebote darzustellen und denjenigen zu ermutigen, sich zu melden, falls er es sich anders überlegen sollte. Wir empfehlen die frühe Identifikation von Therapiehindernissen. Hierzu gehören auch Patienten, die schon lange im Krankengeldbezug sind und nun von ihrer Krankenkasse aufgefordert werden, eine fachärztliche Behandlung oder auch eine Rehabilitation zu beantragen. Hier kann man leicht in eine Kontrolle und Unterwerfungsdynamik mit der Patientin geraten. Als Behandler benötigen wir nicht nur das Fachwissen für die Behandlungsinterventionen, sondern auch profunde sozialmedizinische Kenntnisse, um unsere Patienten adäquat unterstützen zu können. Hierzu gehören auch Kenntnisse zum Opferentschädigungsgesetz, das sich als Förder-, aber auch als Barrierefaktor für die Therapie auswirken kann.

Wir empfehlen eine konkrete Zielsetzung der Therapie. Sie wirkt Therapiehindernissen entgegen. Zu Beginn der Behandlung ist ein transparentes Vorgehen ratsam für den Fall von schweren Krisen. Das hilft, die Grenzen gerade im ambulanten therapeutischen Prozess deutlich zu machen. Wir sind als Therapeuten nicht 24 Stunden am Tag verfügbar. Wenn noch wenig Fertigkeiten zur Selbstregulation beim Patienten vorhanden sind, ist es wichtig, deutliche Absprachen bezüglich der Krisenintervention zu finden. Hierzu eignet sich die Abfassung eines Krisenplans, den die Patientinnen situationsgerecht umsetzen sollen.

Tipp für die Praxis: Checkliste »Krisen- und Notfallplan«

- Was sind die Frühwarnzeichen einer Krisensituation?
- Wie äußert sich eine Krisensituation?
- Was kann ich selbst tun zur Verbesserung meines psychischen Befindens? Welche Selbstregulationsskills kann ich eigenverantwortlich anwenden?
- Wen kann ich anrufen?
  - soziale Bezugspersonen
  - Psychotherapeutin/Psychiaterin
  - Krisendienst
- Wenn ich keine Verantwortung mehr für mich übernehmen kann:
  - Telefonnummer des für mich zuständigen psychiatrischen Krankenhauses
  - Rettungsdienst: 112

Nun kommen wir auf unser Fallbeispiel zurück. Frau E. hat sich erstmalig bei einer niedergelassenen Psychiaterin und Psychotherapeutin mit traumatherapeutischem Schwerpunkt vorgestellt. Im Rahmen der psychotherapeutischen Sprechstunde und probatorischen Sitzungen wurde die Indikation zur ambulanten Psychotherapie gestellt. Die ambulante Therapeutin beantragt eine Langzeittherapie (60 Sitzungen) im tiefenpsychologisch fundierten Setting. Bei Bedarf kann die Langzeittherapie um 40 Stunden verlängert werden. In der Regel finden die Sitzungen einmal wöchentlich statt für 50 Minuten. Im Rahmen von traumakonfrontativen Behandlungselementen kann auch eine Doppelstunde (100 Minuten) notwendig sein. Die ambulante Psychotherapeutin ist eine erfahrene EMDR-Therapeutin. »Eye-Movement-Desensitization and Reprocessing (EMDR) kann bei Erwachsenen mit posttraumatischen Belastungsstörungen als Behandlungsmethode im Rahmen eines umfassenden

Behandlungskonzeptes der Verhaltenstherapie, der tiefenpsychologisch fundierten Psychotherapie oder analytischen Psychotherapie Anwendung finden.« (G-BA 2021b, S. 33)

Tipp für die Praxis: Multimodale Leistungen nutzen

Welche Möglichkeiten sind gegeben, um die ambulante Psychotherapie von Frau E. um weitere multimodale Leistungen zu erweitern?
Im ambulanten Behandlungssetting ist es möglich, multimodale Behandlungsangebote durchzuführen wie beispielsweise ambulante Ergotherapie oder ambulante psychiatrische Pflege. Die Möglichkeit der Verordnung von Rehabilitationssport über die GKV ist gegeben und kann beispielsweise auch dazu genutzt werden, Selbstbehauptungs- oder Selbstverteidigungskurse zu besuchen.
Mit welchen Anliegen könnte Frau E. in die therapeutische Behandlung kommen?
Frau E. möchte in ihrem Lebensalltag stabiler werden, dies bedeutet für Frau E. eine Symptomreduktion der traumaspezifischen Symptomatik sowie die Verbesserung der Selbstregulation. Sie wünscht sich, »normale Beziehungen« eingehen zu können. Sie wünscht sich auch, wieder arbeitsfähig zu werden.
Welche Therapieziele würden Sie gemeinsam mit Frau E. in den Fokus nehmen?
Wir gehen von einer Phasenorientierung der Stabilisierungs- und Ressourcenarbeit, dem Einsatz von traumabearbeitenden Interventionen sowie Arbeit an der Integration der traumatischen Erfahrungen aus. Da diese Phasen immer wieder dynamisch in Ablauf und Verbindung sein können, ist grundsätzlich von Beginn an die Etablierung einer therapeutischen Beziehung und die Schaffung eines angemessenen Rahmens ein wichtiges Ziel. Mit den Betroffenen daran zu arbeiten, Sicherheit im Außen und Sicherheit im Innen zu schaffen. Häufig wird die Integration der gemachten therapeutischen Erfahrungen zu wenig fokussiert. Es bietet sich an, häufiger innezuhalten und wohlwollend auf das bisher in der Therapie Erreichte zu blicken und dieses zu verbalisieren. Hilfreich könnte auch sein, die therapeutische Beziehung und den Therapeuten an sich zu internalisieren bzw. als gutes Objekt zu introjizieren.

Im Verlauf der Therapie kann eine teilstationäre oder stationäre psychiatrisch-psychotherapeutische Akutbehandlung notwendig sein.

Eine Indikation zu einer stationären Behandlung könnte gegeben sein, wenn keine ausreichende Stabilisierung im ambulanten Setting erreicht werden kann und/oder die Herausnahme aus dem aktuellen Lebensumfeld bei andauernder psychosozialer Belastung indiziert ist. Indikation zur stationären Psychotherapie ist auch gegeben, wenn multimodales und interdisziplinäres Therapiesetting hinsichtlich Struktur, Dichte und Frequenz in einem haltgebenden Rahmen unter allzeit gegebener ärztlicher Überwachung geschehen muss. Ebenso ist sie indiziert bei andauernder krisenhafter Zuspitzung der Symptomatik mit beispielsweise Suizidalität. Hier ist die Differenzierung wichtig, ob es ein kurzer kriseninterventioneller Aufenthalt im für die Patientin zuständigen regionalversorgenden Krankenhaus ist oder ein geplanter Aufenthalt in einem Krankenhaus mit psychotraumatologischer Abteilung.

Tipp für die Praxis: Der psychiatrische Notfall

Was unternehme ich, wenn Frau E. in eine akute suizidale Krise geraten sollte?

Wenn Patienten sich selbst oder andere im Rahmen einer psychiatrischen Erkrankung gefährden, ist die regionalversorgende psychiatrische Klinik zuständig. Falls Frau E. sich nicht auf eine freiwillige Krisenintervention einlassen könnte, wäre es wichtig, darauf zu achten, an welchem Ort die Notwendigkeit einer Unterbringung gegen den Willen der Betroffenen aufgetreten ist. In diesem Fall ziehen wir den Rettungsdienst und gegebenenfalls die Polizei hinzu. Frau E. würde in das psychiatrische Krankenhaus gebracht, das sich im Zuständigkeitsbereich für ihre Praxis befindet.

Im traumatherapeutischen Prozess ist es wichtig, mögliche »Misserfolgsskripte« von vorneherein zu identifizieren, um diese mitbearbeiten zu können. Fehlende soziale Unterstützung im Lebensumfeld, fehlende Anerkennung von Funktionsträgern, externe Wiedergutmachungsansprüche, die sich nicht erfüllen, und die Unterbrechung des Heilungsverlaufes können dazu beitragen, dass die Behandlung ins Stocken gerät. Eine komorbid bestehende Persönlichkeitsstörung kann den Behandlungsverlauf ebenso erschweren (Köhler & Bering 2012). In dem Fall von Frau E. könnten wir die fehlende bzw. sehr geringe soziale Unterstützung im Lebensumfeld als eine Möglichkeit eines Misserfolgsskriptes werten.

Das Thema der »äußeren Sicherheit« sollte im Therapieprozess schon zu Anfang deutlich thematisiert werden. In unserem Fallbeispiel besteht kein Täterkontakt mehr, da Frau E. den Kontakt zu ihrer Familie abgebrochen hat. Manchmal begeben sich Patienten in Therapie, die noch in potenziell traumatisierenden Lebensumständen leben. Hier ist es wichtig, zu differenzieren, mit welchem Anliegen diese Patienten in die Therapie kommen, und den Fokus zunächst auf das Thema Täterkontakt zu legen. Wir würden uns mit dem Patienten auf die Herstellung von äußerer Sicherheit und Vermeidung erneuter Viktimisierung konzentrieren.

Die Anleitung zur Selbsthilfe (beispielsweise das Buch »Neue Wege aus dem Trauma von Fischer, 2019) ist ein wichtiges Instrument, die Autonomie der Patientin zu stärken und Empowerment zu fördern. Techniken werden vermittelt, damit die Patientin auch außerhalb der Therapie die Selbstheilungstendenzen aktiv fördern kann. In der Stabilisierungsarbeit geht es unter anderem darum, dass die Patientin ihre Fähigkeiten der Selbstberuhigung und Selbstregulation autonom anwenden kann. Hierzu soll das Fenster der Toleranz in beide Richtungen erweitert werden, damit Frau E. weder in States von Hyperarousal noch Hypoarousal abdriftet. Nicht nur imaginative Stabilisierungstechniken spielen hier eine Rolle, sondern auch die basale Selbstfürsorge im Lebensalltag mit Fokus auf adäquate Selbstversorgung: Nahrung, Schlaf, Wohnumgebung, Finanzen. Parallel zu Übungen der Selbsthilfe empfehlen wir Körperübungen. Gute Erfahrungen haben wir mit dem Konzept »Kraft in der Dehnung« von Mosetter und Mosetter (2012).

Die Integration dessen im ambulanten Setting ist eine Herausforderung an die ambulanten Behandler aufgrund ihrer begrenzten zeitlichen Kapazitäten. Zukünftig soll die »psychiatrische Komplexbehandlung« im Rahmen der kassenärztlichen Versorgung in Deutschland möglich sein. Ziel ist es, den Betroffenen schnell, bedarfsgerecht und wohnortnah helfen zu können (Kassenärztliche Bundesvereinigung 2021). Dies wäre für Menschen mit einer komplexen PTBS eine Möglichkeit der gezielteren Behandlung.

4.2.2 Psychodynamische Fallkonzeption

Nun wenden wir die psychodynamische Fallkonzeption nach der MPTT an, die im Falle von Frau E. folgende Dimensionierung zeigt.

Dimension I: Verlauf. Dimension I beschreibt die zeitliche Phase des Krankheitsverlaufes, in der sich unsere Patientin befindet. Wie lange liegt die traumatische Erfahrung zurück? Hier ist es bei Frau E. – so wie es für die komplexe PTBS typisch ist – schon zu einer Chronifizierung gekommen, da die Symptomatik seit dem Jugendalter anhält.

Dimension II: Situationsdynamik. Die zweite Dimension fokussiert auf die Situationsdynamik mit objektiven Situationsfaktoren und subjektiven Bewältigungsfaktoren der anhaltenden traumatischen Situation vom Kindesalter bis zum 18. Lebensjahr von Frau E. Wir erinnern uns daran, dass Frau E. anhaltenden physischen Gewalterfahrungen sowie psychischer Gewalt ausgesetzt war bis zum Auszug aus dem Haus der Familie (objektive Situationsfaktoren). Frau E.'s Bindungs- und Schutzpersonen waren gleichzeitig die Täter. Hier steht die Beziehungstraumatisierung im Vordergrund. Häufig habe Frau E. mit Schuld- und Schamaffekten (subjektive Situationsfaktoren) auf die traumatisierenden Ereignisse reagiert. Auf Nachfrage nach möglicherweise guten Objekten im Sinne von Schutzfaktoren berichtete Frau E., dass ihre Lehrerin in der Grundschule sie häufig gelobt und ihr ein bisschen Zuwendung gegeben habe.

Dimension III: Die Basisinterventionslinie. Die traumatische Reaktion von Frau E. ist geprägt von Dissoziation bzw. Erstarrung als spontane Reaktion. In der traumatischen Situation habe Frau E. das Gefühl gehabt, nicht mehr in ihrem Körper zu sein und sich von außen zu beobachten. Auch habe sie das Gefühl gehabt, dass alles wie in Zeitlupe geschah. Nach Ende der gewalttätigen Handlung ihr gegenüber habe Frau E. meist ihr Zimmer aufgeräumt und darauf geachtet, sehr leise dabei zu sein und kein Aufsehen zu erregen. Im Prozessverlauf ist es bei Frau Frau E. zum Vollbild einer komplexen PTBS gekommen. Die typischen Symptome bestehen fort und wirken sich unaufhaltsam auf ihre soziale und berufliche Integrität mit negativen

Folgen aus. Durch die traumatische Erfahrung bildet sich das Traumaschema (TS), in dem die Erinnerungen an den Ereignisablauf und das peritraumatische Erleben sowie das Selbsterleben als hilflos, ohnmächtig und ohne Kontrolle im Gedächtnis abgelegt sind. In dem Bestreben, das traumatische Erleben unter Kontrolle zu halten und eine Wiederholung der Erfahrung zu vermeiden, entwickeln Betroffene kompensatorische Gegenmaßnahmen, die im traumakompensatorischen Schema (TKS) repräsentiert sind. Das TKS enthält Annahmen über die Ursache der traumatischen Erfahrung (ätiologische Theorie), über die Vermeidungsmöglichkeiten derartiger Erfahrungen für die Zukunft (präventive Theorie) und über Möglichkeiten der Heilung (reparative Theorie). Die individuelle Ausgestaltung des TKS ist abhängig von den prätraumatischen Annahmen über die eigene Person, über die Umwelt und prägt diese Annahmen posttraumatisch nachhaltig. Dies soll am Beispiel von Frau E. illustriert werden (▸ Abb. 4-1): Als ätiologische Theorie hat Frau E. pararealistische Vorstellungen entwickelt. So berichtet sie, dass es immer dann zu gewalttätigen Ausbrüchen des Vaters gekommen sei, wenn sie den Vater aus ihrer Sicht provoziert habe. Unter Provokation verstehe sie, dass sie beispielsweise nicht leise genug zu Hause war, wenn der Vater von der Arbeit nach Hause kam.

Als *präventive Theorie* des TKS meidet sie jegliche soziale Beziehungen zu Dritten, vor allem zu Männern. Das *reparative Schema* der Patientin ist wiederum an ihre Herkunftsfamilie gekoppelt. Die Familie ist in einem christlich-konservativen Umfeld verortet, in dem sich alle im biblischen Sinne dem Familienoberhaupt zu unterwerfen haben. Immer wieder deutet sich eine Ambivalenz an in Bezug auf zarte Autonomieentwicklungen. Diese gehen mit Konfliktspannung und vermehrtem dissoziativen Erleben einher. Manchmal komme die Idee in ihr auf, sich doch anzupassen und in das familiäre Setting zurückzukehren. Die Chronifizierung des traumatischen Verlaufs bringt bedeutsame Einschränkungen der Lebensqualität mit sich.

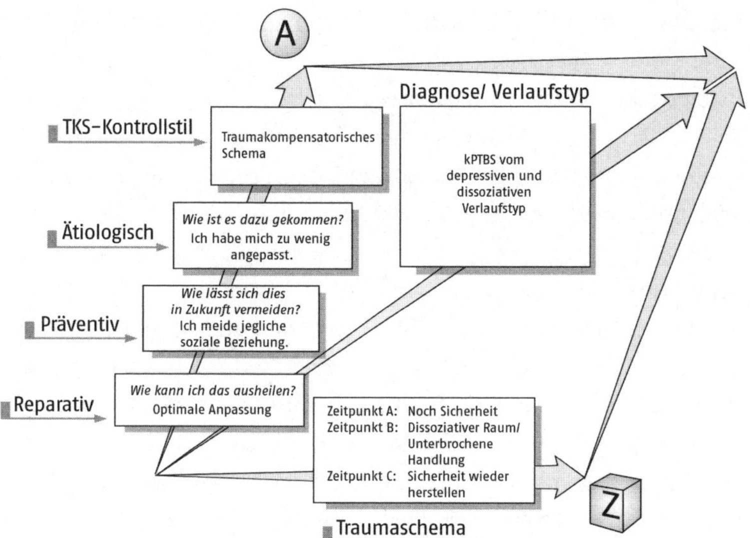

Abb. 4-1 Das Kräfteparallelogramm von Frau E. Traumadynamik von Traumaschema und traumakompensatorischem Schema als Konfigurationsanalyse der Dimension III in der MPTT (Fischer 2000b; Bering 2011).

Dimension IV: Der Therapieprozess. Die Dimension IV (Therapieprozess) legt einen Entwurf für die psychodynamische Ebene der Therapieführung fest. Hierbei spielt der Zyklus von Dekonstruktion, Konstruktion und Rekonstruktion eine wichtige Rolle. Menschliche Veränderung wird als dialektischer Prozess verstanden, der durch ein gezieltes Vorgehen unterstützt werden kann. Die in diesem Prozess beschriebenen Veränderungsschritte hat Barwinski (2016, 2020) mittels eines »5-Punkte-Programms« zusammengefasst. Damit gibt die MPTT Prinzipien und Basisinterventionslinien an die Hand, die als Grundlage für die Therapieplanung genutzt werden können (Fischer & Riedesser 2020; Horowitz 1976, 2013).

Was ist mit Konstruktion, Dekonstruktion und Rekonstruktion gemeint? So hat Frau E. z. B. im Laufe Ihrer Entwicklung negative Erfahrungen gemacht, die sie als negative Vorerwartung in die Therapie mit einbringt. Diese negativen Übertragungen haben die Tendenz, sich in der Aktualität zu wiederholen. Übersteht der Therapeut diese »Beziehungstests« des Patienten erfolgreich, so festigt sich das therapeutische Arbeitsbündnis, und negative Erwartungen, die aus den lebensgeschichtlichen Erfahrungen des Patienten auf den Therapeuten übertragen werden, werden – in der Terminologie des dialektischen Veränderungsmodells nach Fischer (1989) – »dekonstruiert«. Ist also ein hinreichender Kontrast vorhanden zwischen der neuen therapeutischen Beziehungserfahrung und den lebensgeschichtlich mitgebrachten Erwartungen, die Frau E. auf den Therapeuten »überträgt«, so kommt es zur »Dekonstruktion« des pathogenen Beziehungsschemas. Nach der Dekonstruktion des Übertragungsschemas erfolgt, unter günstigen Bedingungen, ein Neuentwurf von Beziehungsmöglichkeiten. Gottfried Fischer nennt diesen Vorgang »Konstruktion«, eine neue Problemlösung auf einer Metaebene. Auf der Grundlage eines solchen Veränderungsschritts werden aktuelle Beziehungen hinterfragt und bisherige Beziehungserfahrungen überprüft. Das heißt, dass auch die Vergangenheit aufgrund der erreichten psychischen Konstruktionsschritte anders betrachtet wird. Fischer spricht hier von »Rekonstruktion«.

Um einen Einstieg in die Konstruktion einer neuen Beziehungserfahrung zu bekommen und negative Erwartungen von Frau E. einzudämmen, könnte die Basisinterventionslinie für Frau E. lauten: »Es ist verständlich, dass Sie sich durch ihre Erfahrungen mit ihrem Vater und ihrer Mutter von den Menschen zurückziehen. Vielleicht haben Sie bemerkt, dass Sie sich auch aus anderen Bereichen ihres Lebens zurückziehen. Wir müssen überlegen, was wir tun können und wie ich Sie unterstützen kann, dies zu verändern.«

Mit dieser Basisintervention wurde das individuelle traumakompensatorische Schema (TKS) der Patientin gestärkt. Die Patientin fühlt sich verstanden in ihrer Strategie, der Gefahr einer weiteren seelischen Verletzung aus dem Wege zu gehen. Gleichzeitig ist die Patientin aufgefordert, abzuwägen, ob es andere Möglichkeiten gibt, diese Dynamik zu verlassen. Das Beziehungsangebot der Therapeutin, nach neuen Lösungen zu suchen, ist der Schlüssel für ein belastbares Arbeitsbündnis.

Erst im Anschluss erfasse ich das Traumaschema mit den Phasen A, B und C, die zeitlich aufeinander folgen. Hierbei beachte ich folgende Reihenfolge: Zuerst identifiziere ich mit der Patientin den Moment C, ab wann in der peritraumatischen Phase Sicherheit wiedergewonnen wurde (C). Danach suche ich den Moment (A), d.h. den Moment, in dem ich mich noch sicher gefühlt habe. Durch diese Vorgehensweise habe ich die Phase B eingerahmt. Der Phasenabschnitt B repräsentiert den Moment der größten Ohnmacht, Dissoziation und Hilflosigkeit. Wir fassen diesen Moment als Moment zusammen, in dem die »Handlung unterbricht«. In Abhängigkeit davon, welche Traumatisierung zur Exposition gewählt wird, explorieren wir TKS und TS.

4.2.3 Traumabiografie

Für den Fall, dass eine relative Stabilisierung erfolgt ist, kann die Arbeit mit der Traumabiografie beginnen. Hierbei empfehlen wir die Zeichnung einer Traumalandkarte (▸ Abb. 4-2) gemeinsam mit der Patientin, da es hier um die belastenden Lebensereignisse geht. Es wird ein Zeitstrahl aufgezeichnet, der die Lebensspanne der Patientin betrachtet. Auf der y-Achse wird der Belastungsgrad von 0 bis 10 skaliert, wobei 10 die stärkste vorstellbare Belastung ist. Wir möchten uns einen gemeinsamen Überblick verschaffen. Manchmal kann es hilfreich sein, zunächst mit der Patientin gemeinsam über das erste, das schlimmste und das letzte Ereignis zu sprechen. Im Verlauf kann man auch Cluster von möglichen Traumatisierungen bilden. Hierbei geht es darum, die erlittenen Belastungen kurz zu thematisieren.

Für unser Fallbeispiel haben wir die Ereignisse A1, A2 und A3 eingetragen (▸ Abb. 4-2): Aus den verschiedenen traumatischen Situationen wähle ich eine Indextraumatisierung.

4.2.4 Traumaexposition

Wir stellen unterschiedliche Möglichkeiten von traumakonfrontativen Behandlungstechniken vor. Hierbei kommt es auf die Ausbildungen des jeweiligen Therapeuten an, welche Behandlungstechniken den Patienten angeboten werden können. Das Rational für den Einsatz dieser Behandlungstechniken ist es, die fragmentierten Inhalte der einzelnen Traumagedächtnisstrukturen in einen Ge-

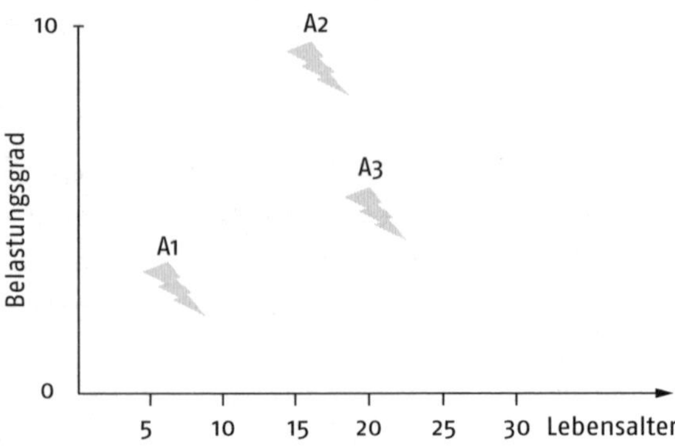

Abb. 4-2 Traumalandkarte von Frau E.

samtkontext einordnen zu können und zusammenzufügen. Es soll so zu weniger Wiedererleben der sich aufdrängenden Erinnerungen kommen. Das Arbeitsbündnis zwischen Behandlerin und Patientin muss etabliert sein. Fähigkeiten der Selbstregulation bei der Traumasymptomatik und den aversiv erlebten Gefühlen müssen etabliert sein und eigenverantwortlich angewendet werden können. Es muss möglich sein, dass Gefühle wahrgenommen werden können, ohne direkt zu dissoziieren. Es muss die Rückkehr in eine sichere Umgebung nach der Exposition gewährleistet sein. Es muss eine sichere Wohnsituation vorhanden sein. Exposition erscheint nicht möglich, wenn die Möglichkeit einer erneuten Viktimisierung besteht, weil weiterhin Täterkontakt besteht, beispielsweise im Rahmen von Beziehungsgewalt.

In unserem Fallbeispiel Frau E. würden wir die Integration traumakonfrontativer Behandlungseinheiten mittels EMDR nach Shapiro (2018) auswählen, diese würden wir bevorzugt in einem fortgeschrittenen Therapiestadium, eingebettet in stabilisierende Arbeit wählen. Im deutschen Sprachraum ist hier das Praxishandbuch EMDR von Arne Hofmann (2014a) zu nennen, dass einen genauen Ablauf einer exemplarischen EMDR-Sitzung schildert. Wichtig ist hierbei, nicht gemeinsam mit unserer Patientin Frau E. die Auseinandersetzung mit den traumatischen Inhalten zu vermeiden. Dies könnte ihr signalisieren, dass ihre Erfahrung für den Therapeuten unaushaltbar ist oder dieser sich ähnlich wie sie fürchtet. Die Dosierung der Arbeit an den Traumainhalten muss der Therapeut deutlich und transparent kommunizieren.

Bei der Anwendung von EMDR wird vor Beginn der Exposition über den Anwendungsbereich, die Wirkung und etwaige unerwünschte Wirkungen aufgeklärt. Kontraindikation für eine Behandlung mittels EMDR muss vorher ausgeschlossen werden. In unserem Beispiel könnte die dissoziative Amnesie als eine relative Kontraindikation gelten bzw. schwere dissoziative Symptome. Hierbei ist es wichtig, dass die Behandlerin mit dieser Symptomatik im Rahmen der EMDR-Behandlung umgehen und den Ablauf des Standardprotokolls modifizieren kann.

Die zuvor erarbeiteten Stabilisierungstechniken können im Rahmen der EMDR-Behandlung zur Anwendung kommen, hier insbesondere die Tresortechnik oder die Lichtstromübung bei einem unvollständigen Abschluss der Sitzung. Das Durchprozessieren der traumatischen Erinnerung ist bei einem unvollständigen Abschluss der Sitzung unabgeschlossen. Hier ermutigen wir die Patienten, das Traumamaterial beispielsweise mittels Imagination in einen Tresor zu geben.

Es erfolgt am Beginn der Sitzung das gemeinsame Aussuchen einer traumatisierenden Szene oder eines solchen Bildes (z. B. A2 in Abb. 4-2). Unter Berücksichtigung der Fallkonzeption erfragen wir, was der schlimmste Moment dieser Erinnerung ist. Frau E. möchte die Szene bearbeiten, in der ihr Vater von der Arbeit nach Hause gekommen ist und die jüngeren Geschwister getobt hätten. Frau E. sei zu diesem Zeitpunkt 17 Jahre alt gewesen. Ihr Vater sei sehr genervt gewesen und habe sofort angefangen, zu schreien, dass alle leise sein sollten. Dann habe er Frau E. zu sich zitiert und unvermittelt begonnen, diese zu schlagen. Dabei habe er seinen Gürtel ausgezogen und mit diesem auf den Rücken geschlagen. Besonders demütigend habe sie empfunden, dass er sie vor den Geschwistern verprügelt habe und dabei immer wieder gesagt habe: »Seht euch das hier gut an! Eure Schwester ist eine Sünderin! Sünderinnen müssen ihre gerechte Strafe bekommen!« Die negative Kognition ist: »Ich bin ausgeliefert und hilflos.« Das Finden einer positiven Kognition ist bei Personen mit einer komplexen PTBS herausfordernd, da diese im

Rahmen der Störung der Selbstorganisation eine negative Sicht auf sich und die Umwelt haben. Hier könnte beispielsweise »Heute kann ich etwas tun …« eine positive Kognition darstellen. Die Stimmigkeit der Kognition (VoC) wird erfragt: »Wenn Sie an das Ereignis denken, wie zutreffend fühlt sich dieser positive Satz ›Heute kann ich etwas tun‹ jetzt auf einer Skala von 1 bis 7 an, wenn 1 völlig falsch und 7 völlig richtig und stimmig ist?« Hierbei antwortet Frau E. zunächst, dass sich der Satz nicht stimmig anfühlt, und schätzt die Stimmigkeit der Kognition bei 1 ein.

»Wenn Sie sich das Ereignis zusammen mit dem negativen Satz ›Ich bin ausgeliefert und hilflos‹ vorstellen, welche Gefühle kommen jetzt in Ihnen auf?« Frau E. spürt Entsetzen und Scham.

»Auf einer Skala von 0 bis 10, wo 0 keine Belastung oder neutral und 10 die für Sie maximal vorstellbare Belastung darstellt, wie belastend fühlt es sich jetzt an?« Frau E. antwortet, dass der Belastungsgrad bei 9 (SUD) sei. »Wo spüren Sie das jetzt in ihrem Körper?« Sie spürt ein Druckgefühl auf der Brust, der Hals ist wie zugeschnürt und ihr ist übel. »Bitte stellen Sie sich das Ereignis zusammen mit dem Satz »Ich bin ausgeliefert und hilflos« vor, achten Sie darauf, wo Sie das in ihrem Körper spüren. Sind Sie damit in Kontakt? Dann nicken Sie bitte.«

Nachfolgend beginnt die bilaterale Stimulation entweder mit Augenbewegungen oder wechselseitigem Impuls an den Händen oder auditiver Stimulation mit abwechselndem Einspielen von Tönen auf das linke und rechte Ohr. Frau E. lässt nun alles, was in ihrem Inneren vorgeht, ablaufen, alles, was ihr in den Sinn kommt. Nach einem Set von 20 bis 25 bilateralen Stimulationen fragt die Behandlerin immer wieder »Was ist jetzt da?«, um größtmögliche Offenheit für das Prozessieren zu gewähren. Meist lassen die belastenden Erinnerungen, Bilder, Gedanken, Körperempfindungen und Gefühle im Verlauf des Prozessierens nach. Allerdings kann es gerade bei komplex traumatisierten Patienten manchmal im Prozessieren der Assoziationskanäle zum »Feststecken« oder »Kreisen« kommen. Hierbei hat sich die Technik des kognitiven Einwebens als hilfreich gezeigt. Es kommt nicht zur Unterbrechung des EMDR-Prozesses, hierbei handelt es sich kurze Interventionen, die stecken gebliebene

Informationen mit Ressourcen verbinden (EMDR-Institut Deutschland 2017). Beispielsweise könnte die Behandlerin fragen »Was würde Ihnen jetzt helfen? Was bräuchten Sie jetzt?« Häufige Themen sind hierbei Sicherheit, Verantwortung/Schuld und Wahlmöglichkeiten (in der Zukunft) sowie Informationen.

Frau E. berichtet über ein anhaltendes Schuldgefühl im Rahmen der Expositionsbehandlung. Sie hätte leiser sein müssen und sie hätte die Geschwister besser im Griff haben müssen. Hier wäre eine mögliche Intervention, zu fragen »Wessen Verantwortung war das Kümmern um die Geschwister damals?« oder »Was glauben Sie, was ihre Nachbarin zu dieser ganzen Situation sagen würde?«. Frau E.'s einziger Sozialkontakt sei aktuell ihre Nachbarin, der sie ein wenig vertraue. »Wie würden Sie heute als Erwachsene auf die Situation reagieren?« Frau E. kann im Hier und Jetzt sagen, dass sie sofort die Polizei gerufen hätte, wenn sie so eine Situation bezeugt hätte.

Zum Ende der Sitzung kommt es zu einem sogenannten unvollständigen Abschluss. Der Grad der Belastung (SUD) ist heruntergegangen, er liegt jetzt bei 4 anstatt vorher 9. In der Nachbesprechung der EMDR-Sitzung weist die Behandlerin auf die Möglichkeit des Nachprozessierens hin und bittet die Patientin, falls dies Auftreten sollte, diese Inhalte für die nächste Stunde mitzubringen. Wichtig ist am Ende der Sitzung, das Thema der aktuellen Verkehrstauglichkeit anzusprechen und sich davon zu überzeugen, dass die Patientin nicht dissoziiert ist. Bei einem unvollständigen Abschluss der Sitzung kommt hier die Lichtstromtechnik zum Einsatz. Die Lichtstromtechnik ist eine Imaginationsübung, um beunruhigende Körperempfindungen und Gefühle (z. B. Körpererinnerung) zu defokussieren. Bei dieser Übung kann es zu Trancezuständen kommen, sodass nachfolgend eine sichere Reorientierung in das Hier und Jetzt gewährleistet werden muss. Der Patient wird gebeten, sich auf die beunruhigende Körperempfindung zu konzentrieren und diese in einer farbigen Form zu visualisieren. Nachfolgend imaginiert der Patient ein heilsames Licht, das den gesamten Körper durchfließt, um das Körpergefühl aufzulösen (Hofmann 2014b). Reste der Traumaerinnerung werden mittels Tresortechnik »verpackt«.

Zum Abschluss der Sitzung führen Behandlerin und Patientin eine Körperübung zur Fokussierung auf das Hier und Jetzt durch. Hierbei werden die Koordinations- und Gleichgewichtsfähigkeit der Patientin gefordert.

Im Patientenmanual zur stationären Behandlung der Klinik für Psychotraumatologie St. Irmingard (Prien am Chiemsee) beschreiben Heinz et al. (2019), dass bei der Exposition mittels EMDR Nebenwirkungen möglich sind: Es kann während des Prozessierens zu deutlich ausgeprägten Affekten oder auch Körpersensationen kommen. Nach der Sitzung kann es zu einer Verschlechterung des Befindens kommen. Es kann zu einer erneuten Aktivierung von individuellen dysfunktionalen Bewältigungsmustern kommen. Es können neue Traumaerinnerungen auftreten. Auch kann es dazu kommen, dass das Ausmaß der erlittenen Traumatisierung so deutlich wird, dass nachfolgend zunächst auf Trauerarbeit fokussiert werden muss.

Es gibt wie im Theorieteil geschildert noch weitere Möglichkeiten der traumakonfrontativen Interventionen, beispielsweise Techniken der Reizkonfrontation aus der verhaltenstherapeutischen Schule oder Techniken aus der kognitiven Psychotherapie. Ergänzend können hier je nach Ausbildung der Therapeutin Interventionen der Schematherapie eingewoben werden.

Manche Patienten profitieren von den Interventionstechniken der Psychodynamischen Imaginativen Traumatherapie nach Luise Reddemann, die sich auch in der psychodynamischen Behandlung der komplexen PTBS wiederfinden. Unsere klinische Erfahrung zeigt, dass besonders Patienten, die eine hohe Imaginationsfähigkeit haben und sich auf diese Interventionen einlassen können, von diesen Interventionen profitieren. Hier könnte beispielsweise die Bildschirmtechnik zum Einsatz kommen.

Liegen schwerwiegende Strukturdefizite vor, sollte eventuell am Beginn des Behandlungsverlaufes oder auch während des Behandlungsverlaufes von einer Traumakonfrontation im engeren Sinne abgesehen werden. Strukturelle Defizite sind im Sinne der operationalisierten psychodynamischen Diagnostik (OPD; Arbeitskreis OPD 2014): Selbst- und Objektwahrnehmung, Möglichkeiten der Selbststeuerung und Steuerung des Objektbezugs, Kommunikation nach

Innen und Außen, Bindung nach Innen und nach außen. Hierbei kann das Erarbeiten von Fähigkeiten angelehnt an den Aufbau der Fähigkeiten in der Dialektisch-behavioralen Therapie (DBT; Bohus & Wolf-Arehult 2017) hilfreich sein, in dem Patienten befähigt werden, traumaspezifische Erlebniszustände abzuwenden. Eine weitere Möglichkeit ist, mit Konzepten aus der Gestaltpsychologie zu arbeiten. Hierunter verstehen wir die Förderung einer Gestaltbildung der traumatischen Situation: »Übersicht statt Gefangensein in der Situation«.

Wir legen großen Wert auf die Bearbeitung von mobilisierten Körpergefühlen, die für implizite Gedächtnisspuren stehen können und dem expliziten Gedächtnis nicht zugänglich sind. Aus diesem Grunde empfehlen wir die Kombination mit körperzentrierten Verfahren, wie z. B. der traumasensiblen Myoreflextherapie nach Mosetter und Mosetter (2000).

4.2.5 Reflexion und Integration

In der gemeinsamen Reflexion des Behandlungsverlaufes kann sich der Fokus allmählich in Richtung des komplexen traumatischen Situationsthemas (KTST) entwickeln. Dies bedeutet eine vorsichtige Annäherung an die persönliche »Sollbruchstelle« der Patienten. Das komplexe traumatische Situationsthema (KTST) zeigt sich in Analogie zum zentralen traumatischen Situationsthema (ZTST) durch die »zentrale subjektive Bedeutung, die eine traumatische Situation für die betroffene Persönlichkeit annimmt: was die Person zutiefst getroffen und verletzt hat« (Fischer & Riedesser 2003, S. 379). Hierbei können wir unsere Beispielpatientin Frau E. fragen: »Was hat Sie am tiefsten getroffen?«

Im Rahmen des etablierten Arbeitsbündnisses kommt es im Laufe der Behandlung zu Übertragungs- und Gegenübertragungsphänomenen. Wenn das therapeutische Bündnis gut etabliert ist, wird auch das Aussprechen negativer Übertragungsmomente auf den Behandler hin möglich sein. Also eine Arbeit auf der Metaebene im Rahmen einer therapeutischen Ich-Spaltung. Die Patientin kann sich hier auf der Erlebensebene und auf der Meta-Ebene betrachten.

Wie könnte dies im Fall von Frau E. aussehen? Frühere Beziehungserfahrungen der traumatischen Situation werden auf das gegenwärtige Erlebnis in der Therapie »refokussiert« und bekommen die Chance, durchgearbeitet zu werden. Im Fall von Frau E. könnte es beispielsweise passieren, dass sie den Behandler an einer Stelle wie ihren Vater erlebt, weil dieser mit Verzögerung auf eine Frage der Patientin antwortet. »Jetzt erlebe ich Sie wie meinen Vater damals. Der hat auch immer geschwiegen. Ich habe mich dann so ausgeliefert und verunsichert gefühlt.«

Hierin liegt die Chance diese Szene im Hier und Jetzt zu deuten:

»Ich könnte mir vorstellen, dass es für Sie eine ziemliche Herausforderung gewesen sein muss, mir mitzuteilen, dass Sie mich wie ihren Vater gerade erlebt haben. Vielen Dank für ihre Mitteilung! Was benötigen Sie hier in dieser Situation, um sich sicherer fühlen zu können? Sollen wir dies gemeinsam überlegen?«

Das genannte Beispiel ist eine eher ideale Situation, wo sich unsere Beispielpatientin gut hat einlassen können. Manchmal kommt es aber auch zu Beziehungstests in der Übertragungssituation, wie beispielsweise dauerndes Zu-spät-Kommen zur Sitzung oder gar Nicht-Erscheinen zur Sitzung. Bei lang andauerndem Schweigen muss fein differenziert werden, ob es sich eher um eine Kontrolle bzw. Unterwerfung handelt oder dissoziative Symptome aufgetreten sind, die eine andere Intervention notwendig machen. In jedem Falle ist es wichtig, dass Geschehen klar zu benennen: »Frau E., ich habe gerade den Eindruck, dass wir beide schon eine ganze Weile schweigen. Können Sie mir sagen, was in ihnen vorgeht?«

Schrittweise soll das Traumaschema aufgearbeitet werden. Wir erinnern uns bei Frau E., dass ihr Traumaschema von Kontrolle vs. Unkontrollierbarkeit der traumatischen Ereignisse geprägt war und es zu dissoziativer Symptomatik gekommen ist. Frau E. hat sich während der erlittenen Traumatisierungen als hilflos, als ohne Kontrolle erlebt. Im Hier und Jetzt komme es häufig zu vorbeugender Wachsamkeit, um dem Schicksal nicht ausgeliefert zu sein. Wir möchten in der therapeutischen Arbeit im Hier und Jetzt das Differenzierungslernen fokussieren, um die Veränderungen zur traumatischen Situation im Dort und Damals aufzuzeigen. Wie kann es Frau E. im

Hier und Jetzt schaffen, sich als stark und mit Kontrolle über ihr Leben zu erleben und dies konkret umzusetzen? Hierbei fokussieren wir auf die Arbeit am prä- und posttraumatischen Selbst und wie diese in Verbindung sein können in einem Sowohl-als-auch. Hierbei müssen erneut mögliche Erfolgs- und Misserfolgsskripte identifiziert und diese mit in die therapeutische Arbeit einbezogen werden. Welche Aspekte des Traumas hat die Patientin möglicherweise noch vermieden, zu benennen? Die Affekte Schuld und Scham spielen bei Patienten mit einer komplexen PTBS eine große Rolle. Sie werden aber häufig aufgrund von Schuldgefühlen vermieden, anzusprechen. Es ist der Versuch des seelischen Apparates, das Gefühl von Ohnmacht abzuwehren. So sagt Frau E. im Rahmen einer Therapiesitzung: »Lieber bin ich schuld an den Prügeleien meines Vaters, als das ich einfach dessen Launen ausgeliefert gewesen bin.« Auch ein massives Schamgefühl kann sich im Therapieverlauf zeigen: »Ich schäme mich so, dass ich es nicht geschafft habe, diesem Regime zu Hause Einhalt zu gebieten.« Die Bearbeitung von Schuld- und Schamaffekten kann einen wesentlichen Teil der therapeutischen Arbeit im Verlauf einnehmen.

Tipp für die Praxis: Umgang mit erneuter Traumatisierung

Wie könnte Frau E. damit umgehen, wenn erneut Symptomatik im Rahmen der komplexen PTBS bei Reaktualisierungsdynamik (erneute Traumatisierung) auftreten sollte?

Hierbei erinnern wir uns an die Arbeit zu Beginn der psychotherapeutischen Behandlung. Wichtig ist, sich zunächst darauf zu fokussieren, dass Frau E. »Sicherheit im Außen« herstellen kann und wir hierbei aktiv unterstützen, indem wir mit Frau E. Strategien zur Wiederherstellung einer sicheren Lebenssituation erarbeiten. Gegebenenfalls ist an dieser Stelle der Einbezug von weiteren Beratungsstellen wie beispielsweise der Opferschutzorganisation Weißer Ring, des Opferschutzbeauftragten der Polizei sowie die Einbeziehung von juristischer Beratung sinnvoll.

Für die Integration der traumatischen Erfahrungen in die Lebensgeschichte könnten im Fall von Frau E. der Fokus gelegt werden auf die Findung neuer Möglichkeiten der Lebensgestaltung, Aufnahme neuer sozialer Beziehungen, Verbesserung der Wahrnehmung von eigenen Bedürfnissen und Selbstfürsorge, Veränderungen im Bereich der Spiritualität. Alle diese Themen sollten schon während des Therapieverlaufes thematisiert werden und nicht »bis zum Ende« aufgehoben werden. Von einer komplexen PTBS Betroffene können Unterstützung im therapeutischen Prozess gebrauchen, um Lebensbereiche neu zu entdecken und Möglichkeiten zu erarbeiten, für die sie noch keine Vorstellung haben.

Tipp für die Praxis: Möglichkeiten bei Therapieabschluss

Die gemeinsame Würdigung des in der Therapie Erreichten und die Herausforderungen, die noch vor Frau E. liegen, werden mehrere Stunden in Anspruch nehmen. Die erreichten und partiell erreichten Therapieziele gemeinsam zu reflektieren und die Würdigung dessen sollte im Vordergrund stehen. Wichtig ist hier, den Abschied konkret und transparent miteinander zu besprechen und diesen gemeinsam zu gestalten. In der ambulanten Therapiesituation können einige Therapiestunden aus dem Kontingent zur Rückfallprophylaxe genutzt werden.

Frau E. ist auf dem Weg, Schemata zu akkommodieren (vgl. die genetische Erkenntnistheorie bei Piaget 1999/1926), die Schritt für Schritt die Assimilation der traumatischen Erfahrung möglich machen. Hierdurch wird der Weg frei, Symptome der Traumastörung zu verändern und ihre Beziehungen neu zu definieren. Wir binden uns im Prozess der Rekonstruktion. Im Verlauf der Behandlung lernt Frau E. im Hier und Jetzt, dass das Leben steuerbar und beeinflussbar ist. Manchmal kommt es allerdings zu Situationen, die unvorhersehbar und unkontrollierbar sind. Ein Abschluss der psychotherapeutischen Behandlung kann sich durchaus in dieser Erkenntnis spiegeln. Beziehungen und Situationen im Leben sind sowohl steuerbar als auch außer Kontrolle.

Schon während des Verlaufs der Akutbehandlung ist es wichtig, den Fokus zu erweitern. Im klinischen Alltag sehen wir diese Betroffenen meist in der Erwerbsminderungsrente und in diversen Betreuungssettings. Die Patienten sind oft multimorbide psychisch und auch meist körperlich erkrankt. Es ist wichtig, sich nicht auf die Behandlung der reinen Symptomebene zurückzuziehen, sondern eine Erweiterung auf Aktivitätseinschränkungen durch die Symptomatik und damit auch Einschränkungen in der Teilhabe im Blick zu haben.

Wie ist der Fall nach dem ICF-Modell zu beurteilen? Wie ist die Beziehung zwischen Psychotrauma und Schädigung der Funktion und Struktur zu beurteilen? Welche Beeinträchtigungen der Aktivität und Teilhabe ergeben sich daraus und welche Kontextfaktoren sind gegeben, die möglicherweise einen Misserfolg der Psychotherapie nach sich ziehen? Diese Fragen sind schon bei Beginn der Akuttherapie zu stellen. Aus didaktischen Gründen erfolgt die Darstellung in Bezug auf die Teilhabeplanung und Rehabilitation von Frau E. im nächsten Kapitel.

In welchen Bereichen können von einer komplexen PTBS Betroffene Einschränkungen in der sozialen und beruflichen Teilhabe erleben? Wo ist Teilhabe vielleicht gar nicht möglich? Und wie können wir Teilhabe wieder möglich machen für die Betroffenen? Dies werden wir im folgenden Kapitel veranschaulichen.

KAPITEL 5

Behandlung und Rehabilitation im integrativen Verlaufsmodell

5.1 Einführung

Die Rehabilitation von Betroffenen einer komplexen PTBS fokussiert auf die Folgen der Krankheit im biopsychosozialen Verständnis. Sozialrechtlich regelt das »Sozialgesetzbuch IX: Rehabilitation und Teilhabe von Menschen mit Behinderungen« (SGB IX) Voraussetzungen, Ansprüche und Gestaltungsspielraum der Rehabilitation. An unserem Fallbeispiel von Frau E. möchten wir aufzeigen, welche Möglichkeiten sich öffnen, wenn parallel oder im Anschluss der Krankenbehandlung rehabilitative Leistungen einbezogen werden. Nach § 5 SGB IX werden zur Teilhabe am Leben in der Gesellschaft folgende Leistungen erbracht:

- Leistungen zur medizinischen Rehabilitation
- Leistungen zur Teilhabe am Arbeitsleben
- Unterhaltssichernde und andere ergänzende Leistungen
- Leistungen zur Teilhabe an Bildung
- Leistungen zur sozialen Teilhabe

Ärzte und Psychologinnen, deren Tätigkeit in der Krankenbehandlung verortet ist, werden durch unser Fallbeispiel angeregt, Teilhabemanagement in ihre Arbeit einzubeziehen und rechtsraumübergreifend zu denken. Ärztinnen und Psychologen, die beruflich in der Rehabilitation verortet sind, werden angeregt, komplexes Teilhabemanagement mit Leistungen der Krankenbehandlung (z.B. einer Richtlinienpsychotherapie) zu verknüpfen. Diese »Rechtsräume«

und Sektoren definieren sich über den § 6 SGB IX, der die Rehabilitationsträger, die für die Leistungen zur Teilhabe aufkommen, aufführt. Hierzu zählen:

- Die gesetzliche Krankenversicherung
- Die Bundesagentur für Arbeit
- Träger der gesetzlichen Unfallversicherung
- Träger der gesetzlichen Rentenversicherung
- Träger der Kriegsopferversorgung/Träger der sozialen Entschädigung
- Träger der öffentlichen Jugendhilfe
- Träger der Eingliederungshilfe

Die Regelung der Zuständigkeit für die verschiedenen Leistungen der Rehabilitation sind sehr komplex. Viele von komplexer PTBS Betroffenen wissen nicht um die Möglichkeit verschiedener Rehabilitationsmaßnahmen. Aus diesem Wissensdefizit heraus ist zu erklären, dass Betroffene keine Leistungen beantragen. Einen hervorragenden Überblick gibt hier das Standardwerk »Rehabilitation« der Bundesarbeitsgemeinschaft für Rehabilitation e. V.« (BAR) von 2018.

Im Folgenden möchten wir zunächst exemplarisch die Möglichkeit der medizinischen Rehabilitation darstellen. Menschen, die von einer komplexen PTBS betroffen sind, können eine medizinische Rehabilitationsmaßnahme durch die gesetzliche Rentenversicherung als ein möglicher Leistungsträger (Deutsche Rentenversicherung DRV) in Anspruch nehmen, wenn deren Erwerbstätigkeit gefährdet oder bedroht ist, Versicherungsbeiträge bezahlt werden sowie in den letzten 4 Jahren vor Aufnahme der Rehabilitation keine Rehabilitation über die DRV bewilligt wurde. Die gesetzliche Krankenversicherung ist Rehabilitationsträger einer medizinischen Rehabilitation, wenn Behinderung oder Pflegebedürftigkeit vermieden, gemindert oder beseitigt werden soll. Grundvoraussetzung ist die Mitgliedschaft in einer gesetzlichen Krankenversicherung. Die Zuständigkeit der gesetzlichen Krankenversicherung ergibt sich meist bei nicht-erwerbstätigen Personen, wie beispielsweise Mütter oder Väter mit Kindern, Rentnern, Schülern oder Studierenden sowie Pflegebedürftigen, die entweder keine Beiträge in die gesetzliche Rentenversicherung eingezahlt haben oder berentet sind. Private Krankenversicherungen definieren über die Tarifgestaltung, ob Leistungen der medizinischen Rehabilitation enthalten sind. Die gesetzliche Unfallversicherung trägt Leistungen zur medizinischen Rehabilitation nach Arbeitsunfällen (beispielsweise Überfall am Arbeitsplatz), Unfällen auf dem Weg zum Arbeitsplatz oder bei der Heimfahrt sowie bei Berufskrankheiten und drohenden Berufskrankheiten. Im Rahmen des Entschädigungsrechtes, hierbei insbesondere des Opferentschädigungsrechtes, kann bei daraus resultierenden physischen und psychischen Schäden durch einen rechtswidrigen Angriff durch Dritte eine Entschädigung erbracht werden. Dies kann auch in Form von medizinischen Rehabilitationsmaßnahmen geschehen. Der Umfang und die Höhe der Leistungen sind noch im Bundesversorgungsgesetz (BVG) geregelt und werden zukünftig im SGB XIV vereinheitlicht. Für den Fall einer Mitgliedschaft in berufsständischen Versorgungswerken gelten unterschiedliche Regelungen, ob diese medizinische Rehabilitationsmaßnahmen vollständig oder anteilig übernehmen. An diesem Beispiel zeigt sich, wie groß die Möglichkeiten sind, rehabilitative Leistungen zu beantragen; allerdings entstehen Barrieren durch die Unüberschaubarkeit und Abgrenzungen der Leistungsträger, die oft zulasten der Betroffenen gehen. Aus diesem Grunde dient das SGB IX als Rehabilitations- und Teilhaberecht als gemeinsamer Bezugspunkt für alle Rehabilitationsträger, der Vereinheitlichung schaffen soll. Allerdings liegen Rechtslage und Umsetzung aus unserer klinischen Erfahrung weit auseinander.

Die Zuständigkeit der Leistungsträgerschaft für die berufliche Rehabilitation, soziale Rehabilitation sowie Teilhabeleistungen des Anspruchs auf Bildung sind vergleichbar kompliziert, sodass wir auf die Tools der Leistungsträger verweisen. Die Wissens- und Kompetenzentwicklung der Akteure im Gesundheitswesen ist sehr relevant und wird in den Ausbildungsgängen unvollständig behandelt, sodass Ärzte und Psychologen bei Eintritt in das Berufsleben wenig Wissen über Rehabilitation erworben haben. Die Deutsche Rentenversicherung hat für Ärzte ein Internetportal zur Verfügung gestellt, in dem die wichtigsten Fragen zum Thema Rehabilitation beantwortet werden unter www.rehainfo-aerzte.de

Tipp für die Praxis: Wer ist mein zuständiger Rehabilitationsträger?

Auf der Website der Bundesarbeitsgemeinschaft für Rehabilitation (BAR e.V.) findet sich der Reha-Zuständigkeitsnavigator: www.reha-zustaendigkeitsnavigator.de

Nachdem wir den Verlauf der Behandlung und Rehabilitation an einem Fallbeispiel beschrieben haben, konstatieren wir, dass es zu Verzögerungen an den Schnittstellen der sozialrechtlichen Systemgliederung kommt. Die Ursachen liegen in der Schwierigkeit, eine Teilhabestörung frühzeitig zu identifizieren, Versorgungsengpässe im Gesundheitswesen zu überwinden und Optimierungen für Verzögerungen durch das Antragsverfahren zu finden. Akteurinnen des Gesundheitswesens haben die Möglichkeit, Betroffene zu beraten und Antragsverfahren zu unterstützen. Der Abschlussbericht der BAR macht jedoch darauf aufmerksam, dass bis dato trägerübergreifende einheitliche Maßstäbe sowie systematische und standardisierte Arbeitsmittel in den Beratungsprozessen zum Teilhabebedarf und eine größere Professionalisierung in diesem Themenbereich fehlen (BAR 2015). Von Zugangsbeschränkungen in den Versorgungsbereichen der Rehabilitation berichtet auch der dritte Teilhabebericht, der im Jahr 2021 aus dem Bundesministerium für Arbeit und Soziales hervorging. Dieser stellt fest, dass lediglich 3,8% der beeinträchtigten Menschen das Gefühl haben, die erforderliche Beratung und Behandlung in einer Einrichtung der Rehabilitation zu erhalten. Menschen mit einer selbsteingeschätzten Behinderung kommen demnach auf 7,2%. Ähnlich häufig konstatieren Menschen mit erhöhtem Unterstützungsbedarf, dass es in Deutschland eine Informations- und Behandlungslücke im Hinblick auf Sozialleistungen gebe.

In diesem abschließenden Kapitel stellen wir dar, wie die Versorgung der komplexen PTBS aus Sicht von rechtskreisübergreifenden Behandlungs- und Rehabilitationspfaden gestaltet werden kann.

Wir greifen auf unser Verlaufsmodell zurück und verstehen Kuration und Rehabilitation als Verlaufsprozess mit modularem Aufbau. Wir unterscheiden Sektoren der ambulanten, teil- und stationären Krankenbehandlung. Unter rechtskreisübergreifender Versorgung verstehen wir z. B. die Organisation der Überleitung einer Krankenbehandlung im Rahmen des SGB V in eine medizinische Rehabilitation zulasten der gesetzlichen Rentenversicherung (SGB VI). Die Wiedereingliederung in das Berufsleben spielt hierbei eine zentrale Rolle.

Definition: Rechtskreisübergreifende Versorgung

Unter rechtskreisübergreifender Versorgung verstehen wir die Überwindung von Schnittstellen, die durch Leistungsträgerwechsel entstehen, z. B. von gesetzlicher Krankenversicherung zu gesetzlicher Rentenversicherung.

Die komplexe PTBS und ihre Verlaufstypen führen häufig zu Beeinträchtigungen der Aktivität und Teilhabe, die zu besonderen beruflichen Problemlagen führen können. Dabei ist es wichtig, zwischen der Gesundheitsstörung (ICD-11) und den Gesundheitsfolgen (ICF) zu unterscheiden.

Wir vertreten die These, dass die Gesundheitsfolgen der komplexen PTBS nur dann auf Dauer verbessert werden können, wenn neben der kurativen Zielsetzung auch die psychosozialen Beeinträchtigungen bei der Bedarfsfeststellung, Zielformulierung und Umsetzung rehabilitativer Leistungen Berücksichtigung finden.

Durch die Zunahme von psychischen Störungen kommt es zu einer Steigerung von kurativen und rehabilitativen Leistungen sowie zu einer Steigerung der Lohnersatzleistungen. Es kommt zu Kapazitätsverdichtungen von kurativen und rehabilitativen Leistungen auf dem Gebiet der Psychiatrie und Psychotherapie, daraus resultierend wäre ein effizienterer Einsatz der bestehenden Ressourcen sinnvoll. Insbesondere kommt es an der Schnittstelle von Berufsleben und Berentung zu einer Vorverlagerung der Transition in spätere Lebensdekaden. Sozialrechtlich ist die Gewährung von kurativen und rehabilitativen Leistungen eng mit dem Teilhabebegriff verbunden. Wir befinden uns in einem Lernprozess, die Terminologie der kurativen Medizin, um den biopsychosozialen Ansatz zu erweitern. Im nächsten Abschnitt setzten wir den Schwerpunkt auf die sozialrechtliche Perspektive, die durch das Bundesteilhabegesetz (BTHG) neue Akzente bekommen hat.

Die Politik des Traumas gewinnt aus heutiger Sicht die Perspektive der Rehabilitation. Über die Anerkennung des erlittenen Leides hinaus geht es um die Implementierung des Teilhabebegriffs. Die biomedizinisch ausgerichtete Begriffsprägung einer klassischen oder komplexen PTBS gewinnt durch die ICF eine biopsychosozial ausgerichtete Ausdrucksform. Entschädigung und Anerkennung definieren sich nicht (ausschließlich) über monetäre Ersatzleistungen, sondern über den Anspruch auf Teilhabe, der im SGB IX geregelt ist.

5.2 Bedarfsfeststellung in der Sprache der ICF

Wir haben in den vorherigen Kapiteln Frau E. kennengelernt und sie auf ihrem Weg der Akutbehandlung begleitet. Im Verlauf der Behandlung stellte sich die Frage, auf welche Weise die Aktivität und Teilhabe von Frau E. beeinträchtigt ist und welche Barriere- und Förderfaktoren darauf einwirken. Hieraus erfolgt dann die Bedarfsfeststellung in Bezug auf die Rehabilitationsmaßnahmen.

Über die medizinische Diagnose der komplexen PTBS hinaus konzentrieren wir uns jetzt auf die funktionale Gesundheit auf der Grundlage der Internationalen Klassifikation der Funktionsfähigkeit, Behinderung und Gesundheit (ICF) am Beispiel von Frau E. Die biomedizinisch geprägte Sprache der ICD-11 wird jetzt um die Sprache der ICF ergänzt. Hierdurch gewinnen wir ein komplementär ausgerichtetes Paar diagnostischer Klassifikationssysteme. Wir erinnern uns: Frau E. leidet unter einer komplexen posttraumatischen Belastungsstörung (ICD-11 6B41) vom dissoziativen Verlaufstyp mit dissoziativer Amnesie (6B61) und depressiven Verlaufstyp mit rezidivierender depressiver Episode, gegenwärtig schwere Episode ohne psychotische Symptome (6A71.3).

Wir beschreiben das Störungsbild auf der Grundlage des biopsychosozialen Modells der ICF (Abb. 5-1). Der Fokus richtet sich auf die Gesundheitsstörung im Wechselwirkungsmodell (▸ Abb. 1-1 in Kap. 1.6) und wie sich diese auf die verschiedenen Komponenten der ICF auswirken. Wir beginnen mit der Beschreibung, welche Auswirkungen der Gesundheitsstörung auf die Komponente der Körperfunktion und Struktur hat. In einem zweiten Schritt beschreiben wir die Auswirkungen auf die Komponente Aktivität und Teilhabe. Anschließend legen wir dar, welche Förder- und Barrierefaktoren der Umwelt vorhanden sind. Sie können die Funktionsfähigkeit günstig oder ungünstig beeinflussen. Analog können sich Persönlichkeitsfaktoren entweder als Förder- oder als Barrierefaktoren auswirken. Hierbei spielt es keine Rolle, dass die Persönlichkeitsfaktoren der ICF noch nicht abschließend definiert sind.

Komponente der Funktion und Struktur. Frau E. weist in dieser Komponente erheblich Schädigungen im Bereich der psychomentalen Funktionen auf. Diese werden in der ICF im Kapitel »globale mentale Funktionen« (b110–139) und in den »spezifischen mentalen Funktionen« (b140–189) kodiert. Das Ausmaß der Schädigung wird hier mit einer negativen Skala kodiert. Bei nicht vorhandener Schädigung wird dies mit xxx.0 kodiert. Weitere Kodierungen des Schädigungsausmaßes sind: xxx.1 Schädigung leicht ausgeprägt, xxx.2 Schädigung mäßig ausgeprägt, xxx.3 Schädigung erheblich ausgeprägt und xxx.4 Schädigung voll ausgeprägt. In der Sprache der ICF äußern sich die Schädigungen von Frau E. beispielhaft wie folgt:

Die Kontinuität des Bewusstseins kann bei dissoziativen Symptomen (B1101.3) gestört sein. Insbesondere Funktionen von Temperament und Persönlichkeit (z. B. psychische Stabilität b1263.3), Funktionen der psychischen Energie und des Antriebes (b1300.3) sowie Funktionen des Gedächtnisses (z. B. B1442.2) sind reduziert bei der komplexen PTBS-Symptomatik.

Der Schlaf (b143.3) sei seit Längerem von Ein- und Durchschlafstörungen sowie Albträumen gestört.

Auch die spezifischen mentalen Funktionen, die die Kontrolle über motorische und psychische Vorgänge auf körperlicher Ebene betreffen, sind geschädigt: hierbei z. B. die psychomotorische Kontrolle (b1470.3). Die Schädigung der emotionalen Funktionen spiegelt sich auf mehreren Ebenen wider (z. B. Affektkontrolle b1521.3). Dies spiegelt sich in der komplexen PTBS-Symptomatik der negativen Affektivität und Affektregulationsproblemen wider.

Bei Frau E., die von einer komplexen PTBS vom dissoziativen Verlaufstyp betroffen ist, kommt es auch intermittierend zu Funktionsschädigungen der Wahrnehmung, z. B. der auditiven Wahrnehmung (b1560.3). Die Funktionen des Denkens können in Bezug auf formale und inhaltliche Denkabläufe verändert sein. Die höheren kognitiven Funktionen können im Rahmen der Gesundheitsprobleme geschädigt sein, hier z. B. Funktionen, die die kognitive Flexibilität betreffen (b1643.3).

Frau E. leide häufig unter Schmerzen, insbesondere Kopfschmerzen (b280.2).

Komponente der Aktivität und Teilhabe. Frau E. ist in einer Filiale einer großen Bäckereikette in einem Hauptbahnhof eingesetzt. Sie arbeitet im 3-Schicht-System mit wechselnden Schichten. Die Filialleitung habe sie im Blick, da sie viele Fehlzeiten habe. Wenn viele Kunden auf einmal etwas von ihr wollten, stehe sie auf einmal neben sich und beobachte sich, wie sie roboterhaft deren Wünsche abarbeite.

Die Kodierung der einzelnen Aktivitäten hinter dem Punkt zeigt die Probleme der Leistung und Leistungsfähigkeit an: xxx.0 kein Problem, xxx.1 Problem leicht ausgeprägt, xxx.2 Problem mäßig ausgeprägt, xxx.3 Problem erheblich ausgeprägt, xxx.4 Problem voll ausgeprägt, xxx.8 nicht spezifiziert und xxx.9 nicht anwendbar.

In der Beschreibung der Auswirkungen auf die Komponenten der Aktivität und Teilhabe ist es hilfreich, jedes einzelne Kapitel zu betrachten und die darin enthaltenden Beeinträchtigungen mithilfe der ICF zu beschreiben.

Im Bereich der Aktivitäten *Lernen und Wissensanwendung* habe sie folgende Probleme mit der Leistungsfähigkeit: Aufmerksamkeit zu fokussieren (d160.2), Probleme zu lösen (d175.3) und Entscheidungen im beruflichen wie häuslichen Alltag zu treffen (d177.3).

In den Aktivitäten der *Allgemeinen und Anforderungen* falle es ihr

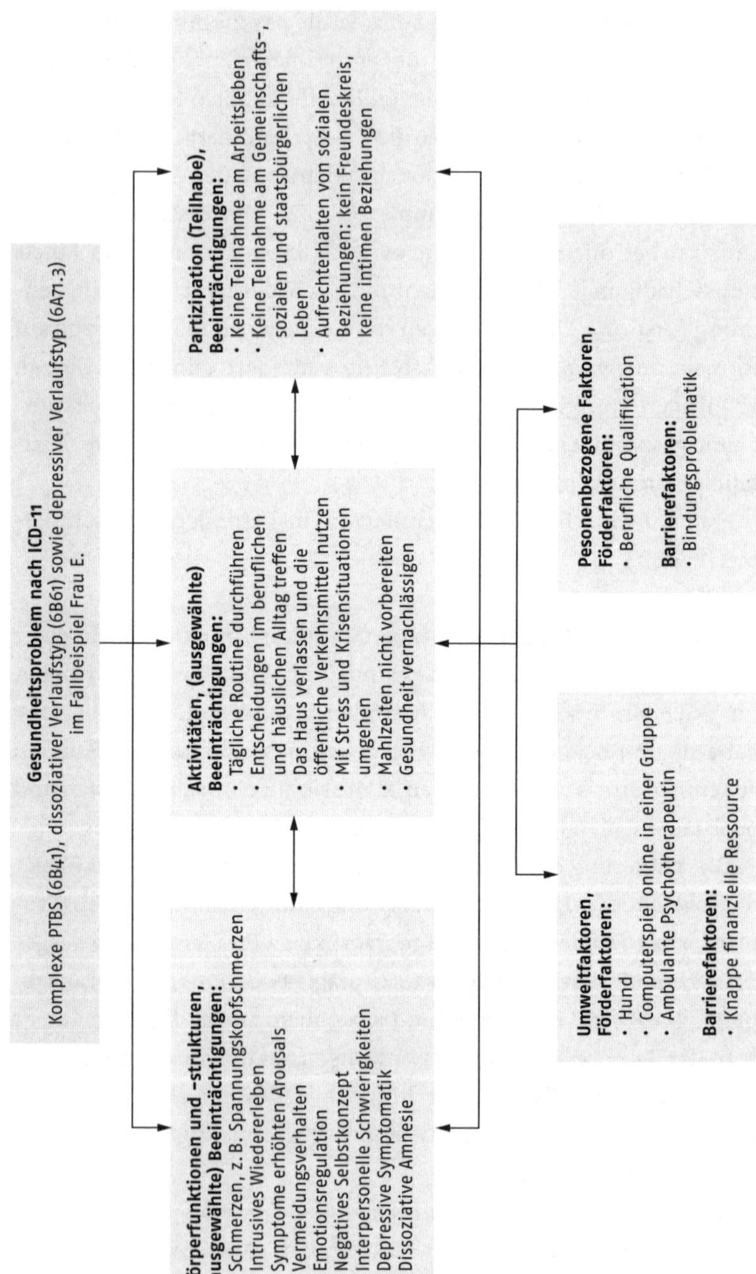

Abb. 5-1 Darstellung des Fallbeispiels Frau E. im biopsychosozialen Wechselwirkungsmodell der ICF

schwer, mit Stress und psychischen Anforderungen umzugehen (d240.2).

Aktivität der Kommunikation: Es falle Frau E. schwer, Konversation zu betreiben (d350.2), insbesondere eine Unterhaltung aufrechterhalten (d3501.3) sei für sie herausfordernd.

Aktivität der Mobilität: In öffentlichen Verkehrsmitteln fühle sie sich unwohl (d470.2).

Bei den *Aktivitäten der Selbstversorgung* gebe es folgende Beeinträchtigungen: Im Bereich des häuslichen Lebens gebe es Defizite der Mahlzeitenvorbereitung (d630.2) und Hausarbeiten erledige sie nur mit großer Mühe (d640.3).

Die *interpersonellen Interaktionen und Beziehungen* fallen Frau E. ausgesprochen schwer. Hierbei sind die allgemeinen und speziellen interpersonellen Aktivitäten (d710 bis d729) deutlich eingeschränkt z. B. komplexe interpersonelle Interaktionen, insbesondere Beziehungen eingehen (d7200.4). Einen Freundeskreis habe Frau E. nicht (d7504.3). Lose Bekannte gebe es im Rahmen eines Online-Computerspiels.

Wenn Frau E. es gar nicht aushalte, lasse sie sich beim Hausarzt krankschreiben. Aktuell sei Frau E. seit 8 Wochen arbeitsunfähig erkrankt und seit 2 Wochen im Krankengeldbezug. *Bedeutende Lebensbereiche Arbeit:* Aktuell könne sie keine Vollzeitbeschäftigung ausüben (d8502.4).

Es findet keine Teilnahme am Gemeinschafts-, sozialen und staatsbürgerlichen Leben teil (d910.4).

Positive und negative Kontextfaktoren. Unter Kontextfaktoren versteht man umwelt- und personenbezogene Faktoren, welche in Förder- und Barrierefaktoren differenziert werden können. Analog zur Beurteilung von Aktivität und Teilhabe dient die erste Stelle nach dem Punkt bei den Barrieren als Beurteilungsmerkmal: xxx.0 Barriere nicht vorhanden, xxx.1 Barriere leicht ausgeprägt, xxx.2 Barriere mäßig ausgeprägt, xxx.3 Barriere erheblich ausgeprägt, xxx.4 Barriere voll ausgeprägt, xxx.8 Barriere nicht spezifiziert, xxx.p nicht anwendbar. Im Unterschied zu den Barrierefaktoren werden die Förderfaktoren folgendermaßen kodiert: xxx+0 Förderfaktor nicht vorhanden, xxx+1 Förderfaktor leicht ausgeprägt, xxx+2 Förderfaktor mäßig ausgeprägt, xxx+3 Förderfaktor erheblich ausgeprägt, xxx+4 Förderfaktor voll ausgeprägt, xxx+8 Förderfaktor nicht spezifiziert, xxx+9 nicht anwendbar.

Für die personenbezogenen Faktoren liegt durch die WHO noch keine Klassifikation vor. Personenbezogene Faktoren sind allgemeine Merkmale einer Person. Auch diese können Förder- und Barrierefaktoren darstellen. Bei Frau E. sind ihr Alter, Geschlecht, Faktoren der Persönlichkeit, sozialer Status und die berufliche Qualifikation (abgeschlossene Berufsausbildung, langjährige Arbeitserfahrung) als personenbezogene Faktoren zu nennen.

Als *Förderfaktoren* (positive Kontextfaktoren) können bei Frau E. festgestellt werden, dass ihr Hund (e350+3: Domestizierte Tiere) eine große Unterstützung sei. Sie gehe gerne mit ihrem Hund spazieren und versorge diesen liebevoll. An guten Tagen spiele sie ein Computerspiel online in einer Gruppe, die sie als unterstützend wahrnehme (e425+2: Individuelle Einstellung von Peers). Sie habe schon ein wenig Vertrauen in ihre ambulant behandelnde Psychotherapeutin finden können (e355+2: Fachleute der Gesundheitsberufe).

Ein *Barrierefaktor* (negative Kontextfaktoren) sind die knappen finanziellen Ressourcen (e1650.3: Finanzielle Vermögenswerte). Frau E. arbeitet als Bäckereifachverkäuferin im Schichtdienst und verdient lediglich Mindestlohn.

Eine ICF-orientierte Anamnese und aktivitätenorientierte Therapiezielplanung in der medizinischen Rehabilitationsbehandlung bei komplexer PTBS

Auf der Ebene der Schädigung berichtete Frau E. über Symptome erhöhten Arousals, insbesondere Schreckhaftigkeit und Reizbarkeit, Wiedererleben der traumatischen Erlebnisinhalte bei verschiedenen traumaassoziierten Triggern sowie Vermeidungsverhalten. Sie leide unter Ein- und Durchschlafstörungen mit ereignisassoziierten Albträumen. Das Traumakriterium ist erfüllt. Frau E. litt unter jahrelang andauernder physischer und psychischer Misshandlung durch eine primäre Bezugsperson während Kindheit und Jugend.

Die Schädigung der Funktionen der Selbstorganisation zeigt sich bei Frau E. z. B. mit einem ausgeprägten negativen Bild von sich selbst. In

Hochstresssituationen komme es zu ausgeprägtem Depersonalisationserleben. Außerdem sei die Fähigkeit, besonders negative Affekte zu regulieren, deutlich eingeschränkt. Dann komme es zu selbstverletzendem Verhalten als Bewältigungsversuch. Frau E. könne keine Beziehung zu anderen Menschen aufnehmen und habe eine negative Sicht auf ihre Umgebung.
Es komme häufig zu verschiedenen Schmerzzuständen, insbesondere an den Gelenken. Häufig leide sie unter Spannungskopfschmerzen. Es bestehen Hinweise auf dissoziative Symptome im Sinne erhöhter alltäglicher Dissoziationsneigung mit amnestischen Zuständen. Frau E. habe phasenweise Konzentrationsschwierigkeiten und sei vergesslich. Dieses wurde auch in den hiesigen Gesprächen deutlich. Die dargestellten Beschwerden führen zur Beeinträchtigung der sozialen und beruflichen Teilhabe.

- Frau E. beklagt Schwierigkeiten bezüglich ihrer Konzentration und Aufmerksamkeit. Dadurch komme es zu Problemen in der Wissensanwendung sowie bei der Bewältigung von Mehrfachaufgaben (Lernen und Wissensanwendung).
- Durch eine reduzierte psychophysische Belastbarkeit falle es ihr schwer, mit Stress und anderen Aufgaben psychischen Anforderungen umzugehen. Sie bemerke, dass sie kaum noch Entscheidungen treffen könne. (Allgemeine Aufgaben und Anforderungen)
- Frau E. ist eingeschränkt in der Fähigkeit, mit mehreren Menschen gleichzeitig zu kommunizieren. Dies erschöpfe sie und sie benötige lange Erholungsphasen. (Kommunikation)
- Das Benutzen öffentlicher Verkehrsmittel falle der Rehabilitandin schwer aufgrund von Symptomen erhöhten Arousals. (Mobilität)
- Auf ihre Ernährung und Fitness versuche die Rehabilitandin zu achten, es gelinge ihr aber derzeit nur teilweise. (Selbstversorgung)
- Aufgrund des mangelnden Antriebes und Ängsten vor dem Herausgehen, schaffe sie es meistens nicht, allein einzukaufen. Bei den Hausarbeiten geschehe nur das Nötigste. (Häusliches Leben)
- Aktuell habe die Rehabilitandin keine sozialen Kontakte außer ihrer Nachbarin, die auch gerade ihren Hund versorge. (Interpersonelle Interaktionen und Beziehungen)
- Frau E. ist schon länger arbeitsunfähig erkrankt. (Bedeutende Lebensbereiche Arbeit)
- Sie nehme in diesem Aktivitätenbereich nicht teil. (Gemeinschafts-, soziales und staatsbürgerliches Leben)

Mit Frau E. wurden auf der Basis der ICF folgende Therapieziele vereinbart:

- Verbesserung der psychomentalen Funktionen, vor allem
  - Reduktion der traumaspezifischen Schädigung psychomentaler Funktionen, insbesondere durch Stabilisierung
- Förderung der Aktivität und Teilhabe
  - Insbesondere hinsichtlich interpersoneller Interaktionen und Beziehungen und dem häuslichen Leben
  - Förderung der beruflichen Teilhabe
- Förderung Kontextfaktoren
  - Umweltfaktoren: Teilnahme an Hundesportgruppe
  - Persönliche Faktoren: Motivation und Kognition
- Abbau Barrierefaktoren
  - Stabilisierung finanzielle Situation

5.3 Leistungen der Rehabilitation

Auf der Grundlage der Fallvignette wollen wir uns jetzt auf die Leistungen zur Rehabilitation und Teilhabe gemäß SGB IX konzentrieren. Zutritt zu Leistungen für eine medizinische Rehabilitation bietet die Gesundheitsstörung auf der Grundlage der ICD-11. Welche Leistungen sinnvoll sind, leiten sich aus der Bedarfsfeststellung und Rehabilitationsprognose ab. Ausgangspunkt für die Teilhabeplanung sind »die Lebensbereiche, an denen der Patient aus seiner subjektiven Sichtweise teilhaben möchte und in denen er sich derzeit beeinträchtigt fühlt« (Frieboes et al. 2005, S. 145).

Bei der Entscheidung über die Leistungen und bei der Ausführung der Leistungen zur Teilhabe soll den Wünschen der Leistungsberechtigten entsprochen werden (§ 8 Abs. 1 SGB IX). Für die funktionsbezogene Feststellung und Instrumente zur Ermittlung des Rehabilitationsbedarfs ist der Rehabilitationsträger verantwortlich (§ 13 SGB IX). Auf der Grundlage der skizzierten Beeinträchtigung der Teilhabe sind Leistungen der medizinischen Rehabilitation indiziert. Die Erwerbsfähigkeit von Frau E. als Fachverkäuferin ist bedroht. Wird während einer Leistung zur medizinischen Rehabilitation erkennbar, dass der bisherige Arbeitsplatz gefährdet ist, wird mit den Betroffenen sowie dem zuständigen Rehabilitationsträger unverzüglich geklärt, ob Leistungen zur Teilhabe am Arbeitsleben erforderlich sind (§ 10, Abs. 2, SGB IX). Im Anschluss der medizinischen Rehabilitation erfolgen Leistungen zur Teilhabe am Arbeitsleben. Frau E. hätte die Möglichkeit, sich zu den im Folgenden vorgeschlagenen Maßnahmen neben der Beratung durch den Rehabilitationsträger eine beim Bundesministerium für Arbeit und Soziales unabhängige ergänzende Beratung zu den Teilhabeleistungen einzuholen (§ 32 SGB IX).

Ziel der medizinischen Rehabilitation ist es, den Gesundheitsschaden, der die Erwerbsfähigkeit bedroht, mit medizinischen Maßnahmen zu vermeiden, zu mindern und eine Verschlimmerung zu verhüten (§ 4 Abs. 1 SGB IX).

Tipp für die Praxis: Antrag auf medizinische Rehabilitation bei der Deutschen Rentenversicherung (DRV)

Welche Voraussetzungen müssen für eine medizinische Rehabilitation durch die DRV *gegeben sein?*

Es gibt drei Kernkriterien: Es muss ein Rehabilitationsbedarf auf der Grundlage der ICF festgestellt werden; die Rehabilitationsfähigkeit muss gegeben sein und eine positive Rehabilitationsprognose muss bestehen, die sich aus Sicht der DRV an der Erwerbsprognose orientiert.

Wer schlägt die Rehabilitation vor?

Wir empfehlen allen Therapeuten, dem Betroffenen medizinische Rehabilitationen vorzuschlagen, wenn Behinderung besteht oder droht. Ist der Betroffene im Krankenstand, so ist die Indikation einer Krankenbehandlung bzw. die besondere Notwendigkeit einer medizinischen Rehabilitation zu prüfen.

Wer beantragt die medizinische Rehabilitation?

Alle Leistungen der Rehabilitation werden vom Betroffenen selbst beantragt.

Welcher Antragsteil wird von Ärztinnen und Psychotherapeuten übernommen?

Es wird das Formular »S0051 – Ärztlicher Befundbericht zum Antrag auf Leistungen zur Teilhabe« ausgefüllt und an die DRV versendet.

Die Deutsche Rentenversicherung ermöglicht eine wohnortnahe medizinische Rehabilitation für Versicherte. Voraussetzung ist, dass Frau E. einen Antrag an die Deutsche Rentenversicherung stellt. Frau E. hat noch nie eine medizinische Rehabilitation absolviert. Sie ist seit dem 18. Lebensjahr sozialversicherungspflichtig beschäftigt und hat somit 16 Jahre Versicherungszeit erreicht. In den vergangenen 2 Jahren vor der Rehabilitationsaufnahme wurden durchgehend Beiträge zur Deutschen Rentenversicherung gezahlt. Die Erwerbsfähigkeit ist gefährdet. Es liegen keine Ausschlussgründe vor. Vor diesem Hintergrund ist die Voraussetzung für die Bewilligung einer medizinischen Rehabilitation gegeben. Frau E. wird eine ganztägig ambulante medizinisch-beruflich orientierte Rehabilitation absolvieren.

Was ist der Unterschied zwischen der Krankenbehandlung und der medizinischen Rehabilitation? Medizinische Rehabilitationen haben grundsätzlich zur Aufgabe, die Krankheitsfolgen unter Verwendung »medizinischer Methoden« zu rehabilitieren. Zu diesem Zweck umfasst die medizinische Rehabilitation einen ärztlich geleiteten therapeutischen und einen gutachterlichen Teil, der mit einer sozialmedizinischen Beurteilung abschließt. Zu Beginn steht die Rehabilitationsdiagnose, die sich an der Frage orientiert, welche Gesundheitsstörung die Teilhabe (am Arbeitsleben und in der Gesellschaft) am meisten beeinträchtigt? Am Beispiel von Frau E. ist die komplexe PTBS vom dissoziativen und depressiven Verlaufstyp für die Beeinträchtigung der Aktivität und Teilhabe entscheidend. Hieraus ergibt sich die Zielsetzung der medizinischen Rehabilitation, die sich an den Komponenten der ICF orientiert. Hierbei haben wir die beste praktische Erfahrung gemacht, eine Zielsetzung aus der Komponente Funktion und Struktur, eine Zielsetzung aus der Komponente Aktivität und Teilhabe und eine Zielsetzung zur Verbesserung von Förderfaktoren bzw. Beseitigung von Barrieren zu definieren.

Die Verbesserung der mentalen Funktionen erfolgt durch Linderung der Grundsymptome der komplexen PTBS einschließlich Verbesserung der Affektregulation und des negativen Selbstbildes. Die Verbesserung der Aktivität und Teilhabe fokussiert insbesondere auf die interpersonelle Interaktion und Beziehungsgestaltung, die durch die komplexen Beziehungsstörungen beeinträchtigt sind. Die Anstellung als Bäckereifachverkäuferin mit Schichtdienst ist als negativer Kontextfaktor zu bewerten, sodass die Förderung der beruflichen Teilhabe z. B. durch eine Vorbereitung einer beruflichen Rehabilitation eine wesentliche Zielsetzung der medizinischen Rehabilitation ist. Die Durchführung der medizinischen Rehabilitation ist ärztlich geleitet und interdisziplinär ausgerichtet. Die medizinische Rehabilitation orientiert sich an der Zielsetzung, die Teilhabe zu verbessern, und bezieht alle medizinischen sowie therapeutischen Gruppierungen ein, um dieses Ziel zu erreichen. Hierzu gehören neben der ärztlichen Leitung z. B. psychologische Psychotherapeutinnen, Physiotherapeuten, Ergotherapeutinnen, Sporttherapeuten, Pflegefachkräfte und insbesondere das Teilhabemanagement. Als Rehabilitationsteam geht es sowohl um den therapeutischen Prozess als auch um die sozialmedizinische Begutachtung mit Empfehlung der Weiterversorgung. Dies kann zu einem Spannungsfeld werden, wenn dem Rehabilitanden nicht von Beginn der Rehabilitation transparent kommuniziert wird, dass im Rahmen der Rehabilitation eine Leistungseinschätzung erfolgt.

Sozialmedizinische Beurteilung. Die sozialmedizinische Beurteilung der Leistungsfähigkeit eines Rehabilitanden stellt die Weichen für weitere Leistungsbereiche des jeweiligen Leistungsträgers und steht in der Letztverantwortung des Rehabilitationsmediziners, die Urteilsbildung ist eine Teamleistung auf der Grundlage der Sprache der ICF. Das Fähigkeitsprofil in Bezug auf die mögliche berufliche Teilhabe wird an dieser Stelle beschrieben und hat für den Rehabilitanden weitreichende Konsequenzen. Beurteilt wird zunächst die zuletzt ausgeübte sozialversicherungspflichtige Tätigkeit. Nachfolgend erfolgt eine Beurteilung der Leistungsfähigkeit auf dem allgemeinen Arbeitsmarkt. Diese sozialmedizinische Einschätzung zu Beginn des Rehabilitationsberichtes stellt ein ärztliches Gutachten für die Deutsche Rentenversicherung dar. Es gilt, einzuschätzen, wie das individuelle qualitative und das quantitative Leistungsvermögen des Rehabilitanden nach Abschluss der medizinischen Rehabilitationsmaßnahme oder im Rahmen einer sozialmedizinischen Begutachtung zu beurteilen ist.

> »Es sind die Fähigkeiten zu beschreiben, über die die Probanden unter Berücksichtigung der festgestellten Funktionseinschränkungen im Hinblick auf die noch leistbare körperliche Arbeitsschwere, Arbeitshaltung und Arbeitsorganisation (noch) verfügen (positives Leistungsbild) bzw. welche krankheitsbedingt nicht (mehr) bestehen (negatives Leistungsbild).« (Deutsche Rentenversicherung 2018a, S. 41).

In der Beurteilung der qualitativen Leistungsfähigkeit wird zwischen vorhandenen Fähigkeiten und Einschränkungen differenziert. Beim positiven Leistungsvermögen ist die körperliche Arbeitsschwere in den Abstufungen »schwer«, »mittelschwer«, »leicht bis mittelschwer« sowie »leicht« zu differenzieren (Arbeitsschwere nach REFA Verband für Arbeitsgestaltung, Betriebsorganisation und Unternehmensentwicklung e. V.). In der Arbeitsorganisation geht es vor allem um die Organisation von möglicher Schichtarbeit, wobei nach Tag-, Früh-/Spät- sowie Nachtschicht differenziert wird. Rehabilitanden mit einer komplexen PTBS sind häufig von Ein- oder Durchschlafstörungen und Parasomnien betroffen, sodass häufig kein Leistungsvermögen für eventuelle Tätigkeiten im Rahmen einer Nachtschicht besteht. Auch können Wechselschichten für Betroffene von komplexer PTBS nicht möglich sein aufgrund der genannten Symptomatik.

Positive wie negative Leistungsmerkmale müssen schlüssig aus den beschriebenen Gesundheitsstörungen der sozialmedizinischen Epikrise zu entnehmen sein. Leistungseinschränkungen sind aus der Beschreibung der Beeinträchtigung von Körperfunktionen und den damit verbundenen Aktivitätseinschränkungen zu formulieren. Bei Menschen, die von einer komplexen PTBS betroffen sind, sind dies vornehmlich psychomentale Funktionen.

Tipp für die Praxis: Sozialmedizinische Beurteilung

In der sozialmedizinischen Leistungsbeurteilung können folgende Merkmale nicht einbezogen werden: Vermittelbarkeit am Arbeitsplatz, z. B. aufgrund fehlender Sprachkenntnisse, aktuelle Arbeitslosigkeit, das Lebensalter des Rehabilitanden, eine eventuelle Doppelbelastung durch Kindererziehung oder Pflege von Angehörigen, die

Anerkennung eines Grads der Behinderung (GdB) oder einer Minderung der Erwerbsfähigkeit (MdE Berufsgenossenschaft).

Zentral ist also die Beurteilung nach der Leistungsfähigkeit des Rehabilitanden für das Erwerbsleben und ob dieser durch Krankheit oder Behinderung beeinflusst oder bedroht wird. Hierbei ist das Leistungsvermögen im Rahmen der letzten beruflichen Tätigkeit und auf dem allgemeinen Arbeitsmarkt zu unterscheiden.

Es muss eine Aussage zum quantitativen Leistungsvermögen bezüglich der letzten sozialversicherungspflichtigen Tätigkeit sowie auf dem allgemeinen Arbeitsmarkt getroffen werden. Hierzu sind von der Rentenversicherung drei zeitliche Abstufungen vorgegeben: unter 3 Stunden, 3 bis unter 6 Stunden sowie über 6 Stunden (täglich). Ausgegangen wird bei der Beurteilung immer von einer möglichen Vollzeitbeschäftigung, gleichwohl manche Rehabilitanden vorher in Teilzeitbeschäftigungen gearbeitet haben. Eine vor Rehabilitationsbeginn vorliegende Arbeitsunfähigkeit ist nicht gleichzusetzen mit einem aufgehobenen Leistungsvermögen. Einschränkungen im quantitativen Leistungsvermögen ergeben sich aus Funktions- und Aktivitätsstörungen mit fehlenden oder nicht ausreichenden Kompensationsmechanismen und Beeinträchtigungen in der Leistungskontinuität insbesondere bei psychischen Störungsbildern (Cibis 2011).

Die Begutachtung umfasst die Beurteilung, ob nach Entlassung aus der medizinischen Rehabilitation eine Arbeitsunfähigkeit vorliegt oder nicht. Aus praktischer Sicht ist dies sehr relevant, dass Empfänger von Arbeitslosengeld II danach beurteilt werden, ob sie auf dem allgemeinen Arbeitsmarkt mindestens 3 Stunden täglich einer Erwerbstätigkeit nachgehen können. Ist dies der Fall, so ist Arbeitsfähigkeit gegeben. Gemäß der Arbeitsunfähigkeits-Richtlinie des Gemeinsamen Bundesausschusses (G-BA 2021a) gibt es differenzierte Regelungen. Da Frau E. über einen Arbeitsplatz verfügt, ist sie als arbeitsunfähig in Bezug auf die letzte berufliche Tätigkeit zu bewerten. Hierbei ist äußerst relevant, dass die Beurteilung der Leistungsfähigkeit bezogen auf den allgemeinen Arbeitsmarkt mit mehr als 6 Stunden zu bewerten ist, um sicherzustellen, dass Frau E.

belastbar genug ist, eine berufliche Rehabilitationsleistung bewilligt zu bekommen.

Tipp für die Praxis: Arbeitsfähigkeit vor Reha ausschlaggebend

Für die sozialmedizinische Beurteilung in der medizinischen Rehabilitation ist die Ausgangslage vor Aufnahme in die Rehabilitation maßgeblich, also ob der Rehabilitand in einem Arbeitsverhältnis steht oder Leistungen nach dem Arbeitslosengeld II bezieht.

Dauer der Leistungseinschränkung. Im SGB VI (Gesetzliche Rentenversicherung) wird die maximale Dauer der Befristung einer Erwerbsminderungsrente nach § 102 mit 9 Jahren beschrieben. Nach diesem Zeitraum wird von einer dauerhaften Leistungsminderung ausgegangen. Zuvor werden Renten aufgrund von Erwerbsminderung zeitlich befristet. Häufig ist bei der ersten Berentung die zeitliche Begrenzung 1 Jahr bis zu maximal 3 Jahre. Eine angenommene dauerhaft bestehende Leistungsminderung ist ausführlich zu begründen. Diese kann aber auch schon vorher bestehen, »wenn unwahrscheinlich ist, dass die Minderung der Erwerbsfähigkeit behoben werden kann« (Deutsche Rentenversicherung 2018a, S. 45).

Erwerbsminderungen werden angestoßen, wenn die Belastbarkeit auf dem allgemeinen Arbeitsmarkt unter 3 Stunden liegt. Im Fallbeispiel von Frau E. wird eine berufliche Rehabilitation durch den Leistungserbringer der medizinischen Rehabilitation angeregt, um eine Erwerbsminderungsrente zu vermeiden.

Tipp für die Praxis: Aufklärung über vorübergehende Erwerbsminderung

In der Praxis sind uns kaum Fälle bekannt, die nach Bewilligung einer Erwerbsminderungsrente wieder in das Berufsleben zurückgefunden haben. Wir empfehlen, diese Realität dem Rehabilitanden gegenüber offen zu kommunizieren, da die Bescheide der Rentenversicherungen suggerieren, als ständen die Erwerbsgeminderten am Ende der bewilligten vorübergehenden Erwerbsminderung wirklich vor einer Wahl.

Nachsorge/Empfehlungen. Nach Abschluss der Rehabilitationsmaßnahme wird die Weiterführung der ambulanten Psychotherapie im Richtlinienverfahren empfohlen. Da auch an dieser Schnittstelle häufig ein Leistungsträgerwechsel stattfindet und mit sehr langen Wartezeiten zu rechnen ist, empfehlen wir, die Möglichkeiten der Nachsorge zulasten der Rentenversicherung zu überprüfen. Ein Beispiel eines Nachsorgeangebotes der DRV ist Psy-RENA®. Frau E. werden psychosomatische Nachsorgemaßnahmen der DRV angeboten. Aufgrund der anhaltenden Corona-Pandemie-Bedingungen kann Frau E. aussuchen, ob sie ein Gruppenangebot am Heimatort wahrnehmen oder lieber online im Einzel- oder Gruppenkontakt die psychosomatische Nachsorge erhalten möchte. Da Frau E. sich glücklicherweise schon in einer ambulanten Richtlinienpsychotherapie im Einzelsetting befindet, überlegt sie, ob das Gruppenangebot eine hilfreiche Ergänzung darstellen könnte gerade in Bezug auf die anhaltenden Funktionseinschränkungen auf der Ebene von interpersoneller Beziehungsaufnahme und Aufrechterhaltung von Beziehungen.

Tipp für die Praxis: Psy-RENA® – ein Nachsorgeangebot der DRV

Welches Ziel hat Psy-RENA®?

»Ziel ist die Vertiefung und Stabilisierung der in der Rehabilitationseinrichtung erreichten Therapieerfolge in Bezug auf die berufliche, soziale und gesellschaftliche Teilhabe des Versicherten. Die Nachsorgeziele sollen dabei in einem erkennbaren Zusammenhang mit dem Rehabilitationsauftrag der gesetzlichen Rentenversicherung stehen und Aspekte der beruflichen Integration berücksichtigen.« (Deutsche Rentenversicherung 2021, S. 4)

Wer kann die Maßnahme in Anspruch nehmen?

»Versicherte, die

- zuvor eine Leistung zur medizinischen Rehabilitation nach § 15 SGB VI abgeschlossen haben,
- denen in der Regel vom behandelnden Arzt der Rehabilitationseinrichtung eine Nachsorgeleistung empfohlen wurde und
- bei denen eine positive Erwerbsprognose vorliegt oder
- die bei Entlassung aus der Rehabilitationseinrichtung eine Leistungsfähigkeit von mindestens 3 Stunden auf dem allgemeinen Arbeitsmarkt aufweisen.« (Deutsche Rentenversicherung 2021, S. 4)

Zusammenfassend betrachtet wurde Frau E. im Rahmen der sozialmedizinischen quantitativen Leistungseinschätzung folgendermaßen bewertet: Sie wird für ihre letzte sozialversicherungspflichtige Tätigkeit als Bäckereifachverkäuferin für unter 3 Stunden leistungsfähig erachtet. Für eine Tätigkeit auf dem allgemeinen Arbeitsmarkt wird sie als für 6 Stunden und mehr leistungsfähig erachtet.

In der qualitativen Leistungseinschätzung wurde Frau E. folgendermaßen eingeschätzt: Es besteht ein positives Leistungsvermögen für leichte bis mittelschwere Arbeiten, überwiegend im Sitzen, Stehen und Gehen. Aufgrund von Schlafstörungen sollte idealerweise ausschließlich in Tagesschicht gearbeitet werden. Beim negativen Leistungsvermögen sind Einschränkungen aufgrund der Reduktion psychomentaler Funktionen zu nennen. Die psychische Belastbarkeit ist als eingeschränkt anzusehen. Es sollten keine Arbeiten unter Zeitdruck wie mit Verantwortungsübernahme für andere Menschen und Maschinen durchgeführt werden. Publikumsverkehr ist zu vermeiden.

Tipp für die Praxis: Aufklärung

Wir empfehlen, den Rehabilitanden sehr ausführlich zu erklären, warum die Beurteilung einer Leistung von mehr als 6 Stunden auf dem allgemeinen Arbeitsmarkt der Türöffner für die Beantragung von Leistungen der beruflichen Rehabilitation ist.

Zur Förderung der sozialen Teilhabe kann gemäß § 42 Abs. 3 (4) SGB IX auch die Vermittlung von Kontakten zu örtlichen Selbsthilfe- und Beratungsmöglichkeiten stattfinden, bei denen sich Frau E. mit ebenfalls Betroffenen austauschen und darüber hinaus soziale Kontakte knüpfen könnte.

Leistung zur Teilhabe am Arbeitsleben. Die Leistungen zur Teilhabe am Arbeitsleben werden für Frau E. ebenfalls von der Deutschen Rentenversicherung übernommen. Die Voraussetzungen für die Leistungsträgerschaft der Deutschen Rentenversicherung unterscheidet sich von den Voraussetzungen für die medizinische Rehabilitation.

Tipp für die Praxis: Voraussetzungen der Leistungsträgerschaft der DRV für die berufliche Rehabilitation

Versicherungsrechtliche Voraussetzungen
»Die versicherungsrechtlichen Voraussetzungen gemäß § 11 SGB VI sind erfüllt, wenn bei Antragstellung die Wartezeit von 15 Jahren (180 Kalendermonate) erfüllt ist oder eine Rente wegen verminderter Erwerbsfähigkeit bezogen wird. Außerdem werden Leistungen zur Teilhabe am Arbeitsleben durch die gesetzliche Rentenversicherung auch dann erbracht, wenn ohne diese Leistungen eine Rente wegen verminderter Erwerbsfähigkeit gezahlt werden müsste oder wenn nach einer Leistung zur medizinischen Rehabilitation zulasten der Rentenversicherung für den Rehabilitationserfolg eine sich unmittelbar anschließende Leistung zur Teilhabe am Arbeitsleben erforderlich ist.« (Deutsche Rentenversicherung 2018b, S. 6)
Wenn diese Voraussetzungen nicht bestehen, dann ist in der Regel die Bundesagentur für Arbeit Träger der Rehabilitationsleistung oder die gesetzliche Unfallversicherung bei Wege- und Arbeitsunfällen sowie Berufskrankheiten.

Sie sollen im Anschluss an die medizinische Rehabilitation eingeleitet werden, unter der Voraussetzung, dass der Gesundheitszustand der Rehabilitandin sich soweit verbessert hat, dass sie wieder am Arbeitsleben teilhaben kann (§ 10 SGB IX). Die Wiederherstellung der Erwerbstätigkeit der Rehabilitandin durch Leistungen zur Teilhabe am Arbeitsleben gilt es unter Einbezug der Deutschen Rentenversicherung gemäß § 10 SGB IX vor, während und nach der medizinischen Rehabilitation zu prüfen. Die Rehabilitandin soll gemäß § 49 SGB IX alle die für sie notwendigen Leistungen zur Teilhabe am Arbeitsleben erhalten. Hierzu sollen der Rehabilitandin gemäß § 49 Abs. 3 Satz 1 SGB IX Leistungen zur Erhaltung oder Erlangung eines Arbeitsplatzes einschließlich Leistungen zur Aktivierung und beruflichen Eingliederung zur Verfügung gestellt werden.

Im Rahmen der Rehabilitationsberatung entscheidet sich Frau E., zunächst eine Arbeitserprobung und Eignungsabklärung in einem Berufstrainingszentrum (BTZ) zu absolvieren. Hier soll die Möglichkeit gegeben werden, eine erste Orientierung zum beruflichen Wiedereinstieg zu erhalten. Die Dauer dieser Maßnahme ist individuell variierbar zwischen 2 bis 12 Wochen. Berufsförderungswerke (BfW) führen Assessments mit gleicher Zielsetzung durch. Die ersten beiden Wochen sind in der Regel zur Anamneseerhebung und Diagnostik vorgehalten. Hier wird die Belastbarkeit, Ausdauer und Konzentration erhoben. Auch die Erhebung der sozialen Kompetenzen und Feststellung der Grundarbeitsfähigkeit stehen im Vordergrund. Es werden auch schon einige grundlegende berufsbezogene Module durchgeführt (beispielsweise Deutsch, Mathematik sowie EDV). Nachfolgend sollen verschiedene Themengebiete insbesondere in verschiedenen Trainingsbereichen vertieft werden. Es wird ein persönliches Leistungsprofil erhoben und gegebenenfalls der Übergang in das berufliche Training geplant. Frau E. entscheidet sich nach dem Assessment im Austausch mit den Teilhabeberatern im Berufstrainingszentrum sowie der DRV zu einer Ausbildung im Berufsförderungswerk zur Kauffrau im Gesundheitswesen.

Dem neuen potenziellen Arbeitgeber können gemäß § 50 und § 61 Abs. 2 SGB IX durch die Rentenversicherung Eingliederungszuschüsse während der Eingliederungsphase von Frau E. angeboten werden, um eine mögliche verminderte Arbeitsleistung bis zur Erreichung der vollen Leistungsfähigkeit auszugleichen (Deutsche Rentenversicherung 2018b). Eine weitere Möglichkeit wäre eine befristete Beschäftigung auf Probe, für die durch die Rentenversicherung ein Zuschuss gezahlt würde (§ 50 SGB IX).

Unterhaltssichernde und andere ergänzende Leistungen. Frau E. hat während der Maßnahmen der medizinischen Rehabilitation und den Leistungen zur Teilhabe am Arbeitsleben Anspruch auf Leistungen zur Sicherung des Lebensunterhalts gemäß § 65 Abs. 1 und Abs. 2 SGB IX. In diesem Fall ist die Rentenversicherung der zuständige Träger, der das Übergangsgeld gemäß § 65 SGB IX entrichtet.

Sollten im Zusammenhang mit den Maßnahmen der medizinischen Rehabilitation oder den Leistungen zur Teilhabe am Arbeitsleben Reisekosten entstehen, können diese gemäß § 73 SGB IX übernommen werden. Hierunter zählt z. B. die erste Fahrt zu einer auswärtigen Arbeitsstelle oder die Kosten für einen Umzug an einen anderen Arbeitsort. Zur Förderung der sozialen Teilhabe und zur Unterstützung bei der Integration des in der Rehabilitationsbehandlung Gelernten in den Alltag kann eine Begleitung durch eine Fachkraft des Ambulanten Betreuten Wohnens als Leistung der Eingliederungshilfe eingeleitet werden.

Tipp für die Praxis: Teihabemanagement für Frau E.

Nach fortgeschrittener Akuttherapie wird zunächst ein Antrag durch Frau E. auf medizinische Rehabilitation gestellt. Den notwendigen ärztlichen Befundbericht füllt ihre ambulante Behandlerin aus. Unter Berücksichtigung der Diagnose nach ICD-11 und des Gesamtbildes der Gesundheitsstörung der Betroffenen nach der ICF können folgende Leistungen gemäß SGB IX zur Rehabilitation beantragt werden:

- Ganztägig-ambulante medizinische Rehabilitation: psychosomatische Rehabilitation mit medizinisch-beruflich orientiertem Schwerpunkt (MBOR)
- Assessment zur Arbeitserprobung und Eignungsabklärung
- Hilfen zur Erhaltung oder Beschaffung eines Arbeitsplatzes einschließlich Leistungen zur Aktivierung und Qualifizierung zur Kauffrau im Gesundheitswesen
- Maßnahmen zur Arbeitserprobung, um Pensum der Leistungsfähigkeit rehabilitandenorientiert einzuschätzen und gegebenenfalls anzupassen
- Übergangsgeld durch die Rentenversicherung
- Reisekostenübernahme

Die vorgeschlagenen Maßnahmen unterstützen und befähigen Frau E., gemäß § 4 SGB IX selbstbestimmt und gleichberechtigt trotz ihrer gesundheitlichen Beeinträchtigungen am Leben in der Gesellschaft beruflich wie sozial teilzuhaben. Sie zielen darauf ab, die Verschlimmerung einer Behinderung abzuwenden und eine Einschränkung oder Pflegebedürftigkeit zu vermeiden.

Typische Barrieren bei der Rehabilitation. Häufig zeigen sich Arbeitsplatzkonflikte mit Mobbing-Situationen oder Bossing-Situationen als deutliches Hemmnis, an einen bestehenden Arbeitsplatz zurückzukehren. Diese interpersonellen Konflikte können von Rehabilitanden mit einer komplexen PTBS oft nicht bewältigt werden und stellen möglicherweise ein permanentes Erleben von Ohnmacht und Kontrollverlust sowie der Verstärkung des negativen Selbstkonzeptes am Arbeitsplatz dar. An dieser Stelle ist die Kombination aus psychotherapeutischen Methoden und Methoden des Teilhabemanagements wichtig, um Lösungsstrategien für die aktuelle Situation zu finden. Wichtig erscheint hierbei auch ein wertschätzender Umgang mit den interpersonellen Schwierigkeiten, jedoch auch gleichzeitig von Beginn zu verdeutlichen, dass diese in der sozialmedizinischen Einschätzung zwar einen Barrierefaktor darstellen, an den Arbeitsplatz zurückzukehren, aber vom Rehabilitationsträger nicht als entscheidend leistungsmindernd anerkannt werden.

Die Leistungsfähigkeit des Rehabilitanden mit einer komplexen PTBS kann tageweise sehr wechselhaft sein, sodass eine Einschätzung in der allgemeinen Leistungsfähigkeit sehr schwierig ist. Das negative Selbstkonzept, Affektschwankungen und Beziehungsstörungen machen es am Arbeitsmarkt schwer. Hier ist wichtig, mit dem Rehabilitanden alle möglichen Förderfaktoren für eine gelungene berufliche Teilhabe zu erarbeiten und nachfolgend dies gemeinsam mit dem Rehabilitanden, Arbeitgeber, falls vorhanden betriebsärztlichem Dienst und dem Integrationsfachdienst zu thematisieren und zu einer Vereinbarung vor Abschluss der Rehabilitation zu kommen. Im Arbeitsalltag benötigen Personen mit einer komplexen PTBS häufig kontinuierliche Begleitung durch die genannten Fachdienste.

Tipp für die Praxis: Integrationsfachdienst – Teilhabe schwerbehinderter Menschen nach SGB IX §192

Der Integrationsfachdienst stellt eine begleitende Unterstützung zur beruflichen Teilhabeförderung für schwerbehinderte Menschen dar. Es werden die Betroffenen und ihre Arbeitgeber betreut und begleitet. Als Schwerbehinderter (§ 2 SGB IX) gilt man »wenn bei ihnen ein Grad der Behinderung von wenigstens 50 vorliegt und sie ihren Wohnsitz, ihren gewöhnlichen Aufenthalt oder ihre Beschäftigung auf einem Arbeitsplatz im Sinne des § 156 SGB IX rechtmäßig im Geltungsbereich dieses Gesetzbuches haben.«

Aus der klinischen Erfahrung beobachten wir, dass Rehabilitanden mit einer komplexen PTBS häufig in helfenden und versorgenden Berufen eine Ausbildung absolvieren oder auch eine ungelernte Arbeitstätigkeit aufnehmen. Psychodynamisch lassen sich hierin mehrere mögliche Themen erkennen, die im Rahmen der Psychotherapie und Teilhabeberatung thematisiert werden sollten. Das Thema der Abwehr durch altruistische Abtretung eigener Bedürfnisse und Wünsche nach Versorgung könnte ein zu bearbeitendes Thema darstellen. Hierbei wäre der Fokus auf den Möglichkeiten der adäquaten Selbstfürsorge und möglicher Hindernisse, diese umzusetzen.

Unsere Erfahrung zeigt, dass es deutlich schwieriger ist, aus einer bestehenden Erwerbsminderungsrente heraus wieder eine Arbeitssituation auf dem ersten Arbeitsmarkt zu erlangen; darüber klären wir die Rehabilitanden deutlich auf. Dies wird von manchen Rehabilitanden als kränkend und entwertend empfunden und kann die therapeutische Beziehung infrage stellen. Hieran zeigt sich die Schwierigkeit der Doppelrolle als demjenigen, der zur sozialmedizinischen Leistungseinschätzung verpflichtet ist und andererseits die Behandlerrolle einnimmt. Hier können sich auch Gefühle von Ohnmacht und Ausgeliefertsein reaktualisieren, wenn das Vorgehen nicht ausreichend transparent mit dem Rehabilitanden besprochen wird, ob die sozialmedizinische Leistungseinschätzung geteilt wird. Mögliche Wiedergutmachungsansprüche des erlittenen Unrechtes an die Gesellschaft und hiermit stellvertretend die Deutsche Rentenversicherung können eine Erklärung hierfür sein. Hier ist es hilfreich, psychoedukativ zur Sachebene der gesetzlichen Grundlagen und Regeln der Deutschen Rentenversicherung validierend aufzuklären und gleichzeitig das dahinterliegende Thema des Bedürfnisses nach Wiedergutmachung im psychotherapeutischen Prozess aufzunehmen.

Menschen, die von einer komplexen PTBS betroffen sind, sollte vermittelt werden, dass die Verbesserung der Teilhabe ein entscheidendes Ziel ist, um Traumatisierungen zu überwinden. Therapeutinnen sollten vermeiden, die Haltung von Rehabilitanden, durch »Schonung« Traumatisierungen überwinden zu wollen, zu verstärken. Im Gegenteil: Die Interventionen sollten darauf ausgerichtet sein, dass posttraumatisches Wachstum mit Aktivierung verbunden ist und Leistungen nicht mit Entschädigung verknüpft werden. Gerade in der Ausrichtung, Teilhabe zu verbessern, liegen große Chancen, dass der im Einführungskapitel bezeichnete zweite Gesellschaftsvertrag, der Bürgern Entschädigung für erlittenes Leid zusichert, nicht zu einer regressiven Opferidentifikation führt.

Statement

Die Implementierung der Rehabilitation in die Therapieplanung öffnet nachhaltige Möglichkeiten der Traumaüberwindung, die Therapien allein nicht leisten können.

5.4 Rehabilitations- und Teilhaberecht

Die Eingangsvoraussetzung für Leistungen der Rehabilitation ist die Gesundheitsstörung. Die Art und der Umfang der Leistungen definieren sich über die Gesundheitsfolgen. Der Gesetzgeber hat mit der Verabschiedung des SGB IX im Jahr 2001 den Anspruch behinderter und von Behinderung bedrohter Menschen auf selbstbestimmte Teilhabe neu formuliert und gestärkt. Zuvor erfolgte dies im Rahmen einer Fürsorgeorientierung für von Behinderung Betroffenen. Jetzt ist der Fokus eindeutig auf die selbstbestimmte volle Teilhabe am sozialen sowie beruflichen Leben gelegt (Fuchs 2019).

Zentral ist hierbei eine stärkere Ausrichtung auf nahtlose Übergänge zwischen der Krankenbehandlung und der medizinischen und beruflichen Rehabilitation (§ 11 SGB IX). Menschen werden sozialrechtlich als Menschen mit Behinderungen oder von Behinderung Bedrohte angesehen, wenn ihre Selbstbestimmung und ihre volle und wirksame Teilhabe am Leben in der Gesellschaft als Folge von Krankheit oder Behinderung in Wechselwirkung mit einstellungs- und umweltbedingten Barrieren beeinträchtigt ist oder eine solche Beeinträchtigung droht (§ § 1, 2 SGB IX). Für diese Menschen gelten im gegliederten System des deutschen Sozialrechts nicht nur die jeweiligen trägerspezifischen Sozialgesetzbücher (z. B. SGB II, V, VI, VII und VIII), sondern auch die Regelungen des Neunten Sozialgesetzbuches (SGB IX). So darf es z.B. bei Leistungen der Krankenbehandlung nicht nur um die damit verbundenen Ziele der Heilung, Verhütung der Verschlimmerung oder Linderung von Krankheitsbeschwerden (§ 27 Abs. 1 Satz 1 SGB V) gehen; Ziel muss zugleich auch immer die Abwendung, Beseitigung, Minderung, Ausgleich oder Verhütung der Verschlimmerung der Behinderung, d.h. der Beeinträchtigung der Teilhabe am Leben in der Gesellschaft sein (§ § 42, 43 SGB IX). Deshalb verpflichtet § 9 SGB IX die Rehabilitationsträger dazu, bei Erbringung von Leistungen wegen einer Behinderung oder chronischen Erkrankung immer auch zu prüfen, ob weitergehende Leistungen wegen einer drohenden oder schon vorhandenen Beeinträchtigung der Teilhabe erforderlich sind. Das gilt auch für die komplexe PTBS und ihre Varianten, die mit den verschiedenen Verlaufstypen der Traumafolgen einen großen Anteil haben.

Die am 26.03.2009 in Kraft getretene UN-Behindertenrechtskonvention (BRK) gewährt über das nationale Sozialrecht hinaus einen menschenrechtlichen Anspruch auf Habilitation und Rehabilitation. Sie ist insbesondere für psychisch kranke Menschen von herausragender Bedeutung, weil sie – wie die nachfolgenden, begrenzten Hinweise verdeutlichen – in fast jeder Lebenssituation dieser Menschen Wirkung entfalten kann. Das gilt besonders für Menschen, die aufgrund von Straftaten unter psychischen Folgeschäden leiden. Das Neunte Sozialgesetzbuch (SGB IX) hat ab dem 01.07.2001 das zuvor in den verschiedenen Teilen des Sozialgesetzbuches gegliederte – und zum Teil auch unterschiedlich geregelte – Rehabilitations- und Teilhaberecht in einem Sozialgesetzbuch zusammenfasst und vereinheitlicht. Da jeder deutsche Sozialleistungsträger für eine bestimmte Teilhabeleistung zugleich auch Rehabilitationsträger ist, findet das SGB IX als trägerübergreifendes Recht – abgesehen von wenigen Ausnahmen – bei allen Sozialleistungsträgern von der Beantragung über die Bewilligung bis hin zur Ausführung von Rehabilitations- und Teilhabeleistungen Anwendung.

Welche Verpflichtung trägt uns der Gesetzgeber auf? Zu dieser Frage finden wir im Gesetzestext folgende Aussage: »§ 1 Satz 2 SGB IX verpflichtet die Rehabilitationsträger ausdrücklich, den besonderen Bedürfnissen von Menschen mit seelischen Behinderungen oder von einer solchen Behinderung bedrohter Menschen Rechnung zu tragen.«

Dieser Grundsatz gilt natürlich auch für Betroffene einer komplexen PTBS. Die Orientierung der Rehabilitations- und Teilhableistungen auf die Bewältigung von Beeinträchtigungen der Teilhabe setzt für eine wirksame Leistungserbringung voraus, dass zur Feststellung des Bedarfs an Teilhabeleistungen auch tatsächlich alle Beeinträchtigungen der Teilhabe erhoben werden. Dazu verpflichtet § 13 SGB IX alle Rehabilitationsträger – und ergänzend noch einmal § 43 SGB IX ausdrücklich die gesetzliche Krankenversicherung (GKV) – den Bedarf an Rehabilitationsleistungen individuell und funktionsbezogen orientiert an der ICF der WHO trägerübergreifend und losgelöst von der jeweiligen Leistungsverpflichtung des aktuell tätigen Trägers festzustellen. Nach der gesetzlichen Begründung zum § 19 SGB IX (Teilhabeplan) ist die Bedarfsfeststellung ausdrücklich orientiert am biopsychosozialen Ansatz vorzunehmen. Mit dem SGB IX gilt unter anderem für alle Rehabilitationsträger und -leistungen gemeinsam: Jeder behinderte oder von Behinderung bedrohte Mensch soll unabhängig von der Zuständigkeit eines Leistungsträgers aus gegebenem Anlass die bedarfsgerecht gebotene Rehabilitations- und Teilhabeleistung in gleicher Weise und gleicher Qualität erhalten. Aufgabe der Leistungen zur Rehabilitation und Teilhabe ist nicht mehr nur die Herstellung der bestmöglichen Gesundheit, sondern vor allem die Bewältigung der Folgen von Krankheit und Behinderung. Hierunter verstehen wir die Förderung der Selbstbestimmung und gleichberechtigten Teilhabe am Leben in der Gesellschaft (Fuchs 2019).

Statement

Maßgeblich für die Indikation für Rehabilitations- und Teilhabeleistungen ist nicht allein der Schweregrad einer Erkrankung, sondern insbesondere die Art und der Umfang der durch die Krankheit bewirkten Teilhabebeeinträchtigung.

Rehabilitations- und Teilhabeleistungen dürfen nur erbracht werden, wenn damit voraussichtlich die im SGB IX definierten Teilhabeziele erreicht werden können, sodass mit der Entscheidung über eine Teilhabeleistung immer die Definition der mit der Leistung angestrebten Teilhabeziele verbunden sein muss.

Mit Inkrafttreten des BTHG werden die Bestimmungen über die Ermittlung des Rehabilitationsbedarfs in den Kapiteln 2 bis 4 des SGB IX Teil I »abweichungsfest« geregelt (§ 7 Abs. 2 SGB IX). Danach sind wir auf eine individuelle und funktionsbezogene Bedarfsermittlung angewiesen, die bei *allen Trägern* einheitlich erfassen,

1. ob eine Behinderung vorliegt oder einzutreten droht,
2. welche Auswirkung die Behinderung auf die Teilhabe der Leistungsberechtigten hat,
3. welche Ziele mit Leistungen zur Teilhabe erreicht werden sollen und
4. welche Leistungen im Rahmen einer Prognose zur Erreichung der Ziele voraussichtlich erfolgreich sind.

Im Folgenden beschreiben wir, welche Module Leistungsträger bedienen können, um dem individuellen Teilhabebedarf gerecht zu werden. Unser Ansatz verfolgt das Ziel, ärztlichen und psychologischen Psychotherapeutinnen mit besonderem Verständnis für Traumafolgen die Instrumente der Rehabilitation an die Hand zu geben. Da jeder Fall individuell zu beurteilen ist, schlagen wir vor, die Module der Behandlung und Rehabilitation individuell zusammenzustellen. Hierbei verfolgen wir den Ansatz, dass nachhaltige Effekte der Therapie gesteigert werden, wenn sich die Erfolge an Zielen der Teilhabe im interpersonellen Bereich (Partnerschaft, Familie, Freunde, Peers) sowie im Bereich Schule, Ausbildung, Studium und Beruf orientieren.

5.5 Rehabilitations- und Teilhaberecht in Österreich und der Schweiz

Österreich und die Schweiz orientieren sich ebenso an der UN-Behindertenrechtskonvention in Bezug auf die Förderung der Teilhabe von Behinderung betroffener Menschen. In der Schweiz wurde das Abkommen 2014 in Kraft gesetzt, in Österreich hingegen schon 2008.

Das österreichische Äquivalent zum deutschen Bundesteilhabegesetz ist das »Bundesbehindertengesetz« (BBG). In § 1 des BBG heißt es: »Behinderten und von konkreter Behinderung bedrohten Menschen soll durch die in diesem Bundesgesetz vorgesehenen Maßnahmen die bestmögliche Teilnahme am gesellschaftlichen Leben gesichert werden.«

In der österreichischen Sozialgesetzgebung sind wie in Deutschland verschiedene soziale Leistungsträger für Rehabilitationsmaßnahmen vorgesehen. Bei medizinischen Rehabilitationsmaßnahmen können dies Unfallversicherungsträger bei Arbeitsunfall oder Berufskrankheit (z. B. AUVA), Pensionsversicherung (PVA) oder die Krankenversicherung sein. Die medizinische Rehabilitation über die Pensionsversicherung hat auch hier das Ziel, die Betroffenen wieder in das aktive Erwerbsleben einzubinden sowie Gesundheit und Erwerbsfähigkeit wieder herzustellen (Pensionsversicherungsanstalt 2020). Hierbei wird zwischen verschiedenen Berufsgruppen differenziert: *Invalidität* ist dann gegeben, wenn *Facharbeiter* eine »Minderung der Arbeitsfähigkeit infolge Krankheit um mehr als die Hälfte gegenüber einem gesunden Versicherten mit ähnlicher Ausbildung« haben oder »Der Versicherte ist infolge Krankheit nicht mehr im Stande, durch irgendeine Tätigkeit die Hälfte des dafür üblichen Entgelts zu erwerben (Hilfsarbeiter – kein Berufsschutz).« (Pensionsversicherungsanstalt 2022a). *Berufsunfähigkeit* liegt bei *Angestellten* vor, »deren Arbeitsfähigkeit infolge ihres körperlichen oder geistigen Zustandes auf weniger als die Hälfte derjenigen eines körperlich und geistig gesunden Versicherten von ähnlicher Ausbildung und gleichwertigen Kenntnissen und Fähigkeiten herabgesunken ist« (Bundesministerium für Digitalisierung und Wirtschaftsstandort 2021). Bei *Gewerbetreibenden und Bauern* liegt *Erwerbsunfähigkeit* vor, wenn ein »Gesundheitszustand, der eine ständige Beschäftigung zu Erwerbszwecken ausschließt« vorliegt (Pensionsversicherungsanstalt 2022b). Maßnahmen der medizinischen, beruflichen oder sozialen Rehabilitation werden ergriffen, »wenn ohne diese Maßnahmen Invalidität, Berufsunfähigkeit bzw. Erwerbsunfähigkeit in absehbarer Zeit eintreten würde« (Pensionsversicherungsanstalt 2020). Hierbei wird vom Rehabilitanden ein Zuzahlungsanteil für die medizinische Rehabilitation abhängig vom Bruttoeinkommen durch die Pensionsversicherung gefordert.

Maßnahmen beruflicher Rehabilitation sind indiziert, um entweder einen bestehenden Arbeitsplatz zu erhalten, oder es soll die Möglichkeit anderer Aus- und Weiterbildungsmöglichkeiten entsprechend den vorhandenen Fähigkeiten bzw. Fähigkeitseinschränkungen gegeben sein.

Umfassende Informationen zur medizinischen stationären und ambulanten Rehabilitation in Österreich finden sich im Internet unter »Österreichischer Rehabilitationskompass« vom Dachverband Österreichische Sozialversicherung (https://rehakompass.goeg.at/#/start).

In der Schweiz gibt es in der Sozialgesetzgebung das sogenannte Invalidengesetz (IV), das eine obligatorische Versicherung darstellt, in der alle Personen, die in der Schweiz wohnen, sowie alle Personen, die in der Schweiz arbeiten, teilnehmen. Die Invalidenversorgung ist ein Teil des schweizerischen Sozialversicherungssystems. »Ihr Ziel ist es, die Invalidität mittels Eingliederungsmaßnahmen zu verhindern, zu vermindern oder zu beheben und den Versicherten mit Eingliederungsmaßnahmen oder Geldleistungen die Existenzgrundlage zu sichern, wenn sie invalid werden« (Informationsstelle AHV/IV 2022).

Das Versicherungsziel wird mit Möglichkeiten der Eingliederungshilfe oder unterstützenden Geldleistungen beschrieben, wenn der Betroffene invalid geworden ist. Invalidität ist definiert als Erwerbsunfähigkeit aufgrund von gesundheitlichen, psychischen oder geistigen Gesundheitsschäden. Diese Unfähigkeit ist entweder bleibend oder muss mindestens 1 Jahr lang bestehen. Die Versicherten haben allerdings die Pflicht, alles Zumutbare zu unternehmen, um den Eintritt der Invalidität zu verhindern. Dies heißt auch, an Abklärungs- oder Eingliederungsmaßnahmen teilzunehmen. Es können folgende Maßnahme erfolgen, um die Erwerbsfähigkeit zu verbessern: medizinische Maßnahmen, Integrationsmaßnahmen, berufliche Maßnahmen, Hilfsmittel sowie Taggelder und Reisekostenvergütung als zusätzliche Leistungen. Auch hier gilt der Grundsatz »Eingliederung vor Rente«.

In der Schweiz gibt es die Möglichkeit der Früherfassung und Frühintervention. Wenn die Betroffene über 30 Tage arbeitsunfähig erkrankt ist oder innerhalb eines Jahres mehrere krankheitsbedingte Abwesenheiten hatte, kann eine Frühmeldung an die Invaliditätsstelle erfolgen. Der Fokus einer Frühintervention richtet sich darauf, geeignete Maßnahme zu treffen, um die Rückkehr an den Arbeitsplatz zügig gewährleisten zu können und die Gefahr einer Chronifizierung des Leidens abzuwenden.

In Bezug auf medizinische Maßnahmen der Rehabilitation ist der Kostenträger die Krankenversicherung für alle Versicherten nach dem 20. Lebensjahr, »die unmittelbar auf die berufliche Eingliederung gerichtet und geeignet sind, die Erwerbsfähigkeit dauernd und bedeutend zu verbessern oder wesentliche Beeinträchtigungen der Erwerbsfähigkeit zu verhindern« (Informationsstelle AHV/IV 2022).

In der Indikationsstellung einer medizinischen Rehabilitation in der Schweiz gilt es, folgende Kriterien zu berücksichtigen: Diagnose und Handicap, Reha-Bedürftigkeit, Reha-Fähigkeit, Reha-Potenzial und positive Prognose hinsichtlich der Reha-Ziele (Bosshart et al. 2019). Diese sind den Kriterien der deutschen Indikationsstellung ähnlich. Voraussetzung einer Behandlung in einer psychosomatischen Rehabilitationsklinik ist das Vorliegen des Rehabilitationspotenziales. Hierbei ist nicht nur der Fokus auf die weitere Reduzierung der Symptomlast gegeben, sondern die Erhöhung der Funktionalität in Alltag und Beruf als vorrangigeres Behandlungsziel (Bosshart et al. 2019).

Vor Aufnahme einer Rehabilitation muss eine Kostengutsprache beim Vertrauensarzt eingeholt werden. Um in die psychosomatische stationäre Rehabilitation aufgenommen zu werden, gibt es mehrere

Ein- und Ausschlusskriterien. Alle Eintrittskriterien müssen zutreffen, bevor eine psychosomatische Rehabilitation aufgenommen werden kann: Es liegt entweder eine somatische und psychische Komorbidität oder somatoforme Funktionsstörung vor, die den Alltag oder den Beruf beeinträchtigten. Die Person muss fähig sein, am multimodalen Programm teilzunehmen; eine ambulante Behandlung ist unzureichend. Eine Distanzierung aus dem Lebensumfeld ist aus therapeutischen Gründen erforderlich. Es ist zu einer anhaltenden Arbeitsunfähigkeit gekommen oder es droht die Invalidisierung. Es erfolgt ein ausgeprägtes Vermeidungsverhalten oder automatisiertes, der Eigenkontrolle weitestgehend entzogenes Problemverhalten.

Ziele der psychosomatischen Rehabilitation werden beschrieben mit der »bestmöglichen Verbesserung des körperlichen, psychischen und sozialen Gesundheitszustandes, Förderung der Alltags- und Krankheitsbewältigung, Aktivierung von eigenen Ressourcen und Ressourcen im Umfeld, bestmögliche Wiederherstellung der Funktionsfähigkeit in Beruf und sozialer Partizipation sowie Verbesserung und Förderung der Auseinandersetzung mit der Erkrankung und Krankheitsverarbeitung« (Bachmann et al. 2021, S. 51).

Es wird zwar auch die Beurteilung der Arbeitsfähigkeit im Rahmen der psychosomatischen Rehabilitation erbracht, aber hier ohne sozialmedizinisches Gutachten. Dieses wird außerhalb des Auftrags und den Leistungen der Rehabilitation erbracht (Bachmann et al. 2021, S. 51).

5.6 Module der Behandlung und Rehabilitation

Behinderten Menschen mit Psychotraumafolgestörungen stehen in Deutschland durch die sozialgesetzlichen Bestimmungen über die Krankenbehandlung hinaus ein umfassendes System zur Inklusion in die Gesellschaft zur Verfügung. Die genannten Leistungen zur Förderung der Teilhabe (§ 5 SGB IX) bilden ein breites Spektrum von Methoden und Hilfen, die behinderte Menschen in die Lage versetzen können, ein Höchstmaß an Unabhängigkeit, umfassende körperliche, geistige, soziale sowie berufliche Fähigkeiten zu erlangen. Hierdurch gewinnen wir eine volle Teilhabe der Menschen mit einer komplexen PTBS an allen Aspekten des Lebens, so wie es die UN-Behindertenrechtskonvention formuliert hat (Art 26 Abs. 1 UN-BRK).

Wie sieht dies praktisch aus? Es gilt, sektorenübergreifend die Behandlung und Rehabilitation zu organisieren, obwohl die Sektorengrenzen hier erschwerend einwirken. Das rechtskreisübergreifende Fallmanagement vollzieht sich in der Regel am Übergang von der stationären Krankenbehandlung oder bei niedergelassenen Ärzten und psychologischen Psychotherapeutinnen in die medizinische Rehabilitation und Eingliederungshilfe. Von dort ist bei entsprechender Bedarfslage der Übergang in die berufliche Rehabilitation zu organisieren. Oft besteht bei komplexen Verlaufsformen einer PTBS die Notwendigkeit, ambulante Leistungen z. B. der Richtlinienpsychotherapie mit Leistungen der Eingliederungshilfe zu verbinden.

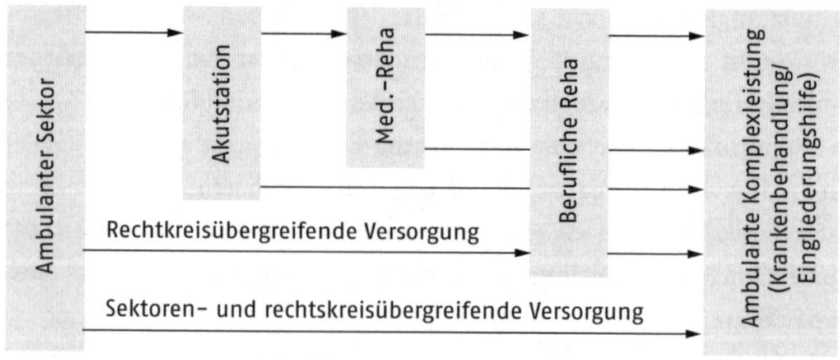

Abb. 5-2 Sektorenübergreifende Behandlung und Rehabilitation der komplexen PTBS im Verlaufsmodell

In ▸ Abbildung 5-2 stellen wir den Verlauf der Behandlung und Rehabilitation der komplexen PTBS in Modulen der sektor- und rechtsraumübergreifenden Versorgung dar. Hierzu zählen der ambulante Sektor sowie die akut- und teilstationären Behandlungsangebote der Krankenbehandlung. Zur Rehabilitation zählen wir insbesondere die medizinische und berufliche Rehabilitation. Leistungen der Eingliederungshilfe sind in der Regel kombiniert mit Leistungen der ambulanten Versorgung. Mit dem Pfeildiagramm wollen wir verdeutlichen, dass der größte Anteil der Patienten im ambulanten Sektor verbleibt. Eine Minderzahl ist so schwer erkrankt, dass eine stationäre Krankenbehandlung erforderlich ist. Die medizinische Rehabilitation wird überwiegend aus dem ambulanten Bereich und stellenweise aus der akuten Krankenhausbehandlung angeregt. Für einige Rehabilitanden ist die Überleitung von einer medizinischen in die berufliche Rehabilitation indiziert. Die Leistungen der Eingliederungshilfe werden häufig mit Leistungen der ambulanten Krankenbehandlung verknüpft. Hierzu gehört auch die Richtlinienpsychotherapie. Diese idealtypische Darstellung täuscht darüber hinweg, dass es zu erheblichen Wartezeiten an den Schnittstellen der Sektoren und an den Schnittstellen der Rechtskreise kommt. Im Folgenden stellen wir die verschiedenen Varianten der ambulanten, stationären und rehabilitativen Leistungen dar und schließen mit den Fallbeispielen aus dem Kapitel der Verlaufstypen unsere Darstellung ab.

5.6.1 Ambulante Versorgung

Niedergelassene Psychiaterinnen und Nervenärzte. Diese leisten in der Regel die supportive Psychotherapie und pharmakologische Grundversorgung unserer Patientengruppe. Die niedergelassenen Ärzte sind häufig mit vielfältigen sozialmedizinischen Fragestellungen bezüglich ihrer Patienten konfrontiert und nehmen hierbei eine wichtige Funktion ein, wenn es um die Einschätzung von Funktionseinschränkungen, Aktivitätseinschränkungen sowie Teilhabeeinschränkungen geht. In den Beantragungsprozessen zum Grad der Behinderung, medizinischen sowie beruflichen Rehabilitation und bei Maßnahmen der Eingliederungshilfe ist der niedergelassene Facharzt mit seiner Expertise im Rahmen einer fachärztlichen Stellungnahme gefordert. In Bezug auf die Arbeitsfähigkeit und Arbeitsunfähigkeit Menschen mit komplexer PTBS kommt der behandelnden Ärztin häufig eine entscheidende Rolle in der Beurteilung zu in Korrespondenz mit dem medizinischen Dienst der Krankenkasse (MDK) sowie den Krankenkassen.

Sollte die Erwerbsfähigkeit bedroht sein, ist es sinnvoll, zu überprüfen, ob die Voraussetzung einer medizinischen Rehabilitation gegeben ist. Bei akutem Krankheitsgeschehen stellen die niedergelassenen Psychiater die Indikation zu einer Akutbehandlung im teilstationären oder stationären Setting und veranlassen die Krankenhauseinweisung.

Darüber hinaus regen niedergelassene Psychiater und Nervenärzte Psychotherapien im Richtlinienverfahren an. Es besteht die Möglichkeit der Verordnung von ambulanter psychiatrischer Pflege zulasten der GKV. Bei Patienten mit komplexer PTBS kann eine ambulante ergotherapeutische Behandlung hilfreich sein, um die globalen sowie spezifischen mentalen Funktionen zu verbessern. Diese Therapie kann ärztlicherseits verordnet werden. Eine besondere Form des Rehabilitationssports ist die Möglichkeit zur Teilnahme an Übungen zur Stärkung des Selbstbewusstseins. Auch hier kann der behandelnde Arzt diese verordnen.

Niedergelassene Psychologische Psychotherapeuten. Die Berufsgruppe der niedergelassenen Psychopsychologischen Psychotherapeuten ist typischerweise für die Durchführung der Richtlinienpsychotherapie zuständig. Zuletzt wurden diese ermächtigt, medizinische Rehabilitation anzuregen, wenn die Leistungsträgerschaft bei den gesetzlichen Krankenversicherungen gegeben ist. Aus unserer Sicht würden wir es sehr begrüßen, wenn die Berufsgruppe der niedergelassenen Psychologischen Psychotherapeuten Teilhabeleistungen in die Psychotherapieplanung integriert. Zur Ersparnis von Ressourcen kann die Kooperation mit einer unabhängigen Beratungsstelle im Teilhabemanagement sinnvoll sein. Vertragspsychotherapeuten der Kassenärztlichen Vereinigungen dürfen ebenso Ergotherapie, psychiatrische häusliche Krankenpflege, Soziotherapie, Krankenhausbehandlung und Krankenbeförderung verordnen.

Psychiatrische Institutsambulanzen (PIA). Eine Sonderstellung zur Behandlung der komplexen PTBS nehmen psychiatrische Institutsambulanzen (PIA) ein. Grundsätzlich ist die PIA der Krankenhausbehandlung zugeordnet und definiert sich über eine sogenannte Komplexleistung. Die Durchführung von Richtlinienpsychotherapien ist explizit ausgeschlossen. Am Zentrum für Psychotraumatologie der Alexianer Krefeld GmbH haben wir gute Erfahrung insbesondere mit dem Konzept der Notfallsprechstunde gemacht (2001–2021). Hierunter verstehen wir offene Sprechstunden, die Zuweisungen aus dem Bereich der niedergelassenen Ärztinnen und Fachärzte ohne vorherige Terminabsprache möglich macht. Durch das Konzept der Notfallsprechstunde wird unmittelbare Hilfe gewährleistet. Trotz der Versorgungsengpässe bei den niedergelassenen Ärztlichen und Psychologischen Psychotherapeuten ermöglicht das Konzept eine zeitnahe Diagnostik und Behandlung von Menschen, die unter Psychotraumafolgestörungen leiden. Die Notfallsprechstunde ist gleichermaßen darauf ausgerichtet, Teilhabebedarf festzustellen.

Im Rahmen der Komplexleistungen können Gruppenangebote für von komplexer PTBS Betroffenen angeboten werden, z. B. Psychoedukationsgruppen. Hier besteht die Möglichkeit einer multimodalen interdisziplinären Behandlung durch Ärzte, Psychotherapeutinnen, Ergo- und Sporttherapeuten. Ein regelmäßiger Facharztkontakt ist gewährleistet sowie die Begleitung durch das Teilhabemanagement.

Opferschutzambulanzen. In der Opferschutzambulanz finden Betroffene einer Gewalttat Soforthilfe. Opfer von vorsätzlichen Gewalttaten, die dadurch einen gesundheitlichen Schaden erlitten haben, können Ansprüche geltend machen (Opferentschädigungsgesetz, OEG). Es ist im Einzelfall zu prüfen, ob Betroffene von komplexer PTBS Hilfe nach dem OEG bekommen können. Es können fünf probatorische Sitzungen durchgeführt werden, die zur Diagnostik und Sachverhaltsaufklärung dienen sowie optional die Indikation für eine Psychotherapie nach sich ziehen (Bollmann et al. 2012). Bis zu 10 weitere Stunden können beantragt werden. Insbesondere kann im Rahmen der Anbindung an eine Opferschutzambulanz der Antrag auf Leistungen für Gewaltopfer nach dem Opferentschädigungsgesetz (OEG) gestellt werden. Da in den Antragsunterlagen beispielsweise der Tathergang beschrieben werden muss, kann es zu Reaktualisierung der erlittenen Traumatisierungen kommen. Deswegen kann es hilfreich sein, die Antragsunterlagen mit Begleitung durch die Opferschutzambulanz auszufüllen.

Ambulanzen für Arbeits-, Schul- und Wegeunfälle. Die deutsche gesetzliche Unfallversicherung (DGUV) hat mit Leistungsträgern aus dem Bereich der Niedergelassenen einen Vertrag im Rahmen des sogenannten Psychotherapeutenverfahrens vereinbart. Betroffene eines Arbeits- oder Wegeunfalls bzw. einer Berufserkrankung genießen einen besonderen Schutz. Die Behandlung und Rehabilitation einschließlich Lohnersatzleistungen sind im SGB VII geregelt. Die DGUV und die Berufsgenossenschaften genießen als Leistungsträger das Recht, alle Leistungen der Behandlung und Rehabilitation mit Leistungserbringern zu vereinbaren. Sektorenbedingte Barrieren bestehen nicht. Diese Barrierefreiheit ermöglicht es bei der Verknüpfung von z.B. kurativen und rehabilitativen Leistungen, dass die Rehabilitationsmanager der Leistungsträger die notwendigen Leistungen aus einer Hand steuern können.

5.6.2 Stationäre Krankenhausbehandlung

Psychiatrische Regionalversorgung. Die psychiatrische Regionalversorgung als Versorgungsform kommt eher für kriseninterventionelle Behandlungen bei der komplexen PTBS im Rahmen von akuter Eigengefährdung infrage. Der Aufenthalt in einem allgemeinpsychiatrischen Setting kann auch zur allgemeinen Stabilisierung beitragen, wenn eine zügige Herausnahme aus dem Lebensumfeld wichtig ist und eine multimodale Behandlung unter ständiger ärztlicher Aufsicht erfolgen muss. In den regionalversorgenden psychiatrischen Krankenhäusern gibt es häufig keine spezifischen Settings für Patienten mit komplexer PTBS. Die Regionalversorgung zeigt die Zuständigkeit des jeweiligen psychiatrischen Krankenhauses am Wohnort des Patienten an.

Spezialstationen. Im Zuge der weiteren Differenzierung der psychiatrischen Regionalversorgung haben einige psychiatrische sowie psychosomatische Kliniken Spezialstationen für posttraumatische Belastungsstörungen bzw. für Traumafolgestörungen aufgebaut. Häufig erfolgt die Behandlung überregional. Hierbei kann es aus der klinischen Erfahrung als niedergelassene Behandler je nach Klinik zu Wartezeiten bis zu 1 Jahr kommen. Die Behandlung erfolgt störungsspezifisch-wissenschaftlich orientiert an den geltenden S3-Leitlinien für die Posttraumatische Belastungsstörung.

Zentren. Ein Zentrum für Psychotraumatologie umfasst die sektorenübergreifende Versorgung im ambulanten Rahmen, teil- oder stationäre Behandlungsabschnitte sowie die Rehabilitation und Eingliederungshilfe. Dies wollen wir am Beispiel des Zentrums für Psychotraumatologie der Alexianer Krefeld GmbH darstellen: Gesetzt den Fall, in der Notfallsprechstunde wird die Indikation einer stationären Krankenhausbehandlung gestellt, so kann das Zentrum für Psychotraumatologie in Krefeld historisch auf einen Versorgungsvertrag nach § 109 Abs. 1 Satz 5 SGB V verweisen. In vielen Studien wurde die Behandlung der Akutstation evaluiert und gesichert, dass innerhalb des ca. 6-wöchigen stationären Aufenthalts mittlere bis große Effekte zur Reduktion von allgemeinpsychopathologischen, psychotraumatologischen Symptomen erzielt werden können (Bering 2011). Ähnliche Effekte werden bei der Behandlung von chronischen Schmerzzuständen erzielt. Allerdings ist die Symptomatik nach der stationären Behandlung in der Regel nicht abgeklungen. Daher besteht die Indikation einer Anschlussbehandlung. In ca. 50 % ist die Beeinträchtigung der Teilhabe so weit fortgeschritten, dass die Indikation für eine medizinische Rehabilitation besteht.

Wenn im Rahmen der Teilhabeplanung deutlich wird, dass Maßnahmen der Wiedereingliederungshilfe sinnvoll sind, ist im Rahmen des Zentrums für Psychotraumatologie beispielsweise die Integration in das »Betreute Wohnen mit traumaadaptiertem Fokus« (BeWo-TAF) möglich (Hauser et al. 2015).

5.6.3 Medizinische Rehabilitation

Psychosomatische Rehabilitation. Wir müssen uns vor Augen führen, dass der Ausschluss psychischer Störungen vom Anschlussheilbehandlungs-Verfahren (AHB) dazu führt, dass viele Wochen vergehen, bis eine medizinische Rehabilitation angetreten werden kann. Das ist der Normalfall und macht deutlich, dass an den Sektorengrenzen häufig Zeit im Prozess verloren geht. Im § 8 des SGB IX ist das Wunsch- und Wahlrecht der Leistungsberechtigten verankert. Dies gibt den Leistungsberechtigten das Recht, die Rehabilitationseinrichtung auszusuchen, die sie für sich am geeignetsten halten. Es kann allerdings auch dazu führen, dass es zu einigen Wochen Wartezeit mehr kommen kann aufgrund der Beliebtheit mancher Rehabilitationseinrichtungen.

Die Beurteilung des Rehabilitationsergebnisses erfolgt auf der Grundlage einer definierten Zielsetzung. Hierbei stellt sich die Frage, inwieweit die Schädigung mentaler und anderer Funktionen gebessert, die Beeinträchtigung von Aktivität und Teilhabe überwunden bzw. die Förder- und Barrierefaktoren in ein günstiges Verhältnis gebracht werden können. Im Mittelpunkt der sozialmedizinischen Beurteilung steht das positive und negative Leistungsbild des Rehabilitanden. Die medizinische Rehabilitation umfasst somit sowohl die medizinische Behandlung als auch die Begutachtung des Rehabilitationsergebnisses. Eine zentrale Bedeutung für diese Vorgehensweise hat die berufliche Wiedereingliederung.

Ganztägig ambulante Rehabilitation. Bei der »ganztägig-ambulanten medizinisch-beruflich orientierten Rehabilitation« handelt es sich um eine »tagesklinische« Variante einer medizinischen Rehabilitation, die Zusatzleistungen für besondere berufliche Problemlagen bietet (MBOR). Hierzu gehören folgende Module: berufsbezogene Motivationsförderung, Bedeutung gesundheitsbezogener Interventionen im Kontext Arbeit und Beruf sowie Gesundheitskompetenz im beruflichen Alltag.

Rehabilitation psychisch Kranker (RPK). Rehabilitationseinrichtungen für psychisch Kranke sind gemeindenahe Einrichtungen für Rehabilitanden, die umfassende Hilfen und Förderung in den Bereichen der medizinischen und beruflichen Rehabilitation benötigen, weil sie lange schon psychisch erkrankt sind. Das Angebot umfasst ärztliche Behandlung, Psychotherapie, Beschäftigungstherapie, Arbeitstherapie und Belastungserprobung, Krankenpflege, Bewegungstherapie, Training der Fähigkeiten zur selbstständigen Lebensführung sowie berufsvorbereitende Maßnahmen und Arbeitstraining. Hierzu verfügen die Rehabilitationseinrichtungen über ein interdisziplinäres Team, bestehend aus Ärztinnen, Diplom-Psychologen, Pflegekräften, Sozialarbeiterinnen und Sozialpädagogen, nichtärztlichen Therapeuten und Fachkräften für die berufliche Rehabilitation. Diese Rehabilitationseinrichtungen zielen auf eine weitgehende berufliche und soziale Integration und der Verbesserung der psychischen und somatischen Gesundheit, um eine weitestgehende selbstständige Lebensführung zu ermöglichen. Die Dauer der Maßnahmen ist in der Regel auf 1 bis 2 Jahre befristet.

5.6.4 Berufliche Rehabilitation

Auf Grundlage einer ausführlichen sozialmedizinischen Beurteilung wird eine leidensgerechte berufliche Wiedereingliederung eingeleitet oder ein weiterer beruflicher Rehabilitationsbedarf festgestellt. Gegebenenfalls werden Leistungen zur Teilhabe am Arbeitsleben empfohlen. Es erfolgt bei Bedarf eine Überleitung von der medizinischen in die berufliche Rehabilitation.

In unserem Beispiel Frau E. (▸ Kap. 4) konnte die Rehabilitandin in direktem Anschluss an die medizinische Rehabilitation an Leistungen zur Teilhabe am Arbeitsleben anknüpfen. Durch diesen Schritt ist eine zeitnahe Überleitung an der Schnittstelle von der medizinischen zu der beruflichen Rehabilitation gegeben.

Berufsförderungswerke (BFW). Die BFW sind eine berufliche Fördereinrichtung, die neben der Förderung der Berufstätigkeit die Steigerung der sozialen und gesundheitlichen Kompetenz zum Ziel hat. Es soll eine passgenaue Integration in den ersten Arbeitsmarkt erreicht werden. Berufliche Rehabilitationseinrichtungen bilden die Grundlage der Umsetzung des gesetzlichen Anspruchs auf Teilhabe am Arbeitsleben nach dem SGB IX. Berufsförderungswerke werden in einer gemeinnützigen Gesellschaftsform in öffentlicher oder auch in privater Trägerschaft geführt. Dabei arbeiten die Berufsförderungswerke eng mit den Rehabilitationsträgern wie die Deutsche Rentenversicherung und Berufsgenossenschaften sowie in Kooperation mit sozialen Dienstleistungsunternehmen zusammen.

Berufsbildungswerke (BBW). Die BBW sind Einrichtungen der beruflichen Ausbildung, die der Erstausbildung und Berufsvorbereitung körperlich oder psychisch beeinträchtigter und benachteiligter junger Menschen dienen. Getragen werden Berufsbildungswerke in der Regel von gemeinnützigen Organisationen. Finanziert werden die Berufsbildungswerke hauptsächlich durch die Bundesagentur für Arbeit.

Berufliche Trainingszentren (BTZ). Die BTZ sind eine gemeinnützige Einrichtung zur beruflichen Rehabilitation von Menschen mit psychischer Erkrankung, um diesen den Wiedereinstieg in den allgemeinen Arbeitsmarkt zu ermöglichen. Sie bieten individuelle Orientierungs-, Qualifizierungsmöglichkeiten sowie Möglichkeiten der Wiedereingliederung an. Das Leistungsangebot eines Berufstrainingszentrums kann diverse Maßnahmen beinhalten: berufliche Anpassungsqualifizierung, Feststellungsmaßnahmen zur Abklärung einzelner Fähigkeitsbereiche, Maßnahmen zur Berufsvorbereitung und -orientierung, Berufsfindung und Arbeitserprobung mit externen Praktika (REHADAT o. J.).

5.6.5 Eingliederungshilfe

Leistungen der Eingliederungshilfe

Die Leistungen zur Sozialen Teilhabe sind seit 2020 für die Eingliederungshilfe in Teil 2 des SGB IX zusammengeführt und neu strukturiert. Es ist ein offener Leistungskatalog vorgesehen. Das SGB IX beschreibt einige der typischsten Eingliederungshilfeleistungen näher, ist aber nicht abschließend. Die explizit beschriebenen Leistungen ähneln dem bis 2019 geltenden Katalog aus dem SGB XII und dem alten SGB IX.

In der Grobstruktur teilt das SGB IX die Eingliederungshilfeleistungen in Leistungen der sozialen Teilhabe, der Teilhabe am Arbeitsleben und der Teilhabe an Bildung auf. Sämtliche Leistungen können auch in Form eines Persönlichen Budgets erbracht werden. Die Entscheidung über diese Form der Leistungsgewährung liegt im Ermessen der Behörde.

Soziale Teilhabe. Unter dem Begriff der Leistung zur sozialen Teilhabe, der mit der Neufassung des SGB IX 2020 neu eingeführt wurde, konkretisiert und erweitert der Gesetzgeber den Leistungskomplex, der im SGB XII bislang als »Leistungen zur Teilhabe am Leben in der Gemeinschaft« beschrieben wurde. Der § 76 SGB IX enthält eine exemplarische Aufstellung der in Betracht kommenden Leistungen der sozialen Teilhabe, die in den daran anschließenden Vorschriften weitere Konkretisierungen erfahren. Dazu gehören folgende Leistungen:

- Assistenzleistungen (§ 78 SGB IX)
- Heilpädagogische Leistungen (§ 79 SGB IX)
- Leistungen zur Betreuung in einer Pflegefamilie (§ 80 SGB IX)
- Leistungen zum Erwerb und Erhalt praktischer Kenntnisse und Fähigkeiten (§ 81 SGB IX)
- Leistungen zur Förderung der Verständigung (§ 82 SGB IX)
- Leistungen zur Mobilität (§ 83 SGB IX)
- Hilfsmittel (§ 84 SGB IX)

Eine praktisch große Bedeutung haben die Assistenzleistungen (§ 78 SGB IX). Beispiele hierfür sind Hilfen bei der Haushaltsführung, zur Gestaltung sozialer Beziehungen, der persönlichen Lebensplanung, der Teilhabe am gemeinschaftlichen und kulturellen Leben und der Freizeitgestaltung. Von diesen können Menschen mit komplexer PTBS deutlich profitieren.

Teilhabe am Arbeitsleben. Leistungen der Teilhabe am Arbeitsleben werden erbracht, um die Erwerbsfähigkeit von Menschen mit Behinderungen oder von Behinderung bedrohter Menschen entsprechend ihrer Leistungsfähigkeit zu erhalten, zu verbessern, herzustellen oder wiederherzustellen und ihre Teilhabe am Arbeitsleben möglichst auf Dauer zu sichern (§ 49 Abs. 1 SGB IX). Inhaltlich geht es um Hilfen zur Erhaltung oder Erlangung eines Arbeitsplatzes einschließlich Leistungen zur Aktivierung und beruflichen Eingliederung, eine Berufsvorbereitung einschließlich einer wegen der Behinderung erforderlichen Grundausbildung, die individuelle betriebliche Qualifizierung im Rahmen unterstützter Beschäftigung, die berufliche Anpassung und Weiterbildung, auch soweit die Leistungen einen zur Teilnahme erforderlichen schulischen Abschluss einschließen, die berufliche Ausbildung, auch soweit die Leistungen in einem zeitlich nicht überwiegenden Abschnitt schulisch durchgeführt werden, die Förderung der Aufnahme einer selbstständigen Tätigkeit durch die Rehabilitationsträger und sonstige Hilfen. Die konkreten Leistungen werden im § 49 SGB IX aufgeführt.

Budget für Arbeit. Das Budget für Arbeit soll Menschen mit Behinderung einen Übergang auf den allgemeinen Arbeitsmarkt aus einer Tätigkeit in z.B. einer Werkstatt für behinderte Menschen ermöglichen. In Rheinland-Pfalz wird die Geldleistung »Budget für Arbeit« an den Arbeitgeber gezahlt. Derjenige, der das Budget in Anspruch nimmt, nimmt bei dem Arbeitgeber eine sozialversicherungspflichtige Tätigkeit auf. Es muss nach Tarif entlohnt werden. Es erfolgt die Sozialversicherung außer der Arbeitslosenversicherung (Ministerium für Arbeit, Soziales, Transformation und Digitalisierung RLP 2022)

Der Anspruch auf ein Budget für Arbeit ist gesetzlich neu geregelt (§ 61 SGB IX). Einzelne Bundesländer, unter ihnen Hamburg und Rheinland-Pfalz, hatten in der Vergangenheit bereits nach der bis 2019 geltenden Rechtslage ähnliche Konzepte zur Förderung der Teilhabe am Arbeitsleben erprobt; die Leistungen waren aber landesspezifisch sehr unterschiedlich ausgestaltet. Das Gesetz sieht unter anderem einen Lohnkostenzuschuss als Minderleistungsausgleich vor. Damit soll der Übergang von der Werkstatt für Menschen mit Behinderung auf den ersten Arbeitsmarkt erleichtert werden.

Teilhabe an Bildung. In § 75 SGB IX wurde mit den Leistungen zur Teilhabe an Bildung eine neue Leistungsgruppe geschaffen. Ansatzpunkt hierfür sind das bildungsbezogene Diskriminierungsverbot aus Artikel 3 Absatz 3 Satz 2 Grundgesetz (GG) sowie das Recht auf Bildung aus Artikel 24 der UN-BRK. Ziel der Eingliederungshilfe ist es insoweit, den Leistungsberechtigten eine ihren Fähigkeiten und Leistungen entsprechende Schulbildung sowie schulische und hochschulische Aus- und Weiterbildung für einen Beruf zur Förderung ihrer Teilhabe am Leben in der Gesellschaft zu ermöglichen (§ 90 Abs. 4 SGB IX).

Der Leistungskatalog umfasst Hilfen zur Schulbildung, insbesondere im Rahmen der Schulpflicht einschließlich der Vorbereitung hierzu, zur schulischen Berufsausbildung, zur Hochschulbildung und zur schulischen und hochschulischen beruflichen Weiterbildung. Über die bis 2019 geltende Rechtslage hinaus können nach dem ab 2020 geltenden Recht auch Hilfen für ein Masterstudium beansprucht werden, wenn das Masterstudium auf ein zuvor abgeschlossenes Bachelorstudium aufbaut (§ 112 Abs. 2 SGB IX). Auch Hilfen zur Teilnahme an Fernunterricht und Hilfen zur Ableistung eines Praktikums kommen in Betracht (§ 112 Abs. 3 SGB IX). Zum Leistungsumfang gehört auch die Versorgung mit Hilfsmitteln einschließlich Ersatzbeschaffung (§ 112 Abs. 1 Satz 6 bis 8 SGB IX).

5.7 Behandlungs- und Teilhabeplanung in Fallbeispielen

Im folgenden Abschnitt möchten wir anhand der bis jetzt beschriebenen Fallbeispiele die Behandlungs- und Teilhabeplanung exemplarisch verdeutlichen.

5.7.1 Fallbeispiel 1: Zeuge eines Unfalls

Das Fallbeispiel 1, Herr K. (▸ Kap. 1.3) umfasst eine klassische PTBS, die nach der S3-Leitlinie Posttraumatische Belastungsstörung (ICD-11 6B40) (Schäfer et al. 2019) mit einer Richtlinienpsychotherapie im Umfang von 12 bis 24 Stunden (Kurzzeittherapie 1 und 2) behandelt werden kann. Wir erinnern uns: Herr K. wurde unverschuldet Zeuge eines Unfalls, bei dem ein Mädchen zu Tode kam. Hier wäre in der Regel die gesetzliche Krankenversicherung der Leistungsträger. Allerdings handelt es sich in diesem Fall um ein Beispiel, wo die Deutsche gesetzliche Unfallversicherung (DGUV) definierter Leistungsträger ist, da die psychische Verletzung mit dem Erlebnis als

Tab. 5-1 Behandlungs- und Teilhabeplanung für die Fallbeispiele

	Krankenbehandlung				Rehabilitations- und Teilhabeleistungen				
	Akut-stationär	Teil-stationär	Ambulant	Komplexleis-tungen	Med. Reha	Berufliche Reha	Unterhalt-sichernde Leistungen	Bildung	Soziale Teilhabe
Fall 1			Psy.-Verf.		MR		UsL		
Fall 2	AS	TK	RP, PB	Ergo	MR				
Fall 3	AS		RP, PB			BfW	UsL		BeWo
Fall 4	AS		RP, PB	Ergo/ Physio	RPK	(BBW)	UsL		BeWo
Fall 5	AS		RP, PB		EW		UsL		
Fall 6	AS		Psy.-Verf.		MR				
Fall 7	AS	TK	PB	Ergo	RPK	BTZ	UsL	TB	BeWo

Abkürzungen: AS = akutstationäre Behandlung; TK = tagesklinische Behandlung; RP = Richtlinienpsychotherapie; PB = psychiatrische Behandlung; Psy.-Verf. = Psychotherapeutenverfahren; Ergo = Ergotherapie; Physio = Physiotherapie; MR = medizinische Rehabilitation; EW = Entwöhnungsbehandlung, IFD = Integrationsfachdienst; RPK =Rehabilitation psychisch Kranker; BfW = Berufsförderungswerk; BTZ = Berufstrainingszentrum; UsL = unterhaltssichernde Leistungen, TB = Teilhabe an Bildung; BeWo = Betreutes Wohnen; BBW = Berufsförderungswerk

Ersthelfer in einer Unfallsituation verbunden ist. Die DGUV ist nach dem SGB VII in Verbindung mit dem SGB IX Leistungsträger für die Krankenbehandlung und für die rehabilitativen Leistungen. In diesem Fall würden wir ein Psychotherapieverfahren zulasten der DGUV einleiten (DGUV Psychotherapeutenverfahren 2022). Das Psychotherapieverfahren wird von der DGUV gesteuert. In unserem Fallbeispiel wurden nach der Durchführung der Sachverhaltsaufklärung weitere Psychotherapiestunden beantragt und genehmigt.

Eröffnungsphase. Die Eröffnungsphase betrug 5 Stunden. Erstgespräch, Psychoedukation und Traumabiografie füllten die Stabilisierungsphase. Ausführlicher möchten wir auf die Fallkonzeption nach der MPTT eingehen.

Psychodynamische Fallkonzeption. Zur Fallkonzeption nach der MPTT nach Fischer (2000) ergibt sich folgende Beschreibung für die Dimensionen I bis IV: Es handelt sich in *Dimension I* um das Stadium eines traumatischen Prozesses, der vor dem Hintergrund der Situationsdynamik »Todesnähe« objektive Bedrohung für Leib und Leben mit Todesfolge bedeutet *(Dimension* II*)*. Die subjektive Bedeutungserteilung von Herrn K. ist stark von der Lebensgeschichte des Lkw-Fahrers geprägt. Herr K. war hilflos und konnte seine Ehefrau vor den Folgen einer schizophrenen Psychose nicht schützen. Die Ehe blieb kinderlos. Die Zeugenschaft des Unfalls löste den Impuls aus, helfen zu wollen. *Dimension* III*:* Das Traumaschema (TS) zeichnet sich aus durch Kampfbereitschaft bis zu dem Moment, wo ihm der Tod des Mädchens bewusst wird und ein Handlungsabbruch eintritt (Übergang von A nach B). Die Wiederaufnahme der Handlung erfolgt erst nach einer langgestreckten peritraumatischen Dissoziation (Punkt C: Moment der relativen Sicherheit). Das traumakompensatorische Schema (TKS) hat drei Anteile. Herr K. zeigt Vermeidungsverhalten, indem er z. B. nicht mehr Lkw fährt. Hinter diesem Verhalten steckt das präventive traumakompensatorische Schema, nicht mehr in einen Verkehrsunfall verwickelt werden zu können. Herr K. ist in der Auslegung seines traumakompensatorischen Schemas davon überzeugt, dass er die falsche Strecke gefahren sei (ätiologischer Anteil). Mit dieser Auslegung gibt er sich selbst die Erklärung, warum es gerade ihn getroffen hat (ätiologischer Anteil). Reparative Anstrengungen sind darauf ausgelegt, »ein guter Kerl« zu sein.

Der Einstieg in den Therapieverlauf beginnt mit der Basisinterventionslinie, die auf dem traumakompensatorischen Schema gründet. Die *Basisinterventionslinie* zeichnet sich durch die »dialektische« Verstärkung des traumakompensatorischen Schemas aus, die in Verbindung mit Stabilisierungsübungen die Exposition vorbereiten. Oft ist es zielführend, sich auf die vorbeugenden präventiven Strategien des Betroffenen zu stützen. Zum Beispiel wird die Vermeidung von Lastkraft- und Autofahrten als Strategie verstanden, sich vor der Wiederholung eines Unfalls zu schützen. Die Vermeidungssymptome bekommen so einen psychologischen Sinn. Da der Therapeut mit der Intervention diesen Zusammenhang aufdeckt, fühlt sich der Patient verstanden und löst auf der Beziehungsebene eine positive Übertragung aus.

Tipp für die Praxis: Stärkung des traumakompensatorischen Schemas

Die Arbeit am traumakompensatorischen Schema wird zu Beginn des therapeutischen Prozesses fokussiert. Hierbei geht es um die individuelle Erarbeitung des »Trauma-Skriptes« durch den Patienten mit Orientierung an den Fragen: Wie hat es zu dem Ereignis kommen können? Wie lässt sich eine Wiederholung vermeiden? Was kann das Trauma heilen? In der Haltung der parteilichen Abstinenz soll eine positive Übertragung möglich werden.

Der Übergang zur Exposition ist verkürzt dargestellt. Wir verweisen auf unsere praktischen Tipps zur Struktur der Therapie mit modularem Charakter.

Expositionsphase. Für die in diesem Fallbeispiel vorliegende klassische Form der PTBS eignen sich EMDR, NET, Bildschirmtechnik und gegebenenfalls Prolonged Exposure (PE). Aufgrund der relativen Singularität des Ereigniskriteriums und insbesondere die umschriebene Abgrenzung der Indextraumatisierung kann eine Exposition durchaus nach der 3. bis 5. Psychotherapiestunde erfolgen. Wir stellen heraus, dass durch die Aufarbeitung des Traumaschemas in seinen Anteilen A, B und C die Exposition gut vorbereitet wird.

Integrationsphase. Ziel der Therapie ist die Differenzierung des zentralen traumatischen Situationsthemas (ZTST) in seine Elemente. Aus psychodynamischer Sicht spielt die Deutung, warum der Tod der Ehefrau als zentrales traumatisches Situationsthema (ZTST) sein Verhalten in der traumatischen Situation als Unfallhelfer so stark beeinflusst. Er wollte »ein guter Kerl« sein, der das Kind rettet – so wie er es sich für seine Frau gewünscht hätte. Hiermit ist unter anderem die Beziehung zwischen der Lebensgeschichte (Folgen der Schizophrenieerkrankung der Ehefrau) und der Zeugenschaft des Unfalls gemeint. Eine optimale Integration ist gegeben, wenn innerhalb der therapeutischen Arbeitsbeziehung zwischen Patient und Therapeut eine negative Übertragung reflektiert werden kann. In unserem Fallbeispiel zeigt die negative Übertragung von Herrn K. auf seinen Therapeuten darauf hin, dass er Sorge hat, dass der Therapeut ihn für einen »Säufer« hält.

Tipp für die Praxis: Zeitpunkt der Deutungen und Validierungen

Zu Therapiebeginn sollten negative Übertragungsphänomene noch nicht gedeutet und validiert werden, denn hier gilt es zunächst, ein tragfähiges Arbeitsbündnis herzustellen. Doch in späteren Therapiesitzungen können diese Interventionen notwendig sein, um die Psychotraumatisierung zur integrieren.

Teilhabemanagement. Aus Sicht der ICF stehen bei Herrn K. neben den psychomentalen Funktionsschädigungen insbesondere allgemeine Aufgaben und Anforderungen des Lebens, Beeinträchtigungen seiner Mobilität (fährt nicht mehr LKW) und die Beeinträchtigung der interpersonellen Interaktion und Beziehungsgestaltung die Teilhabe im Vordergrund. Die soziale Isolation wirkt sich als Kontextfaktor negativ auf die psychomentale Schädigung (Symptomatik einer PTBS) sowie auf verschiedene Lebensbereiche aus.

Zur Wiedererlangung der Arbeitsfähigkeit empfiehlt sich eine medizinische Rehabilitation, die mit der sozialmedizinischen Leistungsbeurteilung einer Arbeitsfähigkeit auf dem allgemeinen Arbeitsmarkt und Beeinträchtigungen bei der letzten beruflichen Tätigkeit abschließt. Zur Auflösung von Vermeidungsverhalten ist eine stufenweise Wiedereingliederung in der letzten beruflichen Tätigkeit als Lkw-Fahrer vorstellbar und im Vorfeld der Wiedereingliederung beispielsweise das Absolvieren einiger Fahrstunden.

Wir empfehlen in Fällen, wo die Berufsgenossenschaften oder die DGUV Leistungsträger ist, die besonderen Möglichkeiten der Rehabilitationsberater zu nutzen. So sind z. B. Gespräche des Fallmanagements bzw. gezielte Maßnahmen (z. B. Fahrstunden) zur Wiedererlangung der Tätigkeit als Lkw-Fahrer denkbar.

Tipp für die Praxis: Deutsche gesetzliche Unfallversicherung

Ist die Deutsche gesetzliche Unfallversicherung oder einer der Berufsgenossenschaften Leistungsträger, so sind sie Leistungsträger für die Krankenbehandlung und Rehabilitation. Vorteile bestehen in der hohen Anpassungsfähigkeit auf die Bedarfe der Versicherten; allerdings sind Patientengrundrechte (z. B. freie Arzt- und Therapeutenwahl) eingeschränkt.

5.7.2 Fallbeispiel 2: Missbrauchserkenntnis

Frau S. (▸ Kap. 1.3) hat folgende Diagnosen nach ICD-11: komplexe PTBS (6B41) vom depressiven Verlaufstyp 6A71 (rezidivierende depressive Störung).

Bei diesem Fallbeispiel setzen wir den Fokus auf die psychodynamische Fallkonstellation einer komplexen Verlaufsform. Es geht um eine schwere depressive Entwicklung einer 65-Jährigen im Zuge der zweiten Lebenshälfte. Traumatisierungen aus Kindheit und Jugend sowie im Erwachsenenalter zeigen ein komplexes Bild, die neben der Depression Kernsymptome einer PTBS auslösen. Ausschlaggebend für die Diagnose einer komplexen PTBS ist die Selbstregulationsstörung. Hierzu zählen die eingeführten Zusatzsymptome des negativen Selbstkonzepts, der Beziehungsstörung und der Affektstörung. Wie sieht das Behandlungs- und Rehabilitationskonzept dieser Fallkonstellation aus? Nach einer stationären und tagesklinischen Akutbehandlung ist die akute Suizidalität kompensiert. Genauer gehen wir auf die im Anschluss durchzuführende Richtlinienpsychotherapie ein. Die Eröffnungsphase mit Erstgespräch, Psychoedukation und Traumaanamnese ist in dieser Fallkonstellation langestreckt und kann sich z. B. über 20 Behandlungsstunden ziehen. Erst dann sollte an eine Exposition gedacht werden. Zunächst konzentrieren wir uns auf die Fallkonzeption.

Psychodynamische Fallkonzeption. Aus der Anamnese ergibt sich folgende Traumabiografie: Es handelt sich um Misshandlung und sexuellen Missbrauch in der Kindheit und Jugend. Phänomenologisch dominiert eine komplexe PTBS vom depressiven Verlaufstyp mit suizidalen Erlösungsfantasien. Aus Sicht der MPTT ergibt sich folgende Fallkonzeption. Hierbei verweisen wir auf das Verlaufsmodell (▸ Kap. 1.8 und 3.2.2). Der Prozessverlauf *(Dimension I)* der komplexen PTBS zeichnet sich durch eine Reaktualisierungsdynamik aus. *Dimension* II: Die objektiven Situationsfaktoren umfassen Deprivation und sexuellen Missbrauch in der Kindheit und Jugend sowie Gewalt in der Ehe. Der Vergewaltigung durch den Hausarzt kommt eine prägende Bedeutung zu. Die besondere Vertraulichkeit der ärztlichen Konsultation und Schutzlosigkeit, mit der die Patientin den Übergriffen ausgeliefert war, steht für die Situationsdynamik der negativen Intimität, die sich zum komplexen traumatischen Situationsthema (KTST) verfestigt. Subjektiv schreibt sich die Patientin die Schuld an dem Vorfall zu. Risikofaktoren verschärfen die Lebenslage. Die Krankheit der Mutter, der Tod des Ehemanns und die Alkoholprobleme des jüngeren Sohnes verschmelzen affektiv zu suizidalen Impulsen, um einen Wunsch nach Ruhe und Erlösung zu erfüllen. Nach einem Suizidversuch durch einen Schnitt am Handgelenk ist eine Schädigung des Nervus medianus mit den typischen neurologischen Ausfällen einer Schwurhand zurückgeblieben. Diesen Folgeschaden hat die Patientin ständig vor Augen. Ihr eigenes Schönheitsideal ist dauerhaft gestört und der Abwehrmechanismus Abspaltung greift hier nicht mehr, da sie sich dauerhaft mit den Folgen der Lähmung auseinandersetzen muss.

Es dominieren zwei Erlebniszustände (state of mind). Hierzu gehören der suizidale Erlebniszustand mit Erlösungsfantasien und der kompensierte Erlebniszustand. Im kompensierten Erlebniszustand muss sie die Schmerzen und die Schuldgefühle ertragen. Die Patientin tröstet sich mit dem Gefühl, dass sie sich für ihr Alter gut gehalten hat. Im Übergang vom kompensierten zum suizidalen Erlebniszustand werden die Schmerzen und die Schuldgefühle unerträglich. Im suizidalen Erlebniszustand hält die Patientin die Spannung nicht mehr aus und sieht in der Selbsttötung den einzigen Weg, von den Schmerzen und den Schuldgefühlen erlöst zu sein.

Expositionsphase. Aufgrund der sequenziellen Traumatisierung mit schwerwiegender Strukturstörung empfehlen wir z. B., in der Expositionsphase die Psychodynamische Imaginative Traumatherapie nach Reddemann bzw. in den Ausführungen nach Wöller et al. (2021) durchzuführen. Die Durchführung der Traumakonfrontation kommt durchaus infrage, wenn die Adaptionen für eine komplexe Verlaufsform berücksichtigt worden sind.

Nach unserem modularen Konzept sind auch modifizierte Varianten des EMDR und NET möglich. Wir empfehlen die Arbeit mit Traumalandkarten, um die traumatischen Ereignisse zu strukturieren, die für die Patientin abgrenzbar sind. Auf der SUD-Skala (subjective unit of discomfort) wählen wir Ereignisse aus, die keine subjektive Belastung von 10, aber über 5 haben. Im Unterschied zu Fallbeispiel 1 kann sich die Vorbereitung einer Exposition über den Therapieverlauf deutlich strecken.

Integrationsphase. Die Integration der traumatischen Verlaufsgestalt gelingt am besten über die erfolgreiche Bearbeitung von Verlusten. Verluste sind objektiv beispielsweise durch den Zustand der »Schwurhand« gegeben. Die Akzeptanz von Verlusten wird durch die erfolgreiche Exposition mit Reduktion von Intrusionen und Erregungszuständen gefördert. Wir messen in der Integrationsphase der Bearbeitung von Schuld- und Schamgefühlen eine große Bedeutung zu.

Akutbehandlung: Aufgrund der suizidalen Impulse von Frau S. stellt eine akutstationäre psychiatrische Behandlung zunächst den ersten Behandlungsschritt dar. Die Patientin kann sich nicht glaubhaft von suizidalen Handlungsimpulsen distanzieren, sodass in den ersten Behandlungstagen eine freiwillige Behandlung im geschützten Setting erfolgt. Bei Entaktualisierung der akuten Suizidalität erfolgt die Verlegung in ein psychiatrisch-psychotherapeutisches Akutsetting mit psychotraumatologischem Schwerpunkt. Es folgt eine langgestreckte tagesklinische Behandlung, die in ein ambulantes Behandlungssetting mit Richtlinienpsychotherapie und psychiatrischer Behandlung überleitet. Frau S. profitiert im stationären Setting von Ergotherapieeinheiten deutlich in Hinblick auf ihren Affektausdruck sowie Umgang mit als aversiv erlebten Emotionen wie Schuld und Scham. Deshalb wird im ambulanten Setting Ergotherapie verordnet. Die weitere Behandlung im ambulanten psychiatrischen Setting sollte auch gegeben sein.

Psychopharmakologie: Psychopharmakologisch kann Sertralin als antidepressiv wirksame Therapie eingesetzt werden, das auch in der Indikation der PTBS zugelassen ist. Zur affektiven Entlastung und Schlaferleichterung wäre es möglich, Pipamperon zu verordnen.

Rehabilitations- und Teilhabeplanung. Aus Sicht der Rehabilitations- und Teilhabeplanung plädieren wir für eine medizinische Rehabilitation, die zum Ziel hat, die soziale Teilhabe zu verbessern. Die Rehabilitandin bezieht die Altersrente. Aus diesem Grunde ist die gesetzliche Krankenversicherung Leistungsträger der medizinischen Rehabilitation. Wir empfehlen, die Rehabilitation zu beantragen, auch wenn die Förderung der sozialen Teilhabe im Vordergrund steht. Empfehlungen der medizinischen Rehabilitation können in eine Richtlinienpsychotherapie und in ein Rehabilitationsnachsorgeprogramm übergehen. Eine spezifische Leistung der medizinischen beruflichen Orientierung kommt nicht infrage, da sich die Rehabilitandin in der regulären Altersrente befindet. Gleichermaßen scheiden Leistungen der beruflichen Rehabilitation aus. Im Einzelnen könnte überprüft werden, welche Leistungen der Eingliederungshilfe der Rehabilitandin helfen können, Beeinträchtigungen der interpersonellen Interaktion und Beziehungsgestaltung zu verbessern.

> **Tipp für die Praxis: Medizinische Rehabilitation auch für Berentete**
>
> Aus Sicht des Rehabilitations- und Teilhabemanagements empfehlen wir auch bei berenteten Versicherten, einen Antrag auf medizinische Rehabilitation zu stellen.

5.7.3 Fallbeispiel 3: Täterintrojekte

Frau B. (▸ Kap. 1.8.3) hat die Diagnosen nach ICD-11: Persönlichkeitsstörung mit Borderlinestruktur (6D11.5); schwere Persönlichkeitsstörung (6D10.2); komplexe PTBS (6B41).

Dieses Fallbeispiel haben wir auch deshalb gewählt, um die Unterschiede zwischen psychotischen Symptomen im Rahmen einer komplexen PTBS und im Rahmen einer schizophrenen Störung herauszuarbeiten. Vor diesem Hintergrund liegt ein besonderes Gewicht auf der Differenzialdiagnostik. Die psychotherapeutische Behandlung fokussiert auf den Umgang mit Täterintrojekten. Die Erkrankung von Frau B., die unter schwerer Gewalt und ausgeprägter Deprivation durch die Primärfamilie zu leiden hatte, liegt zwischen einer Psychose und einer schweren Persönlichkeitsstörung.

> **Tipp für die Praxis: Antipsychotika kontraindiziert**
>
> Bei psychotischen und pseudopsychotischen Symptomen im Rahmen einer komplexen PTBS führt die Anwendung von Antipsychotika unzureichend zu einer Besserung. Diese Konstellation führt häufig zu Polypharmazie.

Psychodynamische Fallkonzeption: Phänomenologisch ist dieses Fallbeispiel besonders eindrucksvoll. So berichtet unsere Patientin von einem »inneren Radio«, das mit lautstarken beschimpfenden Worten, die sie ihr Leben lang von den Eltern gehört habe, eingeschaltet sei. Die Symptomatik kann leicht als Symptom einer Schizophrenie verkannt werden. Insbesondere das Hören von kommentierenden Stimmen ist ein Kernsymptom einer paranoid-halluzinatorischen Psychose und ein sogenanntes Erstrangsymptom nach Kurt Schneider. Auf genauere Nachfrage hat die Psychopathologie einen pseudohalluzinatorischen Charakter, d. h. die Patientinnen und Patienten können benennen, dass die Halluzinosen nicht real existieren. In vielen Fällen beruhen diese Phänomene auf Täterintrojekten durch sexuellen Missbrauch (in Kindheit und Jugend). In der Beschreibung der Symptomatik wird häufig deutlich, dass es sich um die Stimme des Täters handelt, die kommentierend aber auch teils imperativ zu verstehen sind. Thematisch werden Täterüberzeugungen gehört, wie beispielsweise Entwertungen und Beschämungen: »Du bist dreckig! Mit dir gibt sich sowieso keiner ab!« Bei imperativen akustischen Pseudohalluzinationen äußern sich diese auch beispielsweise mit »Tu dir weh!« oder »Bring dich um!«. In ▸ Tabelle 5-2 haben wir die Schizophrenie und die Pseudohalluzinatorische Verlaufsgestalt gegenübergestellt.

Im Zyklus der Traumaverarbeitung sind die pseudopsychotischen Symptome als Erregungssymptome zu verstehen, die sich um die Psychotraumatisierung gruppieren. Im Verlauf manifestieren sich diese Symptome bei der psychotischen Verlaufsgestalt mit oder ohne Latenz nach der Psychotraumatisierung. Bei schizophrenen Patienten kommt es häufig zu unspezifischen Prodromalsymptomen und im Verlauf kommt es dann zum Ausbruch von Positivsymptomatik mit Wahn, Ich-Störungen, psychomotorischen Störungen und Halluzinationserleben.

Vorsicht ist geboten, schizophrene Störungen von paranoid-halluzinatorischen Verlaufsgestalten nur am Kriterium der Traumabiografie festzumachen. Wir konnten zeigen, dass Psychotraumata auch in der Anamnese von schizophrenen Patienten eine relevante Rolle spielen, ohne dass die Diagnose einer schizophrenen Störung deswegen überdacht werden musste. Von Schizophrenie Betroffene haben häufiger schon in der Kindheit sexualisierte oder körperliche Gewalt erfahren. Im Erwachsenenalter sind weibliche Schizophreniepatientinnen häufiger sexualisierter Gewalt ausgesetzt und männliche Schizophreniepatienten körperlicher Gewalt (Schäfer et al. 2014).

Nun kommen wir zum zentralen Punkt der psychodynamischen Betrachtungsweise. Es stellt sich die Frage, ob die psychotischen Symptome inhaltlich mit der Psychotraumatisierung verbunden sind. Ohne Zweifel ist dies bei Frau B. der Fall. Das innere Radio symbolisiert das Täterintrojekt »Eltern«, das mit der rigiden Über-Ich-Struktur in eine Wechselbeziehung gerät. Zwischen dem eigenen Ich und dem Eltern- bzw. Täterintrojekt wird kaum unterschieden. Es handelt sich um eine enge Täterbindung. In dieser Fallkonstellation sind die Täter typischerweise enge Bezugspersonen aus dem familiären Umfeld.

Unsere Patientin wird immer wieder mit der eigenen Frage konfrontiert: Sind meine Eltern Gewalttäter oder verlässliche Bezugspersonen gewesen? Im Unterschied zu schizophrenen Patienten ist die dissoziative Aktivität der paranoid-halluzinatorischen Verlaufsgestalt auf die »unterbrochene Handlung« des Traumaschemas zurückzuführen und nicht zu vergleichen mit der Entwicklung von kognitiven Einschränkungen bei schizophrenen Patienten. Das Traumaschema hat die Eigenschaft der »unterbrochenen Handlung«, neigt zur Vollendungstendenz und wird aus diesem Grunde immer wieder reaktualisiert. Die Reaktualisierung kann sich als Pseudohalluzination manifestieren.

Behandlung. Welche therapeutische Konsequenz hat die Differenzierung der paranoid-halluzinatorischen Verlaufsgestalt von schizophrenen Störungen? Hierbei sind zwei wesentliche Unterschiede zu berücksichtigen: Es handelt sich hierbei um die Frage der medikamentösen Einstellung und der Deutung der psychotischen Symptome. Bei schizophrenen Personen ist die antipsychotische Medikationseinstellung obligater Bestandteil der Behandlung. Bei der pseudopsychotischen Verlaufsgestalt ist die Medikation infrage zu stellen. Die Verkennung der pseudopsychotischen Verlaufsgestalt als schizophrene Störung führt häufig zu Polypharmazie.

Bevor wir uns also für eine antipsychotische Einstellung entschei-

Tab. 5-2 Pseudohalluzinatorischer Verlauf und Schizophrenie

Kriterium	Pseudohalluzinatorische Verlaufsgestalt	Schizophrene Störung
Traumabiografie	Die Traumabiografie ist immer auffällig.	Die Traumabiografie ist partiell auffällig bei beispielsweise circa 12 % der an Schizophrenie Erkrankten laut Schäfer et al. (2014).
Phänotyp Symptome 1. Ranges	Es zeigt sich gelegentlich Stimmen hören mit imperativem Charakter, die Symptomen 1. Ranges ähneln. Oft verbergen sich hinter diesen Stimmen Täterintrojekte bei z. B. sexuellem Missbrauch.	Symptome 1. Ranges nach K. Schneider sind erfüllt: dialogische Stimmen, kommentierende Stimmen, Gedankenlautwerden, leibliche Beeinflussungserlebnisse, Gedankeneingebung, Gedankenentzug, Gedankenausbreitung, Willensbeeinflussung, Wahnwahrnehmung, Gefühl des Gemachten
Phänotyp Halluzinose	Es zeigt sich ein pseudohalluzinatorischer Charakter. Häufig mischen sich akustische und optische Anteile.	In der Regel herrschen akustische Halluzinationen vor mit kommentierendem oder imperativem Stimmenhören.
Verlauf	Die Entwicklung der Psychose folgt dem traumatischen Ereignis. Sie kann nach Latenz im Rahmen einer Reaktualisierungsdynamik exazerbieren. Der schubförmige Verlauf fehlt.	Produktiv psychotische Symptome folgen meistens dem schubförmigen Verlauf schizophrener Psychosen.
Ätiologie	Die Ätiologie ist überwiegend psychotraumatisch.	Die Ätiologie ist überwiegend biopsychosozial.
Traumaverarbeitung	Halluzinosen entsprechen dissoziativen Erregungszuständen.	Es gibt keinen Bezug zur Traumaverarbeitung.
Kontrollstil	Pseudohalluzinosen können Teile des traumakompensatorischen Schemas sein, d. h. Beziehungs- und Verfolgungsideen können Bestandteil einer präventiven Wachsamkeit sein. In anderen Fällen handelt es sich um Täterintrojekte.	Halluzinosen und Wahnbilder haben keinen direkten inhaltlichen Bezug zu kritischen Lebensereignissen. Schwere formale Denkstörungen lassen diese inhaltlichen Bezüge kaum zu.

Tab. 5-2 *(Fortsetzung)*

Kriterium	Pseudohalluzinatorische Verlaufsgestalt	Schizophrene Störung
Pharmako therapie	Es gibt keine Remission der Symptome unter Gabe von Antipsychotika. Gelegentlich werden immer höhere Dosierungen verabreicht oder Umstellungen durchgeführt, da ein Behandlungserfolg ausbleibt.	Produktiv-psychotischen Symptome gehen unter Einnahme von Antipsychotika zurück.
Familien-anamnese	Familienanamnese ist oft negativ.	Familienanamnese ist häufig positiv.
Kognition	Es gibt keine progredienten kognitiven Einbußen.	Es gibt progrediente kognitive Einbußen.

Differenzialdiagnostische Kriterien zwischen schizophrenen Störungen und einer (komplexen) PTBS mit einer paranoid-halluzinatorischen Verlaufsgestalt.

den, muss die Psychotraumafolgestörung ausgeschlossen sein. Dies erfolgt durch eine sorgfältige biografische und psychotraumatologische Anamnese beispielsweise mit den Traumainventaren (▸ Kap. 2.2).

Wie können unsere Patientinnen mit den pseudohalluzinatorischen Symptomen umgehen lernen? In der Regel handelt es sich hierbei um Täterintrojekte bei Missbrauchserfahrungen in der Kindheit. Der Missbrauch wird zwar als solcher erkannt, die Externalisierung der Täterintrojekte ist aber nicht erfolgt. Die Pseudohalluzinationen und Beziehungsideen sind nach unserem psychodynamischen Modell Ausdruck einer »unterbrochenen Handlung« (Bering 2011; Fischer 2007), die in repetitiven pseudohalluzinatorischen Schleifen den Handlungsabschluss anstrebt, aber nicht zum Abschluss kommt. Die Vollendungstendenz der Psychotraumatisierung äußert sich darin, dass die Beziehung im Hier und Jetzt lebendig gehalten wird. Hier ist die Exploration und anschließende Psychoedukation wichtig, was wir unter »Täterintrojekten« verstehen und wie wir diese in der therapeutischen Beziehung verändern können. Dabei kann der Begriff des Täterintrojektes für den Patienten wenig förderlich sein, da Schuld- und Schamgefühl sowie ein geringes Selbstwertgefühl meist schon vorherrschen. Hier bietet es sich an, vom »täterimitierenden Anteil« zu sprechen. Hierdurch können sich die Patienten meist schon besser distanzieren.

In der Akutbehandlung kann eine stationäre Behandlung mit traumafokussierten Schwerpunkt hilfreich sein. Die Indikation zur stationären Behandlung ergibt sich aus der Schwere der Symptomatik und der Notwendigkeit der Behandlung in einem strukturierten multimodalen Setting mit ärztlicher Hilfestellung. Im ambulanten Behandlungsteil wird die psychiatrische Behandlung und eine Richtlinienpsychotherapie notwendig sein.

Traumaexposition. Wir haben die besten Erfahrungen gemacht, wenn wir psychotherapeutisch die Externalisierung der Täterintrojekte fördern. So auch bei Frau B. Das setzt eine ausführliche Stabilisierungsphase und sorgfältige Exploration von Ressourcen und traumatischen Ereignissen voraus. Ein relevantes Ziel ist die Objektdifferenzierung der Täterintrojekte in »gute« und »böse« Anteile. Wir beobachten, dass eine paradox-dialektische Interventionslinie von den Patienten als Entlastung erlebt wird, indem wir die guten Anteile (Fürsorge, Schutz vor anderen Gefahrenquellen usw.) des Täters benennen und verstärken. Die Patienten fühlen sich hierdurch entlastet und können es zulassen, die negativen Täteranteile zu benennen und als solche zu differenzieren. Sind die Täterintrojekte in gute und böse Anteile differenziert, so sind die Voraussetzung geschaffen, die Introjekte zu externalisieren. Die Externalisierung erfolgt durch das Durcharbeiten des psychotraumatischen Materials und kann durch spezifische Techniken, z. B. der Psychodynamischen Imaginativen Traumatherapie nach Reddemann (2021) unterstützt werden. In der psychodynamischen Therapie der komplexen PTBS von Wöller et al. (2021, S. 140–143) wird die »Arbeit mit verletzenden und aggressiven Persönlichkeitsanteilen« spezifisch benannt.

Integration/Rehabilitation. Ausschlaggebend für die Verbesserung der Teilhabe am Arbeitsleben und in der Gemeinschaft ist eine differenzierte Rehabilitation und Teilhabeplanung. Hierzu gehört z. B. die Beantragung einer Rehabilitation in einem Berufsförderungswerk. Zwischenzeitlich haben sich auch Berufsförderungswerke auf psychische Störungen ausgerichtet. Bevor langgestreckte Umschulungen genehmigt werden, erfolgt ein Assessment. Die Zielsymptome der komplexen PTBS mit Beziehungs-und Affektregulationsstörung sowie das negative Selbstbild mit dieser ausgeprägten Strukturstörung erfordern Parallelprozesse in einer Psychotherapie. Gerade die akzessorischen Zusatzsymptome sind zwischenmenschlichen Prozessen zugänglich, die praktische Selbstwirksamkeit und Selbstbewusstsein vermitteln. Steuerbare soziale Kontexte sind eine gute Voraussetzung für Reifungsprozesse, die auch die eine gute Entwicklungsprognose in der Behandlung und Rehabilitation einer Borderline-Persönlichkeitsstörung begründen.

Es stellt sich die Frage, ob eine berufliche Rehabilitation zur Integration auf den ersten oder zweiten Arbeitsmarkt führt. Beide Möglichkeiten führen dazu, dass die Rehabilitanden in soziale Sicherungssysteme eingebettet werden. Rehabilitanden mit einer Borderline-Persönlichkeitsstörung profitieren von der Strukturgebung und Transparenz. Die Rehabilitation bietet Möglichkeiten, im Lebensumfeld Fertigkeiten in der Affekt- und Beziehungsregulation zu trainieren. Leistungen der Eingliederungshilfe (z. B. ambulant betreutes Wohnen) können eine weitere Hilfestellung sein, die Alltagsstruktur zu fördern.

5.7.4 Fallbeispiel 4: Sexueller Missbrauch

Die 19-jährige Patientin Frau O. (▸ Kap. 1.8.4) hat nach ICD-11 die Diagnose dissoziative Identitätsstörung (6B44).

Zur Erweiterung des Spektrums haben wir mit diesem Fallbeispiel einen dissoziativen Verlaufstyp beschrieben. Die kurative Behandlung einer dissoziativen Störung im stationären Setting kann regressives Verhalten auslösen. Schlimmstenfalls kann die Patientin immer weniger Handlungsfähigkeit, Eigenverantwortung und Selbstwirksamkeit erleben. Aus unserer Sicht liegt ein Schwerpunkt der Behandlung in einer langestreckten Richtlinienpsychotherapie, die gegebenenfalls durch Komplexleistungen und Leistungen der sozialen Rehabilitation gestärkt werden könnte. Abhängig vom Funktionsniveau, das sehr variieren kann, ist in unserem Fallbeispiel eine

Teilhabeplanung erforderlich, die die berufliche Rehabilitation einbezieht. Wir sehen in den Leistungen der Rehabilitation eine besondere Chance, dass die Teilhabe von Menschen mit dissoziativer Identitätsstörung gefördert wird.

Tipp für die Praxis: Dissoziative Identitätsstörung

Patientinnen mit einer dissoziativen Identitätsstörung profitieren von einer strukturierten Umgebung, die äußere Sicherheit bietet. Aus diesem Grunde profitieren sie von einer langgestreckten Richtlinienpsychotherapie in Verbindung mit kontextbezogenen rehabilitativen Leistungen (z. B. Betreutes Wohnen).

Behandlung. Zur Behandlung von dissoziativen Identitätsstörungen verweisen wir auf ausgewiesene stationäre und ambulante Konzepte (Gast & Wabnitz 2017; Reddemann et al. 2011). Wir möchten vielmehr auf die Möglichkeiten der Rehabilitation hinweisen, die insbesondere in Verbindung mit einer Richtlinienpsychotherapie Hilfestellung im Entwicklungsprozess bieten können. Im ambulanten Setting ist die kombinierte Behandlung in einem ambulanten psychiatrischen und psychotherapeutischen Setting denkbar. Die Aufnahme einer Richtlinienpsychotherapie sollte bei einem Therapeuten erfolgen, der Kenntnisse über psychotraumatologische Verfahren und die dissoziative Identitätsstörung besitzt. Die Einbindung in ambulante Ergotherapie und Physiotherapie ist meist hilfreich, um nicht sprachlich fokussierte Zugänge zu finden und Ressourcen zu fördern. Wir verweisen darauf, dass die Richtlinienpsychotherapien langfristige Verläufe erfordern. Expositionen im klassischen Sinne sind oft nicht durchführbar oder erfordern stets eine sehr sorgfältige Vorbereitung oder Modifikation des Verfahrens.

Rehabilitation. Medizinische Rehabilitation, die auf die spezifische Problematik der dissoziativen Identitätsstörung ausgerichtet ist, ist in Deutschland selten zu finden. Einige wenige Rehabilitationseinrichtungen haben sich jedoch auf diese Rehabilitandengruppe und deren Bedürfnisse spezialisiert. Wir empfehlen, den Bedarf der Teilhabe besonders sorgfältig zu prüfen, da die dissoziative Identitätsstörung durchaus mit einem hohen Funktionsniveau einhergehen kann. Ist ein hohes Funktionsniveau gegeben, wozu häufig ein Arbeitsplatz gehört, dann empfehlen wir, den Schwerpunkt auf eine Richtlinienpsychotherapie zu legen. Gesetzt den Fall, dass Alltagsstrukturen bereits aufgrund der verschiedenen Persönlichkeitsanteile aufgesplittert sind, so empfehlen wir eine differenzierte Rehabilitations- und Teilhabeplanung. Unter der Vorstellung, dass in diesem Fallbeispiel Frau B. eine fortlaufende berufliche Tätigkeit nicht mehr besteht, denken wir z. B. an die Möglichkeit einer Rehabilitation psychisch Kranker (RPK), die sich aufgrund des Konzepts noch am ehesten auf komplexe Verlaufsformen einrichten kann, die sowohl medizinische als auch berufliche Anteile der Rehabilitation erfordert. In diesem Fall müssen zusätzlich ergänzende Leistungen zum Unterhalt bewilligt werden. Um die berufliche Teilhabe zu erweitern, wären im Verlauf auch Leistungen zur Teilhabe am Arbeitsleben sinnvoll, beispielsweise eine Ausbildung im Rahmen eines Berufsbildungswerkes durchzuführen. Ein traumasensibles Umfeld im Berufsbildungswerk wäre hier von Vorteil.

Gleichermaßen ist vorstellbar, dass Leistungen der sozialen Teilhabe helfen, die Tagesstruktur zu optimieren. Partielle oder vollständige Dissoziation von Persönlichkeitsanteilen können eine eigenständige Lebenssituation zur Herausforderung werden lassen. Hier könnte beispielsweise das traumafokussierte ambulant betreute Wohnen hilfreich sein.

5.7.5 Fallbeispiel 5: Tod des Vaters

Herr P. (▸ Kap. 1.8.6) hat nach ICD-11 die Diagnose Alkoholabhängigkeit (6C40.2) bei komplexer PTBS (6B41).

Dieses Fallbeispiel zeigt, wie eine manifeste Alkoholabhängigkeit den Behandlungs- und Rehabilitationsverlauf prägt. Wir empfehlen, zuerst Behandlungsschritte einzuleiten, die einen abstinenten Rahmen sichern. Dieser Schritt beginnt mit einer qualifizierten Entgiftung. Erst auf der Grundlage einer kompensierten Abhängigkeit mit Abstinenz von Alkohol ist es sinnvoll, die Expositionsbehandlung bei komplexer PTBS zu planen.

Tipp für die Praxis: Komorbide Suchterkrankungen und Trauma

Bei der Behandlung von komorbid bestehenden Erkrankungen gilt der Grundsatz, zunächst die Suchterkrankungen zu stabilisieren, bevor eine spezifische Traumatherapie erfolgt, die die Abstinenz erneut gefährden könnte. Auf der anderen Seite ist der Umgang mit traumasensiblen States eine Voraussetzung für Abstinenz und deswegen ist Stabilisierungsarbeit schon während der qualifizierten Entgiftung wertvoll.

Behandlung. Die Behandlung einer primär bestehenden Alkoholabhängigkeit umfasst eine stationäre Krankenbehandlung im Sinne einer qualifizierten Entgiftung. Hier ist die gesetzliche Krankenversicherung der Leistungsträger. Eine medizinische Rehabilitation, die im Kontext von Abhängigkeitserkrankungen als Entwöhnungsbehandlung bezeichnet wird, wird häufig schon im Akutbehandlungskontext vorbereitet, in dem mit dem Patienten die Motivation zur Therapie geklärt wird.

Das Antragsverfahren für eine Entwöhnungsbehandlung ist aufwendig, sodass hier aus Praktikabilitätsgründen in den Akutkliniken oft auf die Suchtberatungsstellen verwiesen wird. In einigen Bundesländern gibt es deswegen die Möglichkeit eines nahtlosen Übergangs von der Krankenhausbehandlung in die Entwöhnung. Dies haben die Leistungsträger so eingerichtet, da die Rückfallwahrscheinlichkeit in einem behandlungsfreien Intervall als groß einzuschätzen ist. Im Unterschied zu einer medizinischen psychosomatischen Rehabilitation sind Rehabilitationen bei Abhängigkeitserkrankungen auf circa 16 Wochen normiert. Im Anschluss kann eine sogenannte ambulante Nachsorge stattfinden, die sich grundsätzlich von einer ganztägig ambulanten medizinischen Rehabilitation unterscheidet. Bei Betroffenen, bei denen ein erhöhtes Rückfallrisiko aufgrund fehlender Wohn- und/oder Arbeitssituation trotz Entwöhnungsbehandlung besteht, kann eine Adaptionsphase angeschlossen werden. Diese hat zum Ziel, sich noch in geschütztem Umfeld stabilisieren zu können und den Wiedereintritt in das Erwerbsleben zu fördern.

Die bestehende komplexe PTBS kann entweder in einer geeigneten Einrichtung der medizinischen Rehabilitation mit Doppeldiagnosen behandelt werden oder es kann eine spezifische Behandlung der komplexen PTBS im Rahmen einer Richtlinienpsychotherapie erfolgen. Begleitend sollte auch eine ambulante psychiatrische Behandlung gesichert sein.

Da Alkoholabhängigkeiten über einen langen Zeitverlauf entstanden sein können, sind durchaus oft berufliche Ressourcen und eine »Rest-Teilhabe« gegeben. Die Teilnahme an einer Selbsthilfegruppe, beispielsweise bei den Anonymen Alkoholikern, ist ein essenzieller Bestandteil der Suchtbehandlung, hierauf fokussieren alle Behandler. Hier in diesem Fallbeispiel besteht der Arbeitsplatz und der Betroffene wird sehr geschätzt für seine Tätigkeit. Es wird eine stufenweise Wiedereingliederung angestrebt. Während der medizinischen Rehabilitation und Wiedereingliederung erhält der Betroffene Übergangsgeld als unterhaltssichernde Leistung. Wir schlussfolgern, dass die Behandlung und Rehabilitation einer Abhängigkeitserkrankung von rehabilitativen Anteilen dominiert wird.

5.7.6 Fallbeispiel 6: Gasexplosion

Herr P. (Kap. 1.8.7) hat nach ICD-11 die Diagnosen psychotische Störung (6A25) und chronische PTBS (6B40).

Analog zum Fallbeispiel 3, Frau B., zeigt Herr P. einen psychotischen Verlaufstyp einer chronischen PTBS. Wir haben uns gegen die Vergabe der Diagnose einer komplexen PTBS entschieden, weil es sich um ein einmaliges Ereignis handelt. Vor diesem Hintergrund ist in der Behandlung ein sensibles differenzialdiagnostisches Vorgehen erforderlich. Wir konstatieren, das psychotische Symptome, die auf der Grundlage einer chronischen PTBS entstanden sind, relativ therapieresistent gegenüber psychopharmakologischen Interventionen sind. Die Symptomatik bzw. Erkrankungsbilder sind als Folgen eines Arbeitsunfalles zu werten, sodass der Unfallversicherungsträger leistungspflichtig ist in Bezug auf die Akutbehandlung sowie Rehabilitation. Diese muss aber auf Antrag erfolgen. Die finanzielle Absicherung des Betroffenen ist hier das Verletztengeld.

Akutbehandlung. In diesem Fallbeispiel wird die Behandlung eines Arbeitsunfalles beschrieben. Der Leistungsträger ist die zuständige Berufsgenossenschaft des Betriebes. Herr P. stellt sich zunächst bei einem ambulant behandelnden Psychiater vor. In der klinischen Exploration zeigt sich, dass die psychotische Symptomatik im Schweregrad deutlich ausgeprägt ist und erstmalig psychotisches Erleben aufgetreten ist. Es ist eine stationäre psychiatrische Akutbehandlung indiziert, um die im ambulanten Setting begonnene antipsychotische Pharmakotherapie anzupassen und weitere differenzialdiagnostische Untersuchungen durchzuführen zum Ausschluss somatischer Ursachen. Hierbei muss nun die Berufsgenossenschaft für die Kostenübernahme der ambulanten sowie stationären Behandlung angefragt werden.

Nach der Entlassung aus der stationären Behandlung ist eine weitere psychotherapeutische Behandlung notwendig. Da der Betroffene einen Arbeitsunfall erlitten hat, würde hierfür die Berufsgenossenschaft als Leistungsträger auftreten. Die Berufsgenossenschaften haben das sogenannte Psychotherapeutenverfahren implementiert, das eine schnelle psychotherapeutische Hilfe bei Arbeitsunfällen gewährleisten soll. Die Behandlung muss 1 Woche nach Auftragserteilung beginnen. In der Regel erfolgt eine Sitzung pro Woche. Es können fünf probatorische Sitzungen zur Anamnese und Diagnostik verwendet werden. Danach werden zehn Sitzungen genehmigt. Im Anschluss können weitere Sitzungen beantragt werden, wenn die medizinische Indikation gegeben ist. Die Therapie wird vom Durchgangsarzt oder dem Unfallversicherungsträger eingeleitet. Für die Expositionsbehandlung kommen die Verfahren EMDR, NET und psychodynamische Verfahren infrage.

Rehabilitation. Zur Gestaltung der Rehabilitation und Teilhabeplanung stellen wir fest, dass ein Arbeitsplatz gegeben ist und somit der Schwerpunkt der medizinischen Rehabilitation auf die Wiedereingliederung der letzten beruflichen Tätigkeit ausgerichtet sein sollte. Gesetzt den Fall, die Krankenbehandlung ist so weit erfolgreich, dass psychotische Symptome abgeklungen sind, so ist nach der medizinischen Rehabilitation durchaus an eine stufenweise Wiedereingliederung am Arbeitsplatz zu denken. In der medizinischen Rehabilitationsbehandlung sollte der Schwerpunkt auf die medizinisch-berufliche Orientierung (MBOR) liegen. Hier wird ein wesentlicher Rehabilitationsfokus darauf gelegt, wie Herr. P seine berufliche Tätigkeit wieder aufnehmen kann. Auch hier ist der Leistungsträger die zuständige Berufsgenossenschaft.

5.7.7 Fallbeispiel 7: Heilserwartung

Frau Z. (▸ Kap. 1.8.7) hat nach ICD-11 die Diagnosen Schizophrenie (6A20.1) und komplexe posttraumatische Belastungsstörung (6B40).

Dieses Fallbeispiel steht für die Komorbidität einer komplexen PTBS und einer schizophrenen Psychose. Nach der Schichtenregel des triadischen Systems ist die Behandlung zunächst auf die schizophrene Psychose ausgerichtet. In der Behandlung der akuten Psychose konzentrieren wir uns zunächst auf die Verbesserung der sogenannten Plussymptomatik (Wahn, Halluzination, Ich-Störungen psychotischer Natur, Psychomotorikstörungen). Hierbei ist im Rahmen eines multimodalen Behandlungskonzeptes die medikamentöse Einstellung der Patientin ein primärer Bestandteil der Therapie. Die kognitive Verhaltenstherapie soll hier ebenfalls zeitnah angeboten werden zur Bearbeitung der Funktionseinschränkungen. Hilfreich ist auch die »kognitive Remediation« bei Betroffenen von Schizophrenie in der Akuttherapie; es handelt sich um eine Methode, die die kognitiven und exekutiven Funktionen stärkt und somit die kognitive Leistungsfähigkeit und die psychosoziale Funktionsfähigkeit verbessert (DGPPN e. V. 2019).

Aufgrund der langgestreckten Verläufe von schizophrenen Erkrankungen kann es sinnvoll sein, die Behandlung nach einer akut stationären psychiatrischen Behandlung in der Tagesklinik fortzuführen.

Die soziale wie berufliche Teilhabe wird auch stark durch die Negativsymptomatik verursacht. Antriebslosigkeit, Motivationslosigkeit, kognitive Dysfunktionen und Affektverarmung stellen hier die größten Herausforderungen dar. Im ambulanten Setting würden wir zur Verbesserung der globalen und spezifischen mentalen Funktionen ambulante Ergotherapie in die Verordnung aufnehmen. Eine regelmäßige ambulante psychiatrische Begleitung des Behandlungsprozesses ist wichtig.

Rehabilitation. Die medizinische und berufliche Rehabilitation kann in einer Einrichtung der Rehabilitation psychisch Kranker (RPK) erfolgen. Diese Einrichtungen sind auf schizophrene Störungen eingestellt. Somit handelt es sich um einen Patiententyp, der häufig zwischen Akutkrankenhaus und Eingliederungshilfe hin- und herpendelt. Aus diesem Grunde empfehlen wir Maßnahmen, die sich an einer medizinischen Rehabilitation orientieren. Des Weiteren empfehlen wir, gegebenenfalls eine berufliche Rehabilitation anzustreben. Häufig sind schizophrene Störungen mit kognitiven Einschränkungen oder Bildungsdefiziten assoziiert, sodass durchaus Teilhabeleistung zur Verbesserung der Bildung sinnvoll sind.

Maßnahmen des ambulant oder vollstationär betreuten Wohnens können hier hilfreich sein. Anzustreben wäre, gemeinsam mit dem Betroffenen zu erörtern, wie die größtmögliche Selbstständigkeit und gleichzeitig die Eingebundenheit im Rahmen der sozialen Teilhabe erfolgen kann. Dies könnte beispielsweise durch das ambulant betreute Wohnen geschehen. Aus unserer Erfahrung ist es eher schwierig, in eine eigene Wohnung zu ziehen, wenn man vorher in einer Einrichtung des vollstationären Wohnens gewohnt hat. Um die finanzielle Sicherheit zu gewährleisten, sind unterhaltssichernde Leistungen zu beantragen.

5.8 Resümee

Wir schlussfolgern, dass die Bedarfsfeststellung von Teilhabeleistungen ein fester Bestandteil der Krankenhausbehandlung, der fachärztlichen sowie der psychologischen und ärztlichen Psychotherapie im Richtlinienverfahren sein muss. Wir haben dieses Kompendium mit der Absicht verfasst, diesem Ansatz bereits in der Implementierungsphase der Diagnose der komplexen PTBS den Rücken zu stärken. So begeben wir uns auf den Weg, den uns der Gesetzgeber im deutschsprachigen Sozialrecht in verschiedenen Varianten für den Umgang mit allen psychiatrischen und somatischen Krankheitsbildern vorgegeben hat.

Wir haben die Begrifflichkeiten der sektoren- und rechtsraumübergreifenden Versorgung am Beispiel der komplexen PTBS ausgeführt. Auf diesem Wege lösen wir die Aufgabe, Krankheit und Krankheitsfolgen als konzeptionelle Einheit zu verstehen und in der praktischen Umsetzung modular zusammenzustellen. Dieser modulare Ansatz hilft uns, die klassische PTBS von der komplexen PTBS zu differenzieren. Gleichermaßen hilft uns das modulare Denken, die Traumatherapie schulenübergreifend zu gestalten. Im modularen Sinne integrieren wir Interventionen aus den verschiedenen therapeutischen Schulen, die bei der komplexen PTBS Relevanz besitzen. Aufgrund der Störung der Affektregulation, der Zwischenmenschlichkeit und dem Gefühl der Wertlosigkeit, die das Störungsbild der komplexen Traumatisierung kennzeichnet, setzen wir auf eine psychodynamische Fallkonzeption. Diese Fallkonzeption setzt am Strukturniveau der Patientinnen und Patienten an und führt gezielt das Instrument der Übertragung ein. Bewusste und unbewusste Prozesse werden im Zuge der Fallkonzeption entwicklungspsychologisch rekonstruiert. Die großen Fortschritte, die in der Entwicklung und Anwendung der sogenannten Expositionstechniken anzutreffen sind, erweitern die Palette der zentralen Behandlungsmöglichkeiten. Hierbei setzen wir auf die Passung von Methode und die Passung in der therapeutischen Beziehung zwischen Patienten und Therapeut. Die biologische Dimension spielt hierbei eine zentrale Rolle. Wir verstehen neurobiologische und somatologische Anpassungen bei der komplexen PTBS als Überlebensanpassung, die sich auf Kosten des Explorations- und Lernverhaltens ausbreitet.

Bei der Frage, welche Verlaufsformen der komplexen PTBS es gibt, haben wir das Verlaufsmodell der Psychotraumatologie auf komplexe Verlaufsformen übertragen und mit dem Konzept der Traumafolgestörung verbunden.

Statement

Eine zentrale Problemstellung der psychiatrischen und psychotherapeutischen Krankenbehandlung und Rehabilitation im deutschsprachigen Raum ist die Zugänglichkeit von geeigneten Behandlungs- und Rehabilitationsangeboten für Betroffene einer Traumafolgestörung.

Wir kommen zu dem Schluss, dass die konsequente Umsetzung des SGB IX die Behandlung und Rehabilitation der komplexen PTBS verbindet. Wir haben gezeigt, warum dieser Ansatz gerade für die Psychotraumafolgestörungen so wichtig ist. Wir schlussfolgern: Versorgungsnetzwerke sind geeignet, die Anforderungen umzusetzen, die der Gesetzgeber mit dem SGB IX definiert hat. Hierbei kommt es darauf an, den bestehenden gesetzlichen Rahmen konsequent auszuschöpfen, damit die Leistungsträger aufgefordert sind, geeignete Behandlungs- und Rehabilitationsangebote auszubauen.

Für die Behandlung und Rehabilitation der komplexen PTBS gilt: Jeder Behinderte oder von Behinderung bedrohte Mensch soll unabhängig von der Zuständigkeit eines Leistungsträgers aus gegebenem Anlass die bedarfsgerecht gebotene Rehabilitations- und Teilhabeleistung in gleicher Weise und gleicher Qualität erhalten. Die Aufgabe der Leistungen zur Rehabilitation und Teilhabe ist nicht mehr nur die Herstellung der bestmöglichen Gesundheit, sondern vor allem die Bewältigung der Folgen von Krankheit und Behinderung, d. h., dass die Förderung der Selbstbestimmung und gleichberechtigten Teilhabe am Leben in der Gesellschaft ermöglicht werden muss. Die Indikation für die Rehabilitations- und Teilhabeleistungen ist nicht die Erkrankung an sich oder der Schweregrad einer Erkrankung, sondern die Art und der Umfang der durch die Krankheit bewirkten Teilhabebeeinträchtigung. Dieser Ansatz ist für die komplexe PTBS so relevant, weil die Krankheitsfolgen so gravierend sind und nicht immer als solche verstanden werden. Mit der Umsetzung der ICF und Anpassung auf die komplexe PTBS steht uns eine Fachsprache zur Verfügung, mit deren Hilfe wir die Krankheitsfolgen kontextbezogen und verlässlich beschreiben können.

Wir möchten abschließend folgende Punkte hervorheben:

- Leistungsträger und -erbringer sollten darauf vorbereitet sein, den Teilhabebedarf von Betroffenen einer komplexen PTBS und somit der Behinderten bzw. von Behinderung bedrohten Menschen trägerübergreifend festzustellen und durch zielorientierte und wirksame Leistungen zu definieren.
- Psychiatrische Institutsambulanzen und die niedergelassenen Ärztinnen und Psychotherapeuten sollten auf die Früherkennung von Behandlungs- und Teilhabebedarfen ausgerichtet sein. Hier kann das Instrument einer Notfallsprechstunde im Rahmen eines spezialisierten Zentrums hilfreich sein.
- Eine stärkere Ausrichtung auf den nahtlosen Übergang zwischen Leistungen der Krankenbehandlung und Rehabilitation ist für unseren Ansatz zentral. Hierbei setzen wir die Bausteine der medizinischen, beruflichen und sozialen Rehabilitation bedarfsgerecht modular ein.
- Voraussetzung für ein erfolgreiches Kranken- und Teilhabemanagement ist die Verfügbarkeit von geeigneten Leistungsangeboten. Das, was wir am Beispiel der komplexen PTBS und seinen Verlaufsformen gezeigt haben, gilt grundsätzlich für alle Gesundheitsstörungen. So hat unser Kompendium zur Behandlung und Rehabilitation der komplexen PTBS eine Stellvertreterfunktion für alle anderen Gesundheitsstörungen.

Literatur

Andersen, S. L., Tomada, A., Vincow, E. S. et al. (2008). Preliminary evidence for sensitive periods in the effect of childhood sexual abuse on regional brain development. *The Journal of Neuropsychiatry and Clinical Neurosciences*, 20(3), 292–301.

APA, American Psychiatric Association. (1980). *Diagnostic and statistical manual of mental disorders (DSM-III-R)*. Autor.

APA, American Psychiatric Association. (2013). *Diagnostic and statistical manual of mental disorders* (DSM-5). (5. Aufl.). Autor.

Arbeitskreis OPD. (2014). *Operationalisierte psychodynamische Diagnostik* OPD-2. *Das Manual für Diagnostik und Therapieplanung* (3. Aufl.). Huber.

Bachmann, S., Graf, C., Goetz, S., & Rossi, G. R. (2021). *DefReha© Stationäre Rehabilitation: Definition und Mindestanforderungen*. H+ Die Spitäler der Schweiz I Les Hôpitaux de Suisse I Gli Ospedali Svizzer.

Baig, M. R., Wilson, J. L., Lemmer, J. A. et al. (2019). Enhancing completion of cognitive processing therapy for posttraumatic stress disorder with quetiapine in veterans with mild traumatic brain injury: a case series. *Psychiatric Quartely*, 90(2), 431–445.

BAR, Bundesarbeitsgemeinschaft für Rehabilitation e. V. (Hrsg.) (2015). ICF-*Praxisleitfaden. Zugang zur Rehabilitation* (2. Aufl.). Autor.

BAR, Bundesarbeitsgemeinschaft für Rehabilitation e. V. (Hrsg.) (2018). *Rehabilitation. Vom Antrag bis zur Nachsorge – für Ärzte, Psychologische Psychotherapeuten und andere Gesundheitsberufe*. Springer.

Barbieri, A., Visco-Comandini, F., Alunni Fegatelli, D. et al. (2019). Complex trauma, PTSD and complex PTSD in African refugees. *European Journal of Psychotraumatology*, 10(1):1700621.

Barwinski, R. (2016). Resilienz in der Psychotherapie Entwicklungsblockaden bei Trauma, Neurosen und frühen Störungen auflösen. Klett Cotta: Stuttgart

Barwinski, R. (2020). *Steuerungsprozesse in der Psychodynamischen Traumatherapie*. Klett-Cotta.

Beckham, J. C., Crawford, A. L., Feldman, M. E. et al. (1997). Chronic posttraumatic stress disorder and chronic pain in Vietnam combat veterans. *Journal of Psychosomatic Research*, 43(3), 379–389.

Beesdo-Baum, K., Zaudig, M., & Wittchen, H.-U. (2019). SCID-5-PD. *Strukturiertes Klinisches Interview für* DSM-5® – *Persönlichkeitsstörungen*. Hogrefe.

Ben-Ezra, M., Karatzias, T., Hyland, P. et al. (2018). Posttraumatic stress disorder (PTSD) and complex PTSD (CPTSD) as per ICD-11 proposals: a population study in Israel. *Depression and Anxiety*, 35(3), 264–274.

Benkert, O., & Hippius, H. (2019). *Kompendium der Psychiatrischen Pharmakotherapie* (12. Aufl.). Springer.

Bering, R. (2005). *Verlauf der Posttraumatischen Belastungsstörung. Grundlagenforschung, Prävention, Behandlung* (1. Aufl.). Shaker.

Bering, R. (2011). *Verlauf der Posttraumatischen Belastungsstörung. Grundlagenforschung, Prävention, Behandlung* (2. Aufl.). Shaker.

Bering, R., Bredenbeck, C., & Fischer, G. (2009). Die Psychopharmakotherapie der Posttraumatischen Belastungsstörung im Verlaufsmodell. *Zeitschrift für Psychotraumatologie und Psychologische Medizin*, 3, 9–23.

Bering, R., Cieza, A., Schedlich, C., & Zurek, G. (2011). *Rehabilitation von psychischen Beeinträchtigungen nach Großschadenslagen.* EUTOPA-IP.

Bering, R., & Fischer, G. (2005). Kölner Risiko Index (KRI). In B. Strauß & J. Schuhmacher (Hrsg.), *Klinische Interviews und Ratingskalen* (S. 216–221). Hogrefe.

Bering, R., Fischer, G., & Johansen, F. F. (2005). Neurobiologie der Posttraumatischen Belastungsstörung im Vier-Ebenen-Modell. *Zeitschrift für Psychotraumatologie und Psychologische Medizin*, 2, 7–18.

Bering, R., Fischer, G., & Reddemann, L. (2008). Psychodynamische Traumatherapie und Suchtbehandlung. In K. W. Bilitza (Hrsg.), *Psychotherapie der Sucht. Psychoanalytische Beiträge zur Praxis* (S. 191–206). Vandenhoeck & Ruprecht.

Bering, R., & Kamp, M. (2009). Zur Indikation und Kontraindikation von Neuroleptika beim psychotischen Verlaufstyp von Traumafolgestörungen. *Zeitschrift für Psychotraumatologie und Psychologische Medizin*, 3, 37–46.

Bering, R., Kuzmanovic, B., Behmenburg, C., & Fischer, G. (2006). Schlaf- und Traumastörungen. Psychotherapeutische und somatologische Behandlungsstrategien. *Zeitschrift für Psychotraumatologie und Psychologische Medizin*, 1, 27–45.

Bering, R. & Reddemann, L. (2007). (Hrsg.). *Jahrbuch Psychotraumatologie 2007.* Heidelberg: Asanger.

Bering, R., Schedlich, C., Zurek, G., & Fischer, G. (2006). Zielgruppenorientierte Intervention zur Prävention von psychischen Langzeitfolgen für Opfer von Terroranschlägen (PLOT). *Zeitschrift für Psychotraumatologie und Psychologische Medizin*, 1, 57–75.

Bering, R., Schedlich, C., Zurek, G., & Fischer, G. (2003). *Zielgruppenorientierte Intervention. Verfahrensvorschläge zur Reformierung des Truppenpsychologischen Konzepts der Bundeswehr, Untersuchungen des Psychologischen Dienstes der Bundeswehr 2003* (S. 9–131). Verlag für Wehrwissenschaften.

Bering, R., Schedlich, C. & Zurek, G. (2019, 3. Auflage). Situationstypologien der Psychosozialen Notfallversorgung. In: G. H. Seidler, H. J. Freyberger, H. Glaesmer, S. B. Gahleitner (Hrsg.), Handbuch der Psychotraumatologie. (S. 938–953). Stuttgart: Klett-Cotta.

Bernstein, E. M., & Putnam, F. W. (1986). Development, reliability and validity of a dissociation scale. *Journal of Nervous and Mental Diseases, 174*, 727–735.

Bfarm, Bundesinstitut für Arzneimittel und Medizinprodukte (2022). *Internationale Klassifikation psychischer Störungen.* ICD-11 (deutsche Entwurfsfassung). https://www.bfarm.de/DE/Kodiersysteme/Klassifikationen/ICD/ICD-11/uebersetzung/_node.html;jsessionid=8F3D339C9CAC512936E554400BF05785.internet271

Bickenbach, J., Cieza, A., Rauch, A., & Stucki, G. (2012). *ICF core sets. Manual for clinical practice. ICF research branch, in cooperation with the WHO collaborating centre for the family of international classifications in Germany (*DIMDI*).* Hogrefe.

Bitencourt, R., & Takahashi, R. (2018). Cannabidiol as a Therapeutic Alternative for Post-traumatic Stress Disorder: From Bench Research to Confirmation in Human Trials. *Frontiers in Neuroscience*, 12, 502.

Böckmann, A., Pietrowsky, R., & Bering, R. (2019). Welche psychopathologische weisen Männer in der Symptom-Checkliste (SCL-90-R) auf, die eine Posttraumatischen Belastungsstörung entwickelt haben? *Trauma. Zeitschrift für Psychotraumatologie und ihre Anwendungen*, 4, 92–103.

Bohus, M., & Wolf-Arehult, M. (2017). *Interaktives Skillstraining für Borderline-Patienten* (2. Aufl.). Schattauer.

Bohus, M., Kleindienst, N., Hahn, C. et al. (2020). Dialectical behavior therapy for posttraumatic stress disorder (DBT-PTSD) compared with cognitive processing therapy (CPT) in complex presentations of ptsd in women survivors of childhood abuse: a randomized clinical trial. JAMA Psychiatry, 77(12), 1235–1245.

Bollmann, K., Schürmann, I., Nolting, B. et al. (2012). Evaluation of outpatient treatment units according to the Crime Victims' Regulation Act. *Zeitschrift für Psychosomatische Medizin und Psychotherapie*, 58(1), 42–54.

Bolm, T., & Piegler, T. (2001). Naltrexone in the treatment of dissociative disorders-reflections with regard to a comprehensive therapeutic concept of borderline disorders. *Psychiatrische Praxis, 28*, 214–218.

Bondjers, K., Hyland, P., Roberts, N. P. et al. (2019). Validation of a clinician-administered diagnostic measure of ICD-11 PTSD and Complex PTSD: the International Trauma Interview in a Swedish sample. *European Journal of Psychotraumatology*, 10(1), 1665617.

Boon, S., Steele, K., & Van der Hart, O. (2013). *Traumabedingte Dissoziation bewältigen: Ein Skills-Training für Klienten und ihre Therapeuten.* Junfermann.

Boscarino, J. A. (1997). Diseases among men 20 years after exposure to severe stress: implications for clinical research and medical care. *Psychosomatic Medicine*, 59, 605–614.

Bosshart, H., Giger, M., & Zollikofer, J. (2019). *Psychosomatische Rehabilitation.* Schweizerische Gesellschaft der Vertrauens- und Versicherungsärzte. https://www.vertrauensaerzte.ch/manual/4/rehastartchapt/psychosomatisch/

Brady, K.T., Killeen, T.K., Brewerton, T., & Lucerini, S. (2000). Comorbidity of psychiatric disorders and posttraumatic stress disorder. *Journal of Clinical Psychiatry, 61*, 22–32.

Bremner, J.D. (2001). Hypothesis and controversies related to effects of stress on the hippocampus: an argument for stress-induced damage to the hippocampus in patients with posttraumatic stress disorder. *Hippocampus, 11*, 75–81.

Bremner, J.D. (2007). Neuroimaging in posttraumatic stress disorder and other stress-related disorders. *Neuroimaging Clinics of North America, 17*(4), 523–538.

Bremner, J.D., Randall, P., Scott, T.M. et al. (1995a). MRI-based measurement of hippocampal volume in patients with combat-related posttraumatic stress disorder. *American Journal of Psychiatry, 152*, 973–981.

Bremner, J., Randall, P., Scott, T. et al. (1995b). Deficits in short-term memory in adult survivors of childhood abuse. *Psychiatry Research, 59*, 97–107.

Bremner, J.D., Vythilingam, M., Vermetten, E. et al. (2003). MRI and PET study of deficits in hippocampal structure and function in women with childhood sexual abuse and posttraumatic stress disorder. *American Journal of Psychiatry, 160*, 924–932.

Brenner, L., Härtter, C., Bachem, R. et al. (2021). Komplexe Posttraumatische Belastungsstörung und arbeitsbezogene Verhaltens- und Erlebensmuster [Complex Posttraumatic Disorder and Work-Related Behavioral and Experience Patterns]. *Psychotherapie, Psychosomatik, Medizinische Psychologie, 71*(9–10), 381–388.

Brenner, L., Köllner, V., & Bachem, R. (2019). Symptom burden and work-related impairment among patients with PTSD and complex PTSD. *European Journal of Psychotraumatology, 10*(1), 1694766.

Brewin, C.R., Dalgleish, T., & Joseph, S. (1996). A dual representation theory of posttraumatic stress disorder. *Psychological review, 103*(4), 670–686.

Bromis, K., Calem, M., Reinders, A. et al. (2018). Meta-analysis of 89 structural mri studies in posttraumatic stress disorder and comparison with major depressive disorder. *American Journal of Psychiatry, 175*(10), 989–998.

Brunner, J. (2014). *Die Politik des Traumas Gewalterfahrungen und psychisches Leid in den* USA, *in Deutschland und im Israel-Palästina-Konflikt Frankfurter Adorno-Vorlesungen 2009.* Suhrkamp.

Bryan, C.J., Bryan, A.O., Roberge, E. et al. (2018). Moral injury, posttraumatic stress disorder and suicidal behaviour among national guard personnel. *Psychological Trauma, 10*(1), 36–45.

Buckley, T.C., Blanchard, E.B., & Neill, W.T. (2000). Information processing and PTSD: a review of the empirical literature. *Clinical Psychology Review, 20*, 1041–1065.

Buckley, T.C., & Kaloupek, D.G. (2001). A meta-analytic examination of basalcardiovascular activity in posttraumatic stress disorder. *Psychosomatic Medicine, 63*, 585–594.

Bundesministerium für Arbeit und Soziales (Hrsg.) (2021). *Dritter Teilhabebericht der Bundesregierung über die Lebenslagen von Menschen mit Beeinträchtigungen. Teilhabe – Beeinträchtigung – Behinderung.* Autor.

Bundesministerium für Digitalisierung und Wirtschaftsstandort (2021). *Invaliditäts- bzw. Berufsunfähigkeitspension – Geburtsjahrgänge ab 1964 (ab 1. Jänner 2014).* Autor. https://www.oesterreich.gv.at/themen/menschen_mit_behinderungen/pension_und_behinderung/Seite.1280200.html#Beruf

Cameron, C., Watson, D., & Robinson, J. (2014). Use of a synthetic cannabinoid in a correctional population for posttraumatic stress disorder-related insomnia and nightmares, chronic pain, harm reduction, and other indications: a retrospective evaluation. *Journal of Clinical Psychopharmacology*, 34, 559–564.

Carletto, S., Malandrone, F., Berchialla, P. et al. (2021). Eye movement desensitization and reprocessing for depression: a systematic review and meta-analysis. *European Journal of Psychotraumatology, 12*(1), 894736.

Casement, M.D., & Swanson, L.M. (2012). A meta-analysis of imagery rehearsal for post-trauma nightmares: effects on nightmare frequency, sleep quality, and posttraumatic stress. *Clinical Psychology Review, 32*(6), 566–574.

Celenk, S., Huber, C., Borgwardt, S. et al. (2015). Posttraumatische Belastungsstörung bei opiatabhängigen methadonsubstituierten Patienten. *Zeitschrift für Psychiatrie, Psychologie und Psychotherapie*, *61*(3), 180–188.

Chung, T., Cornelius, J., Clark, D., & Martin, C. (2017). Greater prevalence of proposed ICD-11 alcohol and cannabis dependence compared to ICD-10, DSM-IV, and DSM-5 in treated adolescents. *Alcoholism: Clinical and Experimental Research*, *41*(9), 1584–1592.

Cibis, W. (2011). Das sozialmedizinische Gutachten. In Deutsche Rentenversicherung (Hrsg.), *Sozialmedizinische Begutachtung für die gesetzliche Rentenversicherung* (7. Aufl.). Springer.

Clement, U., & Löwe, B. (1996). *Fragebogen zum Körperbild (*FKB-20*).* Hogrefe.

Cloitre, M., Karatzias, T. & Ford, J.D. (2020). Treatment of complex PTSD. In D. Forbes, J. Bisson, C.M. Monson, & L. Berliner (Hrsg.), *Effective treatment of* PTSD. *Practice guidelines from the International Society for Traumatic Stress Studies* (S. 365–382). Guilford.

Cloitre, M., Courtois, C.A., Charuvastra, A. et al. (2011). Treatment of complex PTSD: results of the ISTSS expert clinician survey on best practices. *Journal of Traumatic Stress.*, 24(6), 615–627.

Cloitre, M., Petkova, E., Wang, J., & Lu Lassell, F. (2012). An examination of the influence of a sequential treatment on the course and impact of dissociation among women with PTSD related to childhood abuse. *Depression and Anxiety*, 29(8), 709–717.

Cloitre, M., Shevlin, M., Brewin, C.R. et al. (2018). The International Trauma Questionnaire: development of a self-report measure of ICD-11 PTSD and complex PTSD. *Acta Psychiatrica Scandinavica*, *138*(6), 536–546.

Cloitre, M., Garvert, D. W., Weiss, B. et al. (2014). Distinguishing PTSD, Complex PTSD, and Borderline Personality Disorder: a latent class analysis. *European Journal of Psychotraumatology*, 5(1).

Cloitre, M., Hyland, P., Bisson, J. I. et al. (2019). ICD-11 Posttraumatic Stress Disorder and Complex Posttraumatic Stress Disorder in the United States: a population-based study. *Journal of Traumatic Stress*, 32(6), 833–842.

Cloitre M. (2021). Complex PTSD: assessment and treatment. *European Journal of Psychotraumatology, 12*(Suppl.), 1866423.

Collins, R., Peto, R., MacMahon, S. et al. (1990). Blood pressure, stroke, and coronary heart disease. Part 2, Short-term reductions in blood pressure: overview of randomised drug trials in their epidemiological context. *Lancet*, 335, 827–837.

Davidson, J. R., Weisler, R. H., Butterfield, M. I. et al. (2003). Mirtazapine vs placebo in posttraumatic stress disorder: a pilot trial. *Biological Psychiatry*, 53(2), 188–191.

De Berardis, D., Marini, S., Serroni, N. et al. (2015). Targeting the noradrenergic system in posttraumatic stress disorder: a systematic review and meta-analysis of prazosin trials. *Current Drug Targets*, *16*(10), 1094–1106.

De Jongh, A., Bicanic, I., Matthijssen, S. et al. (2019). The current status of EMDR therapy involving treatment of Complex PTSD. *Journal of EMDR Practice and Research*, *13*(4), 284–294.

DeBellis, M. D., Baum, A. S., Birmaher, B., & Ryan, N. D. (1997). Urinary catecholamine excretion in childhood overanxious and posttraumatic stress disorders. *Annals of the New York Acadamy of Sciences*, *821*, 451–455.

Der Beauftragte der Bundesregierung für die Belange von Menschen mit Behinderungen (2014). *Übereinkommen der Vereinten Nationen über die Rechte von Menschen mit Behinderung.* https://www.behindertenbeauftragter.de/DE/AS/startseite/startseite-node.html Zugriff: 06. 06. 2022

Derogatis, L. R., Lippmann, R. S., & Covi, L. (1973). SCL-90. An outpatient psychiatric rating scale – preliminary report. *Psychopharmacology Bulletin*, 9, 13–28.

Derogatis, L. R., & Unger, R. (2010). Symptom Checklist-90-Revised. In Weiner, I. E., Craighhead, W. E. (Hrsg), Corsini Encyclopedia of Psychology. https://doi.org/10.1002/9780470479216.corpsy0970

Deutsche Rentenversicherung. (2018a). *Das ärztliche Gutachten für die gesetzliche Rentenversicherung. Hinweise zur Begutachtung* (2. Aufl.). https://www.deutsche-rentenversicherung.de/SharedDocs/Downloads/DE/Experten/infos_fuer_aerzte/begutachtung/aerzliches_gutachten_hinweise_begutachtung_pdf.html

Deutsche Rentenversicherung. (2018b). *Sozialmedizin und Rehabilitation. Leistungen zur Teilhabe am Arbeitsleben (*LTA*). Rahmenkonzept der Deutschen Rentenversicherung.* https://www.deutsche-rentenversicherung.de/SharedDocs/Downloads/DE/Experten/infos_reha_einrichtungen/konzepte_systemfragen/konzepte/rahmenkonzept_lta_datei.pdf?__blob=publicationFile&v=3.

Deutsche Rentenversicherung. (2018c). *Exploration mittels Mini-*ICF-APP. *Arbeits- und Leistungsfähigkeitsbeeinträchtigungen bei psychischen Erkrankungen.* https://www.deutsche-rentenversicherung.de/SharedDocs/Downloads/DE/Experten/infos_reha_einrichtungen/klassifikationen/miniICF.pdf?__blob=publicationFile&v=2

Deutsche Rentenversicherung. (2021). *»Fachkonzept »Psy-*RENA®*«. Reha-Nachsorge bei psychischen Erkrankungen. Anlage 2c zum Rahmenkonzept zur Nachsorge nach medizinischer Rehabilitation.* Autor. https://www.deutsche-rentenversicherung.de/SharedDocs/Downloads/DE/Experten/infos_reha_einrichtungen/nachsorge/fachkonzept_psy_rena.html

Deutscher Verband der Ergotherapeuten e. V. (2015). *Ergotherapie im Bereich Psychiatrie.* https://dve.info/resources/pdf/ergotherapie/fachbereiche/87-pdf-gruppe-04-psychiatrie/file

DIMDI, Deutsches Institut für Medizinische Dokumentation und Information (1999). *Kapitel XXI. Faktoren, die den Gesundheitszustand beeinflussen und zur Inanspruchnahme des Gesundheitswesens führen (Z00-Z99).* https://www.dimdi.de/static/de/klassifikationen/icd/icd-10-who/kode-suche/htmlamtl/index.htm?gz55.htm+

DIMDI, Deutsches Institut für Medizinische Dokumentation und Information (2005). ICF. *Internationale Klassifikation der Funktionsfähigkeit, Behinderung und Gesundheit.* MMI, Medizinische Medien Informations GmbH.

DGPM, DGNB, & DGPPN. (2019). AMWF *S2k Leitlinie Teil I. Gutachtliche Untersuchung bei psychischen und psychosomatischen Störungen.* AWMF online.

DGPPN e. V., Deutsche Gesellschaft für Psychiatrie und Psychotherapie, Psychosomatik und Nervenheilkunde. (2019). *S3-Leitlinie Schizophrenie.* AWMF-*Register Nr. 038-009. Kurzfassung. Stand: 15. 03. 2019.* Autor.

DGUV, Deutsche gesetzliche Unfallversicherung. (2022). *Psychotherapeutenverfahren.* https://www.dguv.de/landesverbaende/de/med_reha/psychotherapeuten/index.jsp

Dilling, H., Mambour, W., & Schmidt, M. H. (Hrsg.) (2000). *Internationale Klassifikation psychischer Störungen.* ICD-10 *Kapitel V (F).* Huber.

Dobbs, D., & Wilson, W. P. (1960). Observations on the persistence of war neurosis. *Diseases of the Nervous System*, 51, 40–46.

Dörner, K. (2005). *»Hilfsbedürftige gezüchtet«.* Der Spiegel vom 25. 03., S. 154.

DVfR, Deutsche Vereinigung für Rehabilitation. (2013). *Implementierung* ICF *zur Klassifizierung von psychischen Beeinträchtigungen.* http://www.dvfr.de/arbeitsschwerpunkte/stellungnahmen-der-dvfr/detail/artikel/implementierung-icf-zur-klassifizierung-von-psychischen-beeintraechtigungen/

Dunker, S. (2009). *Prognose und Verlauf der Posttraumatischen Belastungsstörung bei Soldaten der Bundeswehr. Längsschnittstudie zur Neuvalidierung des Kölner Risikoindex-Bundeswehr (*KRI-*Bw).* http://kups.ub.uni-koeln.de/volltexte/2010/3021

Eckhardt, A., & Hoffmann, S. O. (1993). Depersonalisation und Selbstschädigung. *Zeitschrift für Psychosomatische Medizin*, 39, 284–306.

Ehlers, A., Grey, N., Wild, J. et al. (2013). Implementation of cognitive therapy for PTSD in routine clinical care: effectiveness and moderators of outcome in a consecutive sample. *Behaviour Research and Therapy*, 51(11), 742–752.

Ehlers, A., & Murray, H. L. (2020). Cognitive Therapy. In J. D. Ford & C. A. Courtois (Hrsg.), *Treating complex traumatic stress disorders in adults. Scientific foundations and therapeutic models* (2. Aufl., S. 226–230). Guilford.

Ehring, T., Knaevelsrud, C., Krüger. A., & Schäfer, I. (2014). *National Center for* PTSD*, deutsche Übersetzung*. Original: Weathers, F. W., Litz, B. T., Keane, T. M. et al. (2013). The PTSD checklist for DSM-5 (PCL-5).

EMDR Institut Deutschland. Fortgeschrittenenseminar in der EMDR-Methode. Manual. Modul 3 (von 3) der Fortbildung in EMDR. Herausgeber Francine Shapiro, Ph.D. mit Hofmann A. 2017

Fairburn, C. G., Cooper, Z., Doll, H. A., Welch, S. L. (1999). Risk factors for anorexia nervosa: three integrated case-control comparisons. *Archives of General Psychiatry,* 56(6), 468–476. doi: 10.1001/archpsyc.56.5.468. PMID: 10232302.

Fahrenberg, J., Myrtek, M., Schumacher, J., & Brähler, E. (2000). *Fragebogen zur Lebenszufriedenheit (*FLZ*)*. Hogrefe.

Fahrenberg, J., Hampel, R. & Selg, H. (2020). *Freiburger Persönlichkeitsinventar* (9., vollständig überarbeitete Aufl.). Hogrefe.

Feinberg, I., Jones, R., Walker, J. et al. (1976). Effects of marijuana extract and tetrahydrocannabinol on electroencephalographic sleep patterns. *Clinical Pharmacology & Therapeutics* 19, 782–794.

Felitti, V. J., Anda, R. F., Nordenberg, D. et al. (1998). Relationship of childhood abuse and household dysfunction to many of the leading causes of death in adults: the adverse childhood experiences (ACE) study. *American Journal of Preventive Medicine*, 14(4), 245–258.

Figley, C. R. (1995). Compassion fatigue as secondary traumatic stress disorder: an overview. In C. R. Figley (Hrsg.), *Compassion fatigue: Coping with secondary traumatic stress disorder in those who treat the traumatized* (S. 1–20). Brunner/Mazel.

Fischer, G. (1989). *Dialektik der Veränderung in Psychoanalyse und Psychotherapie. Modell, Theorie und systematische Fallstudie*. Asanger.

Fischer, G. (2000a). KÖDOPS – *Kölner Dokumentationssystem für Psychotherapie und Traumabehandlung. Textband und Materialband*. Deutsches Institut für Psychotraumatologie (DIPT).

Fischer, G. (2000b). *Mehrdimensionale Psychodynamische Traumatherapie* – MPTT. *Manual zur Behandlung psychotraumatischer Störungen*. Asanger.

Fischer, G. (2007). *Kausale Psychotherapie. Manual zur ätiologieorientierten Behandlung psychotraumatischer und neurotischer Störungen*. Asanger.

Fischer G. (2019). *Neue Wege aus dem Trauma: erste Hilfe bei schweren seelischen Belastungen*. Patmos.

Fischer, G., Becker-Fischer, M., & Düchting, C. (1999). *Neue Wege in der Opferhilfe. Ergebnisse und Verfahrensvorschläge aus dem Kölner Opferhilfe Modell (*KOM*)*. Ministerium für Arbeit, Gesundheit und Soziales des Landes Nordrhein-Westfalen.

Fischer, G., & Nathan, R. (2002). Diagnose der Psychodynamik bei Störungsbildern mit psychotraumatischer Ätiologie. Leitlinien und Fallbeispiele. *Psychotraumatologie*, *3*(1), 2002–20179.

Fischer, G., Reddemann, L., Barwinski-Fäh, R., & Bering, R. (2003). Depth psychologically oriented psychotherapy of posttraumatic stress disorder. Guidelines and definition. *Psychotherapeut*, *48*(3), 199–209.

Fischer, G., & Riedesser, P. (2003). *Lehrbuch der Psychotraumatologie* (3. Aufl.). Reinhardt.

Fischer, G., & Riedesser, P. (2020). *Lehrbuch der Psychotraumatologie* (5. Aufl.). Reinhardt.

Ford, J. D. (2020). Developmental neurobiology. In J. D. Ford & C. A. Courtois (Hrsg.), *Treating complex traumatic stress disorders in adults. scientific foundations and therapeutic models* (S. 35–61). Guilford.

Ford, J. D., & Courtois, C. A. (2020). Defining and understanding complex trauma and complex traumatic stress disorders. In J. D. Ford & C. A. Courtois (Hrsg.), *Treating complex traumatic stress disorders in adults. scientific foundations and therapeutic models* (S. 3–34). Guilford.

FRA, Agentur der Europäischen Union für Grundrechte. (2014). *Gewalt gegen Frauen: eine* EU*-weite Erhebung. Ergebnisse auf einen Blick*. Autor.

Frankl, V. E. (2018). *… trotzdem Ja zum Leben sagen. Ein Psychologe erlebt das Konzentrationslager*. Penguin.

Fraser, F., & Wilson, R. M. (1918). The sympathetic nervous system and the »irritable heart of soldiers«. *British Medical Journal*, *13*, 1918.

Frazier, P., Conlon, A., & Glaser, T. (2001). Positive and negative life changes following sexual assault. *Journal of Consulting and Clinical Psychology*, *69*(6), 1048–1055. https://doi.org/10.1037/0022-006X.69.6.1048

Frazier, P., Tennen, H., Gavian, M. et al. (2009). Does self-reported posttraumatic growth reflect genuine positive change? *Psychological Science*, *20*, 912–919.

Freud, S. (1909). *Über Psychoanalyse. Gesammelte Werke. Werke aus den Jahren 1909–1913*. Fischer.

Frieboes, R.-M., Zaudig, M., & Nosper, M. (2005). *Rehabilitation bei psychischen Störungen*. Urban & Fischer.

Gast, U., & Wabnitz, P. (2017). *Dissoziative Störungen erkennen und behandeln* (2. Aufl.). Kohlhammer.

G-BA, Gemeinsamer Bundesausschuss. (2021a). *Richtlinie des Gemeinsamen Bundesausschusses über die Beurteilung der Arbeitsunfähigkeit und die Maßnahmen zur stufenweisen Wiedereingliederung nach § 92 Absatz 1 Satz 2 Nummer 7* SGB *V (Arbeitsunfähigkeits-Richtlinie)*. https://www.g-ba.de/downloads/62-492-2700/AU-RL_2021-11-19_iK-2022-01-19.pdf

G-BA, Gemeinsamer Bundesausschuss (2021b). *Richtlinie des Gemeinsamen Bundesauschusses über die Durchführung von Psychotherapie*. https://www.kbv.de/media/sp/2020_11_20_Psycho_RL.pdf

Geissner, E. (1996). *Die Schmerzempfindungs-Skala (*SES*)*. Hogrefe.

Gelezelyte, O., Roberts, N. P., Kvedaraite M. et al. (2022). Validation of the International Trauma Interview (ITI) for the clinical assessment of ICD-11 posttraumatic stress disorder (PTSD) and complex PTSD (CPTSD) in a Lithuanian sample. *European Journal of Psychotraumatology, 13*(1), 2037905.

Gersons, B., Nijdam, M. J., Smid, G. E., & Schnyder, U. (2020). Brief eclectic psychotherapy. In J. D. Ford & C. A. Courtois (Hrsg.), *Treating complex traumatic stress disorders in adults. Scientific foundations and therapeutic models* (S. 283). Guilford.

Greenland, P. D., Dyer, M. L., Liu, A. P. et al. (1999). Resting heart rate is a risk factor for cardiovascular and noncardiovascular mortality. *American Journal of Epidemiology, 149*, 853–862.

Gurvits, T. V., Gilbertson, M. W., Lasko, N. B. et al. (1997). Neurological status of combat veterans and adult survivors of sexual abuse PTSD. *Annals of the New York Acadamy of Sciences, 821*, 468–471.

Gurvits, T. V., Shenton, M. E., Hokama, H. et al. (1996). Reduced hippocampal volume on magnetic resonance imaging in chronic post-traumatic stress disorder. *Biological Psychiatry, 40*, 1091–1099.

Guth, M., & Jox, R. J. (2014). Medikamentöse Gedächtnismodifikation zur Prävention der Posttraumatischen Belastungsstörung: Eine ethische Bewertung. *Ethik in der Medizin, 26*(2), 137–151.

Gysi, J. (2021). *Diagnostik von Traumafolgestörungen. Multiaxiales Trauma-Dissoziations-Modell nach* ICD-*11*. Hogrefe.

Hajak, G. (2001). SINE Study Group. Study of insomnia in Europe. Epidemiology of severe insomnia and its consequences in Germany. *European Archives of Psychiatry and Clinical Neuroscience, 251*(2), 49–56.

Harmon, R. J., & Riggs, P. D. (1996). Clonidine for posttraumatic stress disorder in preschool children. *Journal of the American Academy of Child and Adolescent Psychiatry, 35*, 1247–1249.

Hartl, T. L., Duffany, S. R., Allen, G. J. et al. (2005). Relationships among compulsive hoarding, trauma, and attention-deficit/hyperactivity disorder. *Behaviour Research and Therapy, 43*(2), 269–276.

Haselgruber, A., Sölva, K., & Lueger-Schuster, B. (2020). Validation of ICD-11 PTSD and complex PTSD in foster children using the International Trauma Questionnaire. *Acta Psychiatrica Scandinavica, 141*(1), 60–73.

Hauser, A., Jäger, M., Montana, A. & Bering, R. (2015). Komplexe ambulante Eingliederungshilfe für Menschen mit Psychotraumafolgestörungen. Konvergenz von Leistungssystemen nach SGB IX. *Trauma. Zeitschrift für Psychotraumatologie und ihre Anwendungen, 3*, 66–77.

Hautzinger, M., Keller, F., & Kühner, C. (2009). *BDI-II. Beck Depressions-Inventar. Revision* [deutsche Bearbeitung]. Pearson.

Heedt, T. (2017). *Psychotraumatologie Traumafolgestörungen und ihre Behandlung – griffbereit*. Schattauer.

Heim, C., Owens, M. J., Plotsky, P. M., & Nemeroff, C. B. (1997). The role of early adverse life events in the etiology of depression and posttraumatic stress disorder. Focus on corticotropin-releasing factor. *Annals of the New York Acadamy of Sciences, 821*, 194–207.

Heinz, A., Halil, M. G., Gutwinski, S. et al. (2022). ICD-11: Änderungen der diagnostischen Kriterien der Substanzabhängigkeit. *Der Nervenarzt, 93*(1), 51–58.

Heinz, P. et al. (2019). *Skript zum Behandlungsprogramm der Traumastation. Einführung und Manual für Patienten.* Klinik St. Irmingard. https://www.st-irmingard.de/fileadmin/05_Klinik_St._Irmingard/Downloads/Skript_Traumastation_Behandlungsprogramm.pdf

Hellhammer, D. H., & Wade, S. (1993). Endocrine correlates of stress vulnerability. *Psychotherapy and Psychosomatics, 60*(1), 8–17.

Helmerichs, J. (2011). Psychosoziale Notfallversorgung im Großschadensfall und bei Katastrophen. In F. Lassoga & B. Gasch (Hrsg.), *Notfallpsychologie. Lehrbuch für die Praxis* (S. 371–388). Springer.

Hembre, E. A., & Foa, E. (2020). Prolonged exposure therapy. In J. D. Ford & C. A. Courtois (Hrsg.), *Treating complex traumatic stress disorders in adults. Scientific foundations and therapeutic models* (2. Aufl., S. 207–220). Guilford.

Hendriks, L., de Kleine, R. A., Broekman, T. G. et al. (2018). Intensive prolonged exposure therapy for chronic PTSD patients following multiple trauma and multiple treatment attempts. *European Journal of Psychotraumatology, 9*(1), 1425574.

Herman, J. (2012). CPTSD is a distinct entity: comment on Resick et al. (2012). *Journal of traumatic stress, 25*(3), 256–257.

Herman, J. L. (1992). *Trauma and recovery*. Basic Books.

Herman, J. L., Perry, J. C., & van der Kolk, B. A. (1989). Childhood trauma in borderline personality disorder. *American Journal of Psychiatry, 146*, 490–495.

Ho, G. W. K., Hyland, P., Shevlin, M. et al. (2020). The validity of ICD-11 PTSD and complex PTSD in East Asian cultures: findings with young adults from China, Hong Kong, Japan, and Taiwan. *European Journal of Psychotraumatology, 11*(1).

Hofmann, A. (Hrsg.) (2014a). EMDR. *Praxishandbuch zur Behandlung traumatisierter Menschen* (5., vollständig überarbeitete und erweiterte Aufl.). Thieme.

Hofmann A. (2014b). Vorbereitung und Stabilisierung (Phase 2 der EMDR-Behandlung). In A. Huber (Hrsg.), EMDR. *Praxishandbuch zur Behandlung traumatisierter Menschen* (S. 64–70, 5., vollständig überarbeitete und erweiterte Aufl.). Thieme.

Hohagen, F., Rink, K., Käppler, C. et al. (1993). Prevalence and treatment of insomnia in general practice. A longitudinal study. *European Archives of Psychiatry and Clinical Neuroscience, 242*(6), 329–336.

Holen, A., Sund, A., & Weisaeth, L. (1983). *The Alexander Kielland Disaster March 27th 1980: psychological reactions among the survivors.* Division of Disaster Psychiatry. University of Oslo.

Horowitz, M. (1976). *Stress response syndromes.* Jason Aronson.

Horowitz, M. (1979). *States of mind: configuration analysis of individual psychology*. Plenum Press.

Horowitz, M. (2005). *Understanding psychotherapy change. A practical guide to configurational analysis*. American Psychological Association.

Horowitz, M. (2011). *Brief history on posttraumatic stress disorder.* Vortrag auf der Fachtagung des Alexianer Instituts, 24.09., Berlin.

Horowitz, M. (2013). *Stress response syndromes:* PTSD, *grief, adjustment, and dissociative disorders* (5. Aufl.). Jason Aronson.

Howard, A., Agathos, J. A., Phelps, A., et al. (2021). Prevalence and treatment implications of ICD-11 complex PTSD in Australian treatment-seeking current and ex-serving military members. *European Journal of Psychotraumatology, 12*(1), 1844441.

Horowitz, M., Wilner, N., & Alvarez, W. (1979). Impact of event scale: a measure of subjective stress. *Psychosomatic Medicine, 41*(3), 209–2018.

Huber, G. (1994). Das Triadische System der Psychiatrie. In G. Huber (Hrsg.), *Psychiatrie. Lehrbuch für Studierende und Ärzte* (5. Aufl., S. 29–41). Schattauer.

Hull, A. M. (2002). Neuroimaging findings in post-traumatic stress disorder. *British Journal of Pschiatry, 181*, 102–118.

Hyland, P., Karatzias, T., Shevlin, M., Cloitre, M., & Ben-Ezra, M. (2020a). A longitudinal study of ICD-11 PTSD and complex PTSD in the general population of Israel. *Psychiatry Research, 286*, 112871.

Hyland, P., Shevlin, M., Fyvie, C., Cloitre, M., & Karatzias, T. (2020b). The relationship between ICD-11 PTSD, complex PTSD and dissociative experiences. *Journal of Trauma and Dissociation, 21*(1), 62–72.

Hyland, P., Shevlin, M., Fyvie, C., & Karatzias, T. (2018). Posttraumatic Stress Disorder and Complex Posttraumatic Stress Disorder in DSM-5 and ICD-11: Clinical and Behavioral Correlates. *Journal of Traumatic Stress, 31*(2), 174–180.

Informationsstelle AHV/IV. (2022). *Glossar. Medizinische (Eingliederungs-) Massnahmen.* https://www.ahv-iv.ch/de/Sozialversicherungen/Glossar/term/medizinische-eingliederungs-massnahmen.

Janet, P. (1889). *L'automatisme psychologique: Essai de psychologie expérimentale sur les formes inférieures de l'activité humaine.* Felix Alcan.

Janssen-Cilag. (2021). *Leitfaden für die sichere Anwendung für Patienten.* SPRAVATO® *(Esketamin Nasenspray).* https://www.bfarm.de/SharedDocs/Downloads/DE/Arzneimittel/Pharmakovigilanz/Risikoinformationen/EducationMaterial/Anlagen/esketamin-spravato-patienten.pdf?__blob=publicationFile.

Jarrero, I. N., & Artigas, L. (2021). The EMDR therapy butterfly hug method for self-administer bilateral stimulation. https://www.researchgate.net/publication/340280320_The_EMDR_Therapy_Butterfly_Hug_Method_for_Self-Administer_Bilateral_Stimulation

Karatzias, T., Murphy, P., Cloitre, M. et al. (2019). Psychological interventions for ICD-11 complex PTSD symptoms: systematic review and meta-analysis. *Psychological Medicine, 49*(11), 1761–1775.

Kardiner, A. (1941). *The traumatic neuroses of war*. Hoeber.

Kasper, S., Anghelescu, I., & Dienel, A. (2015). Efficacy of orally administered Silexan in patients with anxiety-related restlessness and disturbed sleep: a randomized, placebo-controlled trial. *European Neuropsychopharmacology*, 25(11), 1960–1967.

Kassenärztliche Bundesvereinigung. (2021). *Vernetzte Hilfen für Menschen mit schweren psychischen Erkrankungen – So soll das neue Versorgungsprogramm laufen.* https://www.kbv.de/html/1150_54230.php

Kassenärztliche Bundesvereinigung. (2022). *Praxiswissen. Verordnungen in Psychotherapiepraxen.* https://www.kbv.de/media/sp/PraxisWissen_Psychotherapeuten.pdf

Kernberg, O. (1988). *Schwere Persönlichkeitsstörungen. Theorie, Diagnose, Behandlungsstrategien.* Klett-Cotta.

Kessler, R. C., Sonnega, A., Bromet, E. et al. (1995). Posttraumatic stress disorder in the national comorbidity survey. *Archives of General Psychiatry*, 52, 1048–1060.

Killikelly, C., & Maercker, A. (2020). Anhaltende Trauerstörungen. In A. Maercker (Hrsg.), *Traumafolgestörungen* (5. Aufl., S. 61–78). Springer.

Kim, T. D., Lee, S., & Yoon, S. (2020). Inflammation in post-traumatic stress disorder (PTSD): a review of potential correlates of PTSD with a neurological perspective. *Antioxidants*, 9(2), 107.

Kiser, L., Heston, J., Millsap, P., & Pruitt, D. B. (1991). Physical and sexual abuse in childhood: relationship with post-traumatic stress disorder. *International Journal of Partial Hospitalization*, 30, 776–783.

Kleen, C. J., von Giesen, H., Wagner, D. et al. (2009). *Sleep as a factor of vulnerability and limitation of recovery in* PTSD. 11th European Conference on Traumatic Stress (ECOTS), Oslo.

Knefel, M., & Lueger-Schuster, B. (2013). An evaluation of ICD-11 PTSD and complex PTSD criteria in a sample of adult survivors of childhood institutional abuse. *European Journal of Psychotraumatology*, 4(Suppl.).

Köhler, M., Bredenbeck, C., Wagner, D. et al. (2011). *Ten years of anniversary of the Centre of Psychotraumatology in Northrhine-Westphalia / Krefeld.* Poster auf der 12th European Conference on Traumatic Stress (ECOTS) 2.–5. June, Wien.

Köhler, M. & Bering, R. (2012). Misserfolgs- und Erfolgsskripte als Einflussfaktoren in der Traumatherapie. *Trauma und Gewalt, 6*(1), 30–47.

Korn, D. L., & Shapiro, F. (2020). Eye movement desensitization and reprocessing therapy. In J. D. Ford & C. A. Courtois (Hrsg.), *treating complex traumatic stress disorders in adults. Scientific foundations and therapeutic models* (2. Aufl., S. 286–308). Guilford.

Krystal, H. (1991). Integration und Selbstheilung. Zur Psychodynamik posttraumatischer Belastungsstörungen. In H. Stoffels (Hrsg.), *Schicksale der Verfolgten. Psychische und somatische Auswirkungen von Terrorherrschaft* (S. 239–253). Springer.

Krystal, J. H., Bennett, A., Abi-Saab, D. et al. (2000). Dissociation of ketamine effects on rule acquisition and rule implementation: possible rele-

vance to NMDA receptor contributions to executive cognitive functions. *Biological Psychiatry*, *47*(2), 137–143.
Kuhl, J., & Kazén, M. (2009). *Persönlichkeits-Stil- und Störungs-Inventar* (2. Aufl.). Hogrefe.
Kuschel, B., de Broux, J., Bredenbeck, C., & Bering, R. (2006). Doxazosin zur Behandlung von Albträumen bei der Posttraumatischen Belastungsstörung. *Zeitschrift für Psychotraumatologie und Psychologische Medizin*, *1*, 47–56.
KV RLP, Kassenärztliche Vereinigung Rheinland-Pfalz. (2022). *Wer übernimmt die Kosten für eine Psychotherapie?* https://www.kv-rlp.de/patienten/psychotherapie/
Lansford, J. E., Miller-Johnson, S., Berlin, L. J. et al. (2007). Early physical abuse and later violent delinquency: a prospective longitudinal study. *Child Maltreatment*, *12*(3), 233–245.
LeDoux, J. E. (2000). Emotion circuits in the brain. *Annual Review of Neuroscience*, *23*, 155–184.
Leichsenring, F. (1998). *Borderline-Persönlichkeits-Inventar (*BPI*). Handanweisung.* Hogrefe.
Libet, B. (2005). *Mind-Time. Wie das Gehirn Bewusstsein produziert.* Suhrkamp.
Lincoln, T. (2019). *Kognitive Verhaltenstherapie der Schizophrenie. Ein individuenzentrierter Ansatz* (3., überarbeitete Aufl.). Hogrefe.
Linden, M., Baron, S., Muschalla, B., & Ostholt-Corsten, M. (2015). *Fähigkeitsbeeinträchtigungen bei psychischen Erkrankungen. Diagnostik, Therapie und sozialmedizinische Beurteilung in Anlehnung an das Mini-*ICF-APP. Hogrefe.
Lochner, C., du Toit, P., Zungu-Dirwayi, N. et al. (2002). Childhood trauma in obsessive-compulsive disorder, trichotillomania, and controls. *Depression and Anxiety*, *15*(2), 66–68.
Logue, M. W., van Rooij, S. J. H., Dennis, E. L. et al. (2018). Smaller hippocampal volume in posttraumatic stress disorder: a multisite ENIGMA-PGC Study: subcortical volumetry results from posttraumatic stress disorder consortia. *Biological Psychiatry, 83*(3), 244–253.
Lüdecke, C., Sachsse, U., & Faure, H. (2004). Zur Behandlung suchtkranker Traumatisierter oder traumatisierter Suchtkranker. In U. Sachsse (Hrsg.), *Traumazentrierte Psychotherapie* (S. 372–383). Schattauer.
Lynn, S. J., & Rhue, J. W. (1994). *Dissociation-clinical and theoretical perspectives.* Guilford.
Macklin, M. L., Metzger, L. J., Litz, B. T. et al. (1998). Lower precombat intelligence is a risk factor for posttraumatic stress disorder. *Journal of Consulting and Clinical Psychology*, *66*, 323–326.
Maercker, A. (1994). PDEQ. Deutsche Übersetzung, autorisiert von Originalautoren. Unveröffentlichtes Manuskript, TU Dresden
Maercker, A. (2021). Development of the new CPTSD diagnosis for ICD-11. *Borderline Personality Disorder and Emotion Dysregulation, 8*, 7.

Maercker, A., & Augsburger, M. (2019). Die posttraumatische Belastungsstörung. In A. Maercker (Hrsg.), *Traumafolgestörungen* (5. Aufl., S. 13–46). Springer.

Maercker, A., & Schützwohl, M. (1998). Erfassung von psychischen Belastungsfolgen: Die Impact of Event Skala-revidierte Version (IES-R). *Diagnostica, 44*(3), 130–141.

Marmar, C. R., Weiss, D. S., & Metzler, T. J. (1997). The peritraumatic dissociative experiences questionnaire. In J. P. Wilson & T. M. Keane (Hrsg.), *Assessing psychological trauma and* PTSD*: A practitioner´s handbook* (S. 412–428). Guilford.

McEwen, B. S. (2017). Allostasis and the epigenetics of brain and body health over the life course: the brain on stress. JAMA *Psychiatry, 74*(6), 551–552.

McFarlane, A. C., Atchison, M., Rafalowicz, E., & Papay, P. (1994). Physical Symptoms in post-traumatic stress disorder. *Journal of Psychosomatic Research, 38*(7), 715–726.

Meakins, J. C., & Wilson, R. M. (1918). The effect of a sensory stimulations on respiratoy and heart rate in cases called »irritable heart«. *Heart, 7*, 165–173.

Mellman, T. A., David, D., Kulick-Bell, R. et al. (1995). Sleep disturbance and its relationship to psychiatric morbidity after Hurricane Andrew. *American Journal of Psychiatry*, 152(11), 1659–1663.

Mellman, T. A., Bustamante, V., Fins, A. I., et al. (2002). REM sleep and the early development of posttraumatic stress disorder. *American Journal of Psychiatry, 159(10),* 1696–16701.

Monnelly, E. P., Ciraulo, D. A., Knapp, C., & Keane, T. (2003). Low-dose risperidone as adjunctive therapy for irritable aggression in posttraumatic stress disorder. *Journal of Clinical Psychopharmacology*, 23(2), 193–196.

Mooney, P., Oakley, J., Ferriter, M., & Travers, R. (2004). Sertraline as a treatment for PTSD: a systematic review and meta-analysis. *Journal of Psychological Medicine, 21*, 100–103.

Mosetter, K., & Mosetter, R. (2000). *Myoreflextherapie*. Vesalius.

Mosetter, K., & Mosetter, R. (2012). *Kraft in der Dehnung. Ein Praxisbuch bei Stress, Dauerbelastung und Trauma*. Patmos.

Mueser, K. T., Goodman, L. B., Trumbetta, S. L. et al. (1998). Trauma and posttraumatic stress disorder in severe mental illness. *Journal of Consulting and Clinical Psychiatry*, 66, 493–499.

Murphy, D., Karatzias, T., Busuttil, W. et al. (2020). ICD-11 posttraumatic stress disorder (PTSD) and complex PTSD (CPTSD) in treatment seeking veterans: risk factors and comorbidity. *Social Psychiatry and Psychiatric Epidemiology*, 56(7), 1289–1298.

Muth, K., & Bering, R. (2009). Trauma und Schmerz: Evaluation der Myoreflextherapie im Kontext der Mehrdimensionalen Psychodynamischen Traumatherapie. *Zeitschrift für Psychotraumatologie und Psychologische Medizin*, 3, 25–35.

NICE, National Institute for Health and Care Excellence. (2018). *Post-traumatic stress disorder*. Autor. https://www.nice.org.uk/guidance/ng116/resources/posttraumatic-stress-disorder-pdf-66141601777861.

Nijdam, M. J., Baas, M. A., Olff, M., & Gersons, B. P. (2013). Hotspots in trauma memories and their relationship to successful trauma-focused psychotherapy: a pilot study. *Journal of Traumatic Stress, 26*(1), 38–44.

Nijenhuis, E. R. S. (2004). *Somatoform dissociation. Phenomena, measurement, & theoretical issues.* W. W. Norton.

Orr, S. P., Metzger, L. J., Laska, N. B. et al. (2003). Physiologic responses to sudden, loud tones in monozygotic twins discordant for combat exposure. *Archives of General Psychiatry*, 60, 283–288.

Pape, W., & Wöller, W. (2015). Niedrig dosiertes Naltrexon in der Behandlung dissoziativer Symptome. *Nervenarzt, 86*(3), 346–351.

Pavlov, I. P. (1927). *Conditioned Reflexes*. Dover.

Pechtel, P., Lyons-Ruth, K., Anderson, C. M., & Teicher, M. H. (2014). Sensitive periods of amygdala development: the role of maltreatment in preadolescence. *Neuroimage*, 15, 236–244.

Pensionsversicherungsanstalt. (2020). *Rehabilitation.* https://www.pv.at/cdscontent/?portal=pvaportal&contentid=10007.707578.

Pensionsversicherungsanstalt. (2022a). *Erwerbsunfähigkeit.* https://www.sozialversicherung.at/cdscontent/?&content_contentid=10007.27288&contentid=10007.707578&viewmode=content

Pensionsversicherungsanstalt. (2022b). *Invalidität.* https://www.pv.at/cdscontent/?&content_contentid=10007.27339&contentid=10007.707578

Peskind, E. R., Bonner, L. T., Hoff, D. J., & Raskind, M. A. (2003). Prazosin reduces trauma-related nightmares in older men with chronic posttraumatic stress disorder. *Journal of Geriatric Psychiatry and Neurology, 16*(1), 165–171.

Phillips, M. L., Williams, L. M., Heining, M. et al. (2004). Differential neural responses to overt and covert presentations of facial expressions of fear and disgust. *Neuroimage*, 21, 1484–1496.

Piaget, J. (1999, Original 1926). *Das Weltbild des Kindes*. Klett-Cotta.

Pilz, R., Hartleb, R., Konrad, G. et al. (2017). The role of eye movement desensitization and reprocessing (EMDR) in substanceuse disorders: a systematic review. *Fortschritte der Neurolgie, Psychiatrie, 85*, 584–591.

Pitman, R. K., van der Kolk, B. A., Orr, S. P., & Greenberg, M. S. (1990). Naloxone-reversible analgesic response to combat-related stimuli in posttraumatic stress disorder. A pilot study. *Archives of General Psychiatry*, 47, 541–544.

Putnam, F. W. (1989). *Diagnosis and treatment of multiple personality disorder.* Guilford.

Rauch, S. L., van der Kolk, B. A., Fisler, R. E. et al. (1996). A symptom provocation study of posttraumatic stress disorder using positron emission tomography and script-driven imagery. *Archives of General Psychiatry*, 53, 380–387.

Redican, E., Cloitre, M., Hyland, P. et al. (2022). The latent structure of ICD-11 posttraumatic stress disorder (PTSD) and complex PTSD in a general population sample from USA: a factor mixture modelling approach. *Journal of Anxiety Disorders, 85*, 102497.

Reddemann, L. (2021). *Psychodynamisch Imaginative Traumatherapie – PITT. Ein Mitgefühls- und Ressourcen-orientierter Ansatz in der Psychotraumatologie* (11., vollständig überarbeitete und erweiterte Neuaufl.). Klett-Cotta.

Reddemann, L., Hofmann, A., & Gast, U. (2011). *Psychotherapie der dissoziativen Störungen. Krankheitsmodelle und Therapiepraxis – störungsspezifisch und schulenübergreifend* (3. Aufl.). Thieme.

REHADAT (o. J.). *Lexikon zur beruflichen Teilhabe: Berufliches Trainingszentrum (*BTZ*)*. https://www.rehadat.de/presse-service/lexikon/Lex-Berufliches-Trainingszentrum-BTZ/

Resick, P. A., Bovin, M. J., Calloway, A. L. et al. (2012). A critical evaluation of the complex PTSD literature: implications for DSM-5. *Journal of Traumatic Stress*, 25(3), 241–251.

Rief, W., & Hiller, W. (2008). SOMS. *Screening für somatoforme Störungen. Manual* (2. Aufl.). Huber.

Roberts, N. P., Cloitre, M., Bisson, J., & Brewin, C. R. (2018). International Trauma Interview (ITI) for ICD-11 PTSD and complex PTSD. *Acta Psychiatrica Scandinavica*, *138*(6), 536–546.

Rudolph, G. (2020). *Strukturbezogene Psychotherapie (*SP*). Leitfaden zur psychodynamischen Therapie struktureller Störungen.* Schattauer.

Sack, M., & Ebbinghaus, R. (2022). Grundlage der Diagnostik. In M. Sack, U. Sachsse & J. Schellong (Hrsg.), *Komplexe Traumafolgestörungen. Diagnostik und Behandlung von Folgen schwerer Gewalt und Vernachlässigung* (2. Aufl., S. 51–59). Schattauer.

Sack, M., Sachsse, U., Overkamp, B., & Dulz, B. (2013). Traumafolgestörungen bei Patienten mit Borderline-Persönlichkeitsstörung: Ergebnisse einer Multicenterstudie. *Nervenarzt*, *84*(5), 608–614.

Sack, M., Sachsse, U., & Schellong, J. (Hrsg.) (2022). *Komplexe Traumafolgestörungen. Diagnostik und Behandlung von Folgen schwerer Gewalt und Vernachlässigung* (2. Aufl.). Schattauer.

Sapolsky, R. (2001). Atrophy of the hippocampus in posttraumatic stress disorder: How and when? *Hippocampus*, *11*, 90–91.

Schaal, N. K., Hepp, P., Schweda, A. et al. (2019). Functional near-infrared spectroscopy study on the cortical haemodynamic responses during the Maastricht Acute Stress Test. *Scientific Reports*, 9(1), 13459.

Schaarschmidt, U., & Fischer, A. W. (2008). AVEM *Arbeitsbezogenes Verhaltens- und Erlebensmuster*. Pearson.

Schade, B., Schüffel, W., & Schunk, T. (1998). *A brief inventory to investigate stress reactions: the Post-traumatic Symptom Scale, 10-Items (*PTSS-10*) – the German version*. Paper auf der Tagung der Europäischen Gesellschaft für Traumatische Stress Studien, Maastricht.

Schäfer, A., Schönebeck, B., Kamp, M., & Bering, R. (2005). Psychophysiologische Regulation des Herz-Kreislaufsystems bei der Posttraumatischen Belastungsstörung. *Zeitschrift für Psychotraumatologie und Psychologische Medizin*, 2, 19–30.

Schäfer, I., Eiroa-Orosa, F. J., Schroeder, K. et al. (2014). Posttraumatische Störungen bei Patienten mit Erkrankungen aus dem schizophrenen Formenkreis. *Der Nervenarzt, 86*, 818–825.

Schäfer, I., Gast, U., Hofmann, A., Knaevelsrud, C., Lampe, A. et al. (2019). Posttraumatische Belastungsstörung. S3 Leitlinie der Deutschsprachigen Gesellschaft für Psychotraumatologie (DeGPT). AWMF online.

Schauer, M., Neuner, F., & Elbert, T. (2011). Narrative exposure therapy (NET). A short-term intervention for traumatic stress disorders (2. Aufl.). Hogrefe & Huber.

Schauer, M., Robjant, K., Elbert, T., & Neuner, F. (2020). Narrative exposure therapy. In J. D. Ford & C. A. Courtois (Hrsg.), *Treating complex traumatic stress disorders in adults. Scientific foundations and therapeutic models* (2. Aufl., S. 309–310). Guilford.

Schauer, M., & Ruf-Leuschner, M. (2014). Lifeline in der Narrativen Expositionstherapie. *Psychotherapeut, 59*, 226–238.

Schedlich, C. (1998). *Entwicklung und Pilottestung eines Trauma-Inventars.* Diplomarbeit, Philosophische Fakultät. Universität zu Köln.

Schellong, J. (2022). Diagnostische Klassifikation von Traumafolgestörungen. In M. Sack, U. Sachsse & J. Schellong (Hrsg.), *Komplexe Traumafolgestörungen. Diagnostik und Behandlung von Folgen schwerer Gewalt und Vernachlässigung* (2. Aufl., S. 60–85). Schattauer.

Schiess-Jokanovic, J., Knefel, M. & Kantor, V. (2021). Complex post-traumatic stress disorder and post-migration living difficulties in traumatised refugees and asylum seekers: the role of language acquisition and barriers. *European Journal of Psychotraumatology, 12*(1), 2001190.

Schilles, S., & Bering, R. (2008). *Ätiologischer Hintergrund der Borderline Persönlichkeitsstörung.* 59. Jahrestagung des DKPM / 16. Jahrestagung der DGPM, 13.–15. März, Freiburg.

Schlingmann, T. (2021). Sexualisierte Gewalt gegen Männer*. In C. Fobian & R. Ulfers (Hrsg.), *Jungen und Männer als Betroffene sexualisierter Gewalt* (S. 103–131). Springer.

Schmahl, C. (2019). Neurobiologie. In A. Maercker (Hrsg.), *Traumafolgestoerungen* (S. 95). Springer.

Schmeltzer, S. N., Herman, J. P., Sah, R. (2016). Neuropeptide Y (NPY) and posttraumatic stress disorder (PTSD): a translational update. *Experimental Neurology, 284*(Pt B), 196–210.

Schneider, K. (1992). *Klinische Psychopathologie.* Thieme.

Schottenbauer, M. A., Arnkoff, D. B., Glass, C. R., & Gray, S. H. (2006). Psychotherapy for PTSD in the community: reported prototypical treatments. *Clinical Psychology & Psychotherapy, 13*(2), 108–122.

Schumacher, J., Eisemann, M., & Brähler, E. (1999). Rückblick auf die Eltern: Der Fragebogen zum erinnerten elterlichen Erziehungsverhalten (FEE). *Diagnostica, 45*(4), 194–204.

Shalev, A. Y., Orr, S. P., Peri, T. et al. (1992). Physiologic responses to loud tones in Israeli patients with posttraumatic stress disorder. *Archives of General Psychiatry, 49*, 870–875.

Shalev, A.Y., & Rogel-Fuchs, Y. (1993). Psychophysiology of the posttraumatic stress disorder: from sulfur fumes to behavioral genetics. *Psychosomatic Medicine*, 55, 413–423.
Shapiro, F. (2018). Eye movement desensitization and reprocessing (EMDR) therapy (3. Aufl.). Guilford.
Sharp, T.J., & Harvey, A.G. (2001). Chronic pain and posttraumatic stress disorder: mutual maintenance? *Clinical Psychology Review*, *21*(6), 857–877.
Sheehan, D.V., Harnett-Sheehan, K., & Raj, B.A. (1996). The measurement of disability. *International Clinical Psychopharmacology*, *11*(3), 89–95.
Sheridan, M.A., & McLaughlin, K.A. (2014). Dimensions of early experience and neural development: deprivation and threat. *Trends in Cognitive Sciences*, *18*(11), 580–585.
Shin, L.M., Rauch, S.L., & Pitman, R.K. (2006). Amygdala, medial prefrontal cortex, and hippocampal function in PTSD. *Annals of the New York Acadamy of Sciences*, *1071*, 67–79.
Singareddy, R.K., & Balon, R. (2002). Sleep in posttraumatic stress disorder. *Annals of Clinical Psychiatry*, *14*, 183–190.
Steele, K., Boon, S., Van der Hart, O. (2017). *Die Behandlung traumabasierter Dissoziation: Eine praxisorientierte, integrative Vorgehensweise.* G.P. Probst.
Steil, R., Dittman, C., Matulis, S., Müller-Engelmann, M., (2015). Dialektisch-behaviorale Therapie der PTBS bei Patientinnen mit schwerer Störung der Emotionsregulation. PSYCH *up2date*, *9*(01), 33–48.
Stein, D.J., Ipser, J.C., & Seedat, S. (2006). Pharmacotherapy for post traumatic stress disorder (PTSD). *Cochrane Database of Systematic Reviews*, *1*.
Stein, D.J., Ipser, J., & McAnda, N. (2009). Pharmacotherapy of posttraumatic stress disorder: a review of meta-analysis and treatment guidelines. CNS *Spectrum*, *4*, 1.
Stein, M.B., Koverola, C., Hanna, C., Torchia, M.G., & McClarty, B. (1997). Hippocampal volume in women victimized by childhood sexual abuse. *Psychological Medicine*, *27*, 951–961.
Stern, C.A., Gazarini, L., Takahashi, R.N., Guimarães, F.S., & Bertoglio, L.J. (2012). On disruption of fear memory by reconsolidation blockade: evidence from cannabidiol treatment. *Neuropsychopharmacology*, *37*(9), 2132–2142.
Stiels-Glenn, M. (2002). »Täter-Opfer« — »Opfer-Täter«. *Bewährungshilfe*, *49*(4).
Tagay, S., Erim, Y., Möllering, A. et al. (2006). Das Essener Trauma-Inventar (ETI) – Ein Screeninginstrument zur Identifikation traumatischer Ereignisse und Posttraumatischer Störungen. PP*mP – Psychotherapie, Psychosomatik, Medizinische Psychologie*, 56(02), A98.
Taylor, S.E., Kemeny, M.E., Reed, G.M. et al. (2000). Psychological resources, positive illusions, and health. *American Psychologist*, 55, 99–109.
Tedeschi, R.G., & Calhoun, L.G. (1996). The Posttraumatic Growth Inventory: measuring the positive legacy of trauma. *Journal of Traumatic Stress*, *9*, 455–471.

Terr, L. C. (1991). Childhood traumas: an outline and overview. *American Journal of Psychiatry, 148*(1), 10–20.

Tischler, L., Brand, S. R., Stavitsky, K. et al. (2006). The relationship between hippocampal volume and declarative memory in a population of combat veterans with and without PTSD. *Annals of the New York Academy of Sciences, 1071*, 405–409.

Van den Berg, D. P., & van der Gaag, M. (2012). Treating trauma in psychosis with EMDR: a pilot study. *Journal of Behavior Therapy and Experimental Psychiatry, 43*(1), 664–671.

Van der Kolk, B. A. (2015). *The body keeps the score, mind, brain and body in the healing from trauma.* Penguin.

Van der Kolk, B. A., Pelcovitz, D., Roth, S. et al. (1996). Dissociation, somatization, and affect dysregulation: the complexity of adaptation of trauma. *American Journal of Psychiatry, 153*(7), 83–93.

Van der Kolk, B. A., Spinazzola, J., Blaustein, M. et al. (2007). A randomized clinical trial of eye movement desensitization and reprocessing (EMDR), fluoxetine, and pill placebo in the treatment of posttraumatic stress disorder: treatment effects and long-term maintenance. *Journal of Clinical Psychiatry, 68*(1), 37–46.

Vang, M. L., Dokkedahl, S. B., Løkkegaard, S. S. et al. (2021). Validation of ICD-11 PTSD and DSO using the International Trauma Questionnaire in five clinical samples recruited in Denmark. *European Journal of Psychotraumatology, 12*(1), 1894806.

Villarreal, G., Hamner, M. B., Cañive, J. M. et al. (2016). Efficacy of quetiapine monotherapy in posttraumatic stress disorder: a randomized, placebo-controlled trial. *Psychiatry, 173*(12), 1205–1212.

Weathers, F. W., Litz, B. T., Keane, T. M. et al. (1996). The utility of the SCL-90-R for the diagnosis of war-zone related posttraumatic stress disorder. *Journal of Traumatic Stress, 9*(1), 111–128.

Weathers, F. W., Litz, B. T., Keane, T. M. et al. (2013). *The* PTSD *Checklist for* DSM-5 *(*PCL-5*)*. National Center for PTSD. https://www.ptsd.va.gov/professional/assessment/adult-sr/ptsd-checklist.asp

Weisberg, R. B., Bruce, S. E., Machan, J. T. et al. (2002). Nonpsychiatric illness among primary care patients with trauma histories and posttraumatic stress disorder. *Psychiatric Services, 53*, 848–854.

Wenzel-Seifert, K., Ostermaier, C. P., Conca, A., & Haen, E. (2015). Sexuelle Funktionsstörungen unter antidepressiver Pharmakotherapie. *Psychopharmakotherapie, 22*, 205–11.

Westphal, M., & Bonanno, G. A. (2007). Posttraumatic growth and resilience to trauma: different sides of the same coin or different coins? *Applied Psychology, 56*(3), 417–427.

Wicker, B., Keysers, C., Plailly, J. et al. (2003). Both of us disgusted in my insula: the common neural basis of seeing and feeling disgust. *Neuron, 40*, 655–664.

Williams, L. M., Das, P., Liddell, B. et al. (2005). BOLD, sweat and fears: fMRI and skin conductance distinguish facial fear signals. *Neuroreport, 16*, 49–52.

Wöller, W. (2019). Therapeutische Beziehung bei komplex traumatisierten Patienten. *PiD – Psychotherapie im Dialog*, 20, 83–86.

Wöller, W., Lampe, A., Schellong, J. et al. (2021). *Psychodynamische Therapie der komplexen posttraumatischen Belastungsstörung. Ein Manual zur Behandlung nach Kindheitstrauma*. Schattauer.

Yap, W. S., Dolzhenko, A. V., Jalal, Z. et al. (2019). Efficacy and safety of lavender essential oil (Silexan) capsules among patients suffering from anxiety disorders: a network meta-analysis. *Scientific Reports*, 9(1), 18042.

Yehuda, R. (1997). Sensitization of the hypothalamic-pituitary-adrenal axis in posttraumatic stress disorder. *Annals of the New York Acadamy of Sciences*, *821*, 57–75.

Zanarini, M. C., Gunderson, J. G., Marino, F. M. et al. (1989). Childhood experience of borderline patients. *Comprehensive Psychiatry*, 30, 18–22.

Zimmermann, P. (2022). Trauma und moralische Konflikte: Einführung und Manual für die präventive und therapeutische Arbeit mit Einsatzkräften. Klett Cotta.

Zoellner, T., & Maercker, A. (2006). Posttraumatic growth and psychotherapy. In L. G. Calhoun & R. G. Tedeschi (Hrsg.), *Handbook of posttraumatic growth* (S. 334–354). Lawrence Erlbaum Associates.

Die Autoren

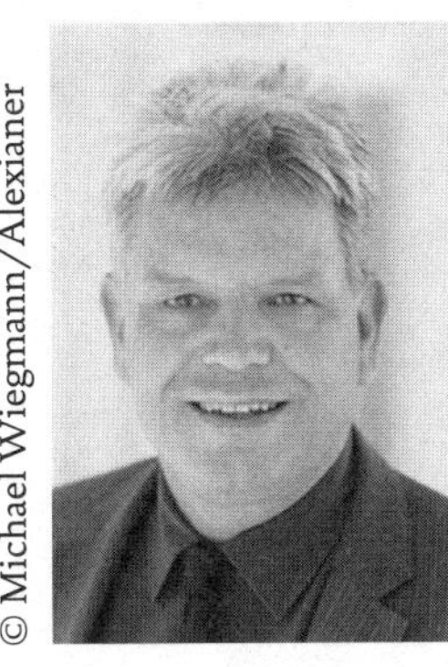

Robert Bering, Prof. Dr., ist Facharzt für Psychiatrie und Psychotherapie sowie Facharzt für Psychosomatische Medizin und Psychotherapie. Er war Mitgründer und zuletzt Chefarzt des Zentrums für Psychotraumatologie, Klinik für psychosomatische Medizin der Alexianer Krefeld GmbH. Heute lehrt er an der Universität zu Köln und ist Chefarzt der Regionspsychiatrie Gødstrup in Dänemark.

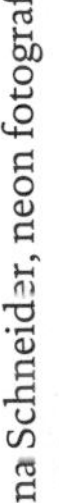

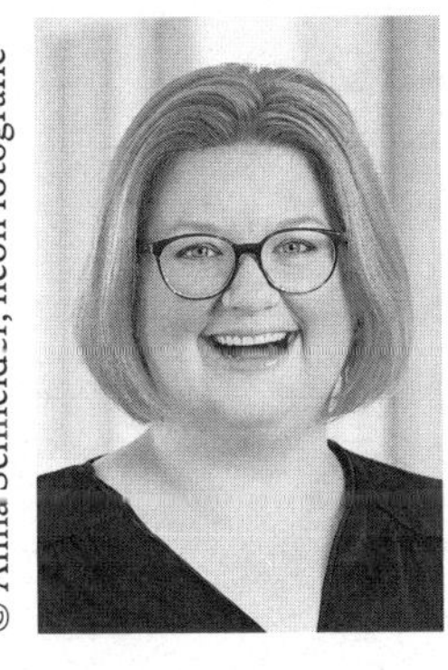

Sonja Thüm, Dr. med., ist Fachärztin für Psychiatrie und Psychotherapie und niedergelassen in eigener Praxis in Neuwied. Sie lehrt an der Universität zu Köln im Bereich der Rehabilitationswissenschaften und an der HSD Hochschule Döpfer sowie an den psychotherapeutischen Ausbildungsinstituten Köln-Bonner Akademie für Psychotherapie und dem Institut für Psychotherapie und Psychoanalyse Rhein-Eifel Andernach.

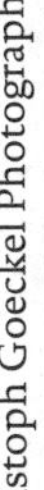

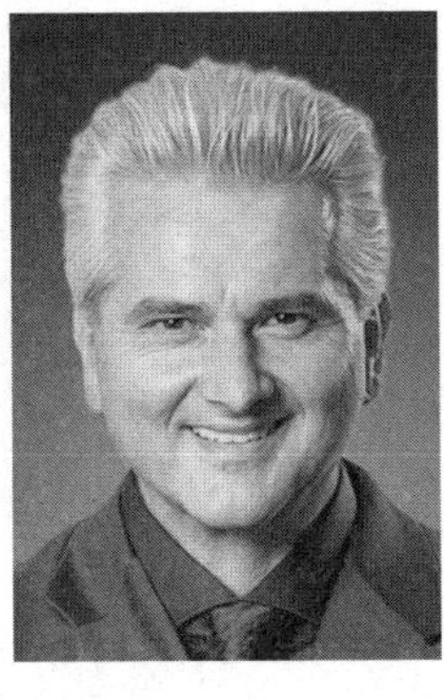

Damir del Monte, Dr. phil. Dr. scient. med., ist Psychologe sowie Medizin- und Neurowissenschaftler. Er lehrt »Funktionelle Neuroanatomie« an der Universität Innsbruck und der Sigmund-Freud-Privatuniversität Ljubljana. Ferner leitet er das Institut »encephalon medicine media production« in Karlsruhe.

www.klett-cotta.de/fachbuch

Seidler, Freyberger, Glaesmer, Gahleitner (Hrsg.)
Handbuch der Psychotraumatologie
3., vollständig überarbeitete und erweiterte Auflage

1.058 Seiten, gebunden, zweifarbig gedruckt
ISBN 978-3-608-96258-1

Diese Neuausgabe ist ein MUSS für alle, die sich mit traumatisierten Menschen beschäftigen

Dieses Standardwerk bietet eine systematische Zusammenfassung der in Forschung und Klinik gesammelten Erkenntnisse zum aktuellen Stand unseres Wissens im Bereich der Psychotraumatologie.

Der Wissenszuwachs in der Psychotraumatologie übersteigt den der meisten anderen Fächer um ein Vielfaches, was eine völlige Neubearbeitung notwendig gemacht hat.

»Alles in allem kann man dieses Buch als anregendes Standardwerk empfehlen.«
Frank Baßfeld, Deutsches Ärzteblatt

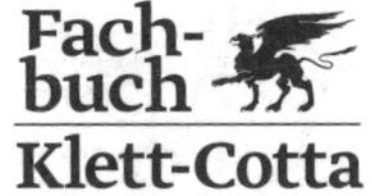

www.klett-cotta.de/fachbuch

Karl Heinz Brisch (Hrsg.)

Trauma und Bindung zwischen den Generationen

Vererbte Wunden und Resilienz in Therapie, Beratung und Prävention

256 Seiten, gebunden mit Schutzumschlag
ISBN 978-3-608-96588-9

Den transgenerationalen Teufelskreis durchbrechen

Neue beeindruckende Forschungsergebnisse belegen die gravierenden Auswirkungen von traumatischen Erfahrungen bis in die nachfolgenden Generationen.

Doch wie überträgt sich traumatische Angst der Eltern auf die Kinder- und Enkelkindergeneration? Welche Rolle spielen dabei epigenetische Mechanismen? Warum leiden manche Menschen kaum unter »vererbten psychischen Wunden« und andere sehr? Welche Schutzfaktoren gibt es und wie können sie in der Therapie und Prävention eingesetzt werden? Diese und weitere spannende Fragen beantworten renommierte, internationale Experten in dem vorliegenden Band zu generationsübergreifenden Traumata.

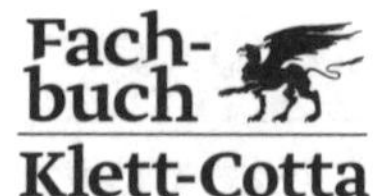